# 血管内治療のための血管解剖
# 外頸動脈

編著 清末一路　著 松丸祐司　田上秀一

秀潤社　Gakken

# 巻頭のことば

　神経放射線や脳血管内治療の分野で，現在，活躍中の清末一路，松丸祐司，田上秀一の3氏は，私の良き臨床の相談相手でもあり，また良き友人でもあります．彼らによる『血管内治療のための血管解剖　外頸動脈』は，近年，ますます進化する画像診断法の血管内治療への臨床応用に，重要な役割を果たす血管解剖書と思います．

　血管内治療に血管解剖の知識が必須なのは当然ですが，血管発生や正常解剖のバリエーションを含めた機能解剖の知識に加え，個々の症例での3次元的な血管解剖の理解が重要です．古典的な手法ですが，血管撮影時の立体撮影（stereoscopic view）が今でも有用で，私はこの立体血管撮影の情報を基本に診断・治療をしてきました．つまりアナログ世代です．

　しかし，デジタルの時代になり，CT/MRのデジタル画像だけでなく，血管撮影画像も3次元処理されるようになりました．3D-CT angiographyが普及し，さらに，3D-rotational angiographyが可能になりました．これらの3次元表示された血管画像に加え，3D-CT angiographyやMR angiographyのsource imageもしくは，その再構築画像も活用され，thin sliceの血管画像やpartial MIP画像をコンソール上でpagingしながらの読影することも必須となってきました．デジタル世代の著者らは，この新しい手法を臨床に応用する先駆けだと思います．本書で解説された断層画像上の血管は，ここまで3次元的な読影が可能なことを示しています．

　本書は，まず血管発生・解剖を簡潔にまとめ，次いで通常のDSA画像とthin sliceの連続断層画像による血管解剖のアトラスが提示されています．「血管内治療のため」とタイトルにあるように，治療時に重要な外頸動脈―内頸動脈吻合や外頸動脈―眼動脈吻合などや血管内治療時の留意点について，解剖学的見地から細かく述べられています．美しいイラストレーションは，さらに解剖の理解に役立ちます．

　本書は，読影や治療時の座右の書として，血管内治療に携わる医師のみならず神経放射線診断に携わる医師すべてにお奨めの一冊と考えます．

2013年8月

大阪市立総合医療センター
脳血管内治療科・脳神経外科
小宮山雅樹

# 巻頭のことば

　待望の一冊である．長いこと，外頸動脈の使いやすいテキストが切望されていた．神経放射線を subspeciality としている筆者にとって外頸動脈の諸分枝に接する機会が決して少なくはなかったが，簡単に覚えるには外頸動脈分枝の数が多過ぎるし解剖も難しかった．そしてまた親しみやすいテキストもなかったため，外頸動脈諸分枝の画像解剖は長い間，私には疎遠なままであった．よっぽど自分で勉強してまとめてみようかとも思ったが，いかんせん近年は自分で脳血管造影をする機会もめっきりなくなってしまった．そんな矢先，清末先生のご講演を拝聴する機会があり，先生が頭頸部 IVR のプロで外頸動脈造影にもとても造詣が深い方であることを知った．そのような経緯から私を含めた放射線科医・脳外科医のために，CT など断層画像との対比を含めた外頸動脈の画像解剖のわかりやすいテキストを作成してはいかがかと先生に持ちかけた次第である．先生は即座に，実は私もそのようなテキストを書いてみたいと思っていたと答えて下さった．本テキストは私のそんな勝手な提案に見事に応えて下さったものと言える．

　本書を参照すれば，通常の血管造影上だけでなく，造影 CT 断面上でも外頸動脈各分枝の走行を知ることができる．多数の連続 CT 上で各分枝の走行を丹念に追跡していけば，各分枝の走行・分布を顎顔面や咽喉頭部の諸構造との関係において 3 次元的に把握することができよう．そのような作業の実践はなかなか根気を要することであるが，本書ではそれを容易にするような工夫が随所に盛り込まれている．図中に各構造の名称を番号などの符号ではなく名称の略号で示してある点などである．また，随所に配置されている秀逸な模式図も嬉しい．

　本書を紐解くことによって外頸動脈の各血管の走行・分布，それらの変異に関する知識を，隣接構造との関係の上で把握できる．血管に関するそのような情報は，他書ではまだ十分に達成できていないものである．これは例えば頭頸部腫瘍の動注療法における注入血管の選択の際などに大いに力を貸してくれるであろう．また，外頸動脈分枝は頭蓋内外で他の分枝と豊富なネットワークを有することから塞栓術などの血管内治療を行う場合には十分な注意が必要とされるが，そのような分枝間の possible anastomosis に関しても詳しい記載がある．

　以上，本書は頭頸部における血管造影や IVR の実地臨床に大いに役立つ本であると同時に，臨床画像の読影の際にも座右において参照すべき一冊と考える．

2013 年 8 月

東北大学病院放射線診断科

高橋昭喜

# 序 文

　外頸動脈は頸部にて総頸動脈より分かれ，顔面や口腔などの頭頸部の各臓器を栄養するとともに頭蓋底から頭蓋内の硬膜や脳神経にも分布する．CTやMRIの非侵襲的な画像診断技術の進歩により純粋な画像診断としての外頸動脈造影の意義は以前に比べて少なくなっている．しかし一方で，最近の脳血管内治療の普及により，腫瘍やシャント系疾患を対象とした選択的な分枝の造影およびそれらの分枝からの塞栓術や薬剤の動注などの血管内治療は非常に多くの症例で行われるようになっており，安全かつ効果的に血管内治療を行うためには外頸動脈各分枝の走行や支配領域・頭蓋内分枝との潜在的吻合などの画像解剖の知識が従来にもまして重要となってきている．そのため，2年前より本書の共著者である松丸祐司先生と一緒に脳血管内治療のための脳血管解剖のセミナー（IANS seminar：Interventional Anatomy in Neurovascular System seminar）を開催している．本アトラスは同セミナーの内容をベースに作成されているが，本書の特色の一つとして外頸動脈の各分枝の血管造影像と断層像を合わせて提示していることがあげられる．断層像と血管造影像を同時に提示することにより各動脈枝と周囲骨構造の関係や立体的な認識がより理解しやすく，外頸動脈系の血管解剖の理解がより深まるのでは，と期待している．

　本書は共同執筆者である松丸祐司先生や田上秀一先生，IANSセミナーの関係者をはじめとして，多くの方々のご助力により作成された．中でも私の研修医時代からの師であり様々な疾患の診断や治療に血管画像解剖がいかに重要であるかということ教えていただいた森 宣教授，いつも脳血管解剖・発生に関してお教えいただき，かつ刺激を与えていただいている小宮山雅樹先生，本書の企画を仲介していただいた高橋昭喜教授にこの場を借りて深く感謝の意を表させていただく．

　本書が外頸動脈系の血管内治療においていくばくかの役に立てば幸いである．

清末一路

---

　外頸動脈の分枝は，頭蓋底の孔から硬膜に到達しそこで方向を変え，同じ孔を通る脳神経を栄養する．また硬膜上には互いに多くの吻合があり，内頸動脈，椎骨動脈，小脳血管の硬膜枝とも吻合している．また外頸動脈の分枝は，硬膜動静脈瘻，髄膜腫，一部の脳動静脈奇形の流入動脈として重要であり，近年液体塞栓物質による塞栓術の有用性が実感されている一方，脳神経麻痺や塞栓物質の迷入による合併症も懸念される．

　頭蓋底部の外頸動脈の軸位断層像は，その理解に非常に有用である．特に最新の血管造影装置による3D回転撮影の断層像や，cone beam CTのそれはきわめて高い解像度で骨や孔との関係も明瞭に描出されるようになった．以前は潜在的吻合と理解していたものが，明瞭に描出されることがある．脳血管造影は2方向の時代から，ステレオ撮影や3次元画像に発展したが，今後は拡大した断層像による詳細な局所解剖の理解へと進化すると思われる．しかし現在までのところそのような視点で作られたテキストが無く，本書はその理解に貢献できると確信している．

松丸祐司

執筆者の一人として顎動脈（本幹および硬膜動脈以外の分枝）の項を担当させて頂いた．外頸動脈の分枝の中では顎動脈は，名前の通り上顎・下顎領域の組織を深部から広く栄養する動脈で，その分枝の大部分は頭蓋外のいわゆる頭頸部領域の組織に関与し，血管内治療の対象となる疾患も頭頸部領域の疾患が多い．顎動脈分枝のうちの頭蓋内へ分布する硬膜動脈は，カテーテルの挿入や治療には注意を払うべき分枝として認識されやすいが，それより末梢の 2nd～3rd segment からの分枝に関しては，危険性は低い領域として気軽に考えている先生も多いと推察する．ところが顎動脈の機能解剖に関する書籍や論文報告を調べると，内頸動脈や眼動脈分枝との潜在的な吻合の多さに驚かされる．正円孔動脈や翼突管動脈はいわゆる "dangerous anastomosis" としてよく知られているが，それ以外でも選択的造影を review すると眼動脈系との吻合枝が描出されている症例が存在し，それらが認識されないまま治療が施行されていることもある．

　他の項でも触れられているが，近年の FPD を搭載した血管造影装置の分解能は非常に高く，その断層像の再構成画像は解剖を理解する上で非常に役に立つ．顎動脈の領域においては，特に翼口蓋窩を走行する 3rd segment の解剖は複雑で，成書を読んでも立体的な理解は難しい．しかし FPD 血管造影装置の回転 DSA からの再構成画像を見ると，翼口蓋窩と周囲との交通する "孔" を介して，狭い領域で巧妙に周囲の腔との交通路が形成されていることが分かり，また神経との走行とも合わせて考えると理解がし易い．

　ある高名な先生が，"dangerous anastomosis" というのは決して dangerous ではなく，その存在を知らずに治療する行為が dangerous だと言われていた．顎動脈領域の内頸動脈や眼動脈と複雑に形成される吻合についての機能解剖の知識と，高精細な血管造影像や断層再構成画像を観察することにより，顎動脈への血管内治療が "危険な領域" としての認識を超えて，"危険性を知って治療すれば安全な領域" と認識されるようになることに，本稿がその一助となれば幸いである．

田上秀一

# 執筆者一覧

## 清末一路　Hiro Kiyosue

| | |
|---|---|
| 1989 年 | 大分医科大学医学部卒業，同学放射線医学教室入局 |
| 1994 年 | 麻生飯塚病院脳血管内治療科 |
| 1995 年 | 大分医科大学医学部放射線医学教室 助手 |
| 1999 年 | 永冨脳神経外科病院放射線科 部長（～ 2002 年） |
| 2002 年 | 大分医科大学医学部放射線医学教室 助手（～ 2008 年） |
| 2004 年 | ドミニカ共和国医学教育センター（JICA 専門家派遣：3 か月間） |
| 2006 年 | 西オーストラリア大学 Royal Perth Hospital（クリニカルフェロー：6 か月間） |
| 2008 年 | 大分大学医学部付属病院放射線部 准教授 |
| 2022 年 | 熊本大学大学院生命科学研究部画像診断解析学寄附講座 特任教授（～現在） |

日本医学放射線学会専門医
日本脳神経血管内治療学会指導医
日本 IVR 学会専門医
日本 IVR 学会評議員，同機関編集委員，同学会学術委員，同薬事委員
日本脳神経血管内治療学会機関紙編集委員
Neuroradiology Journal 編集委員
American Journal of Roentogenology 査読委員
Neurointervention 編集委員

【受賞】
・Certificate of Merit, RSNA, Annual Meeting. Chicago, USA, 2011.
・Cum Laude, RSNA, Annual Meeting. Chicago, USA, 2007.
・Certificate of Merit, European Congress of Radiology, Vienna, Austria, 2006.

など多数

## 松丸祐司　Yuji Matsumaru

| | |
|---|---|
| 1987 年 | 筑波大学医学専門学群卒業 |
| 1996 年 | Service de Radiologie, Hopital de Bicetre 留学 |
| 1997 年 | 国立水戸病院厚生技官医師（～ 2000 年） |
| 2000 年 | 筑波大学臨床医学系 講師（～ 2005 年） |
| 2005 年 | 虎の門病院脳神経血管内治療科 部長 |
| 2016 年 | 筑波大学医学医療系脳神経外科 教授（～現在） |

日本脳神経血管内治療学会 理事，指導医
日本脳神経外科学会専門医
日本脳卒中学会 理事，専門医
日本血管内治療学会 理事

## 田上秀一　Shuichi Tanoue

| | |
|---|---|
| 1996 年 | 大分医科大学医学部卒業，同学附属病院放射線科医員 |
| 1997 年 | 大分県立病院放射線科 |
| 1999 年 | 永冨脳神経外科病院放射線科 |
| 2000 年 | 大分医科大学医学部附属病院放射線科 |
| 2002 年 | 脳神経センター大田記念病院放射線科 |
| 2004 年 | 大分大学医学部附属病院放射線部 助手 |
| 2006 年 | Royal Perth Hospital, Division of Diagnostic and Interventional Radiology（オーストラリア） |
| 2007 年 | 大分大学医学部附属病院放射線部 助教 |
| 2012 年 | 大分大学医学部附属病院放射線部 学内講師 |
| 2016 年 | Hospital Universitario y Politécnico La Fe, Área Clínica de Imagen Médica（スペイン） |
| 2017 年 | 久留米大学医学部放射線医学講座 講師 |
| 2021 年 | 久留米大学医学部放射線医学講座 准教授 |
| 2024 年 | 久留米大学医学部放射線医学講座 主任教授（～現在） |

日本医学放射線学会専門医
日本脳神経血管内治療学会専門医・指導医
日本 IVR 学会指導医
日本門脈圧亢進症学会技術認定医
日本メディカル AI 学会認定医
日本がん治療学会認定医

【受賞】
・第 27 回日本脳神経血管内治療学会ポスター賞（金賞），2012.
・10th meeting of Asian Australasian Federation of Interventional and Therapeutic Neuroradiology, Poster Award（Silver prize），2012.
・The 10th Asian Oceanian Congress of Neuroradiology Poster Award（Summa Cum Laude），2015.

など多数

シェーマ作成：清末一路，田上秀一

# 血管内治療のための血管解剖 外頸動脈 目次

## 概要　外頸動脈の画像解剖　　清末一路　11

## 1章　上甲状腺動脈・舌動脈・顔面動脈　　清末一路　25

はじめに …… 26

### ❶ 上甲状腺動脈　superior thyroidal artery：SThyA …… 26
#### 1-1　上甲状腺動脈の分枝 …… 27
1）infrahyoid branch（舌骨下枝）…… 27
2）sternocleidomastoid branch（SCMB：胸鎖乳突筋枝）…… 27
3）superior laryngeal artery（SLA：上喉頭動脈）…… 27
4）cricothyroid branch（CThyB：輪状甲状枝）…… 29
5）anterior branch/posterior branch（AntB：前枝・PostB：後枝）…… 29

### ❷ 舌動脈　lingual artery：LA …… 31
#### 2-1　舌動脈の分枝 …… 33
1）pharyngeal branch（PhB：咽頭枝）…… 33
2）superior hyoidal branch（SHB：舌骨上枝）…… 33
3）dorsal lingual branch（舌背枝）…… 33
4）sublingual artery（舌下動脈）…… 33
5）deep lingual artery（DLA：舌深動脈）…… 33

### ❸ 顔面動脈　facial artery：FA …… 34
#### 3-1　顔面動脈の分枝 …… 35
1）ascending palatine artery（ApalatA：上行口蓋動脈）…… 35
2）submandibular gland branch（SMGB：顎下腺枝）…… 36
3）submental artery（SubMA：オトガイ下動脈）…… 36
4）masseter branches（咬筋枝）…… 36
5）顔面・頬・オトガイへの分枝 …… 37
6）inferior labial artery（ILabA：下唇動脈）…… 37
7）superior labial artery（SLabA：上唇動脈）…… 37
8）lateral nasal artery（LNA：外側鼻動脈）…… 37
9）angular artery（AA：眼角動脈）…… 37

## 2章　後頭動脈・上行咽頭動脈　　　松丸祐司　39

はじめに ……………………………………………………………………………………… 40

- ① 後頭動脈　occipital artery：OA ……………………………………………………… 40
  - 1-1　後頭動脈の分枝 …………………………………………………………………… 40
- ② 上行咽頭動脈　ascending pharyngeal artery：APA ……………………………… 47
  - 2-1　上行咽頭動脈の分枝 ……………………………………………………………… 48

## 3章　後耳介動脈・浅側頭動脈　　　清末一路　57

- ① 後耳介動脈　posterior auricular artery：PAA ……………………………………… 58
  - 1-1　後耳介動脈の分枝 ………………………………………………………………… 61
- ② 浅側頭動脈　superficial temporal artery：STA …………………………………… 64
  - 2-1　浅側頭動脈の分枝 ………………………………………………………………… 64
    - 1）transverse facial artery（TFA：顔面横動脈）…………………………………… 64
    - 2）parotid branch（ParoB：耳下腺枝）……………………………………………… 66
    - 3）anterior tympanic artery（ATA：前鼓室動脈）………………………………… 66
    - 4）anterior auricular artery（前耳介動脈）………………………………………… 66
    - 5）zygomatico-orbital artery（ZOA：頬骨眼窩動脈）……………………………… 66
    - 6）posterior deep temporal artery（後深側頭動脈）……………………………… 66
    - 7）terminal branches ………………………………………………………………… 66

## 4章　顎動脈　　　田上秀一，清末一路　69

はじめに ……………………………………………………………………………………… 70

- 1）first segment（mandibular segment）……………………………………………… 71
- 2）second segment（zygomatic [pterygoid] segment）……………………………… 71
- 3）third segment（pterygopalatine segment）………………………………………… 71

翼口蓋窩（pterygopalatine fossa）の解剖 ………………………………………………… 72

- 1）境界を形成する構造 ………………………………………………………………… 72
- 2）内部に存在する構造 ………………………………………………………………… 72
- 3）周囲の腔との交通部，および通過する顎動脈分枝 ……………………………… 72

顎動脈分枝 …………………………………………………………………………………… 73

- 1）顎動脈の分枝 ………………………………………………………………………… 73

## ❶ 中硬膜動脈　middle meningeal artery：MMA ……………………………………………………… 74
### 1-1　中硬膜動脈の発生と起始部の変異 …………………………………………………… 79
### 1-2　中硬膜動脈の分枝 …………………………………………………………………… 82
1）horizontal segment ………………………………………………………………… 82
2）temporal segment ………………………………………………………………… 82
3）pterional segment-coronal segment …………………………………………… 82

## ❷ 副硬膜動脈　accessory meningeal artery：AMA ……………………………………………… 92

## ❸ 前鼓室動脈　anterior tympanic artery：ATA …………………………………………………… 99
### 3-1　前鼓室動脈のバリエーションと発生 ………………………………………………… 102

## ❹ 下歯槽動脈　inferior dental artery：IDA ……………………………………………………… 104
### 4-1　下歯槽動脈のバリエーションと発生 ………………………………………………… 106

## ❺ 中深側頭動脈　middle deep temporal artery：MDTA ………………………………………… 107

## ❻ 前深側頭動脈　anterior deep temporal artery：ADTA ……………………………………… 109

## ❼ 頬動脈　buccal artery：BA ……………………………………………………………………… 110

## ❽ 咬筋動脈　masseteric artery：MA ……………………………………………………………… 112

## ❾ 後上歯槽動脈　posterior superior dental artery：PSDA …………………………………… 114

## ❿ 反回動脈　recurrent arteries：RA ……………………………………………………………… 117
### 10-1　正円孔動脈　artery of foramen rotundum ……………………………………… 117
### 10-2　翼突管動脈　artery of pterygoid canal (Vidian artery) ………………………… 118
1）翼突管動脈の発生 ………………………………………………………………… 121
### 10-3　咽頭動脈　pharyngeal artery ……………………………………………………… 121
1）反回動脈と内頸動脈分枝との吻合枝のまとめ ………………………………… 122

## ⓫ 蝶口蓋動脈　sphenopalatine artery：SPA …………………………………………………… 123
### 11-1　外側後鼻動脈　posterior lateral nasal artery …………………………………… 123
### 11-2　中隔後鼻動脈　posterior septal artery …………………………………………… 124

## ⓬ 下行口蓋動脈　descending palatine artery：DpalatA ……………………………………… 125

## ⓭ 眼窩下動脈　infraorbital artery：IOA ………………………………………………………… 128

本書の参考文献 ……………………………………………………………………………………… 131
略語索引 ……………………………………………………………………………………………… 132
索引 …………………………………………………………………………………………………… 135

## 外頸動脈

### 概要

# 外頸動脈の画像解剖

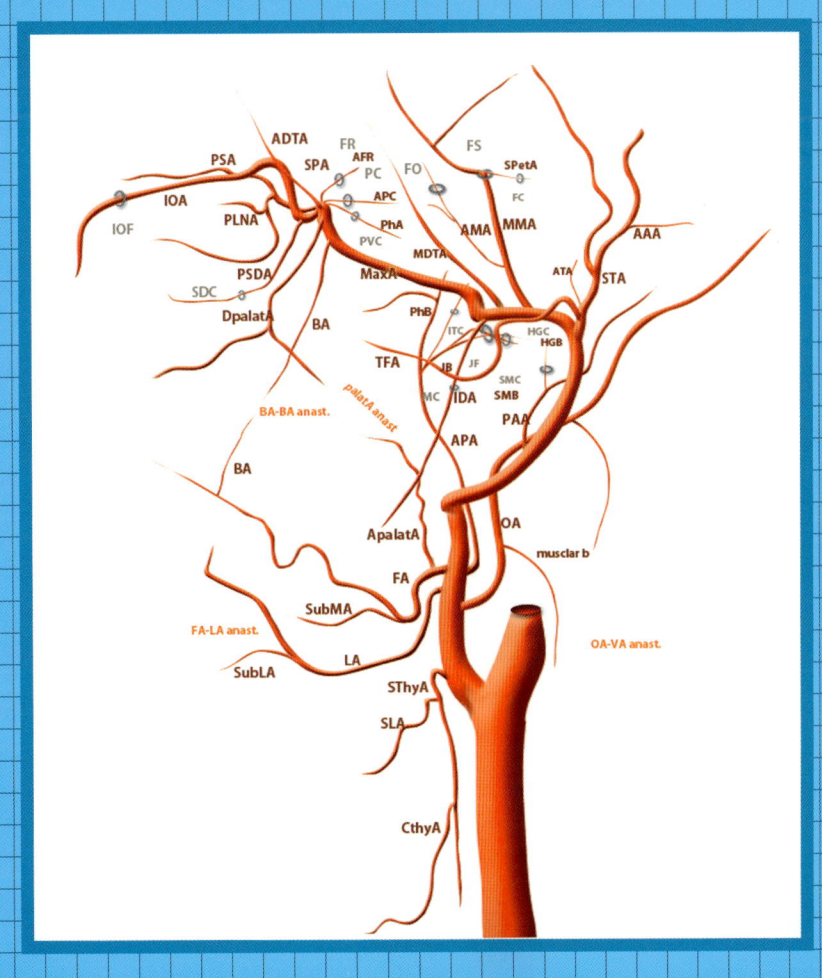

external carotid artery（外頸動脈）は thyroid cartilage（甲状軟骨）上縁の高さ（多くの場合第4頸椎レベル）にて internal carotid artery（内頸動脈）とともに common carotid artery（総頸動脈）より分かれて起始する．内頸動脈はやや外背側に，外頸動脈は前内側を向いて起始することが多い．

external carotid artery（外頸動脈）は分岐後すぐに下方に superior thyroid artery（上甲状腺動脈）を分枝する．その後，前方に lingual artery（舌動脈）や facial artery（顔面動脈）を，背側から上方に ascending pharyngeal artery（上行咽頭動脈）を，後方に occipital artery（後頭動脈）や posterior auricular artery（後耳介動脈）を分枝しながら顎二腹筋の後腹および茎突舌骨筋の内側を上行し parotid gland（耳下腺）内に入る．parotid gland を貫いたのち下顎頸の背側で終末枝である maxillary artery（顎動脈）と superficial temporal artery（浅側頭動脈）に分かれる（図1，2）．

external carotid artery（外頸動脈）の発生にはまだ不明な点も多いが，その発生には咽頭弓・原始大動脈弓系と体節動脈・頸動脈脳底動脈吻合が深く関わっている．

## 図1　外頸動脈のCT横断解剖（左内頸動脈狭窄症例）

**A** 総頸動脈造影正面像　　**B** 総頸動脈造影側面像

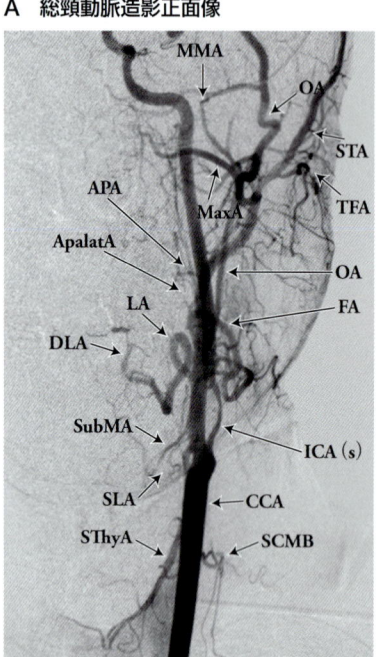
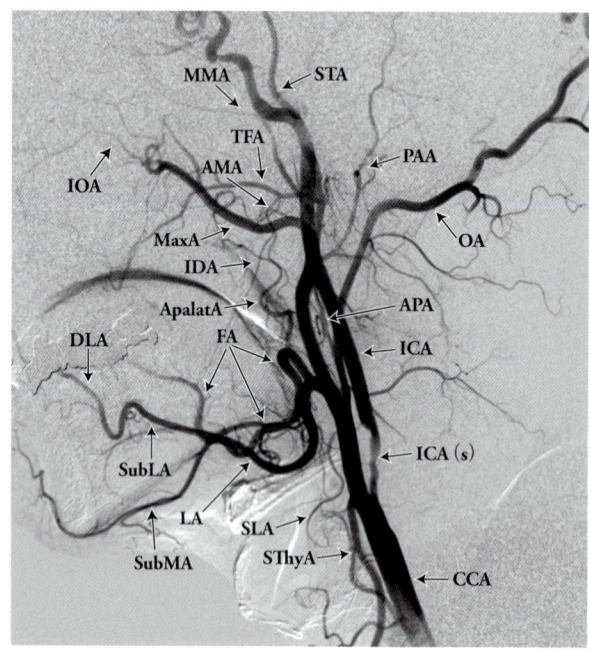

A～C：本例では上喉頭動脈（SLA）は外頸動脈（ECA）から直接分岐し，右舌動脈（LA）は顔面動脈（FA）と共通幹を形成し起始する変異を認める．

a.b. Dm： digastric muscle (anterior and posterior belly)（顎二腹筋の前腹と後腹）
AMA： accessory meningeal artery（副硬膜動脈）
APA： ascending pharyngeal artery（上行咽頭動脈）
ApalatA： ascending palatine artery（上行口蓋動脈）
Cbif： carotid bifurcation（頸動脈分岐）
CCA： common carotid artery（総頸動脈）
CThyB： cricothyroid branch（輪状甲状枝）
DLA： deep lingual artery（舌深動脈）
ECA： external carotid artery（外頸動脈）
epiglottis：（喉頭蓋）
FA： facial artery（顔面動脈）
hy： hyoid bone（舌骨）
ICA： internal carotid artery（内頸動脈）
ICA (s)： internal carotid artery (atherosclerotic stenosis)（内頸部動脈［動脈硬化性狭窄部］）
IDA： inferior dental artery（下歯槽動脈）
IJV： internal jugular vein（内頸静脈）
IOA： infraorbital artery（眼窩下動脈）
LA： lingual artery（舌動脈）
MaxA： maxillary artery（顎動脈）
MMA： middle meningeal artery（中硬膜動脈）
MHm： mylohyoid muscle（顎舌骨筋）
OA： occipital artery（後頭動脈）
PAA： posterior auricular artery（後耳介動脈）
SCMB： sternocleidomastoid branch（胸鎖乳突筋枝）
SCMm： sternocleidomastoid muscle（胸鎖乳突筋）
SLA： superior laryngeal artery（上喉頭動脈）
SMA： stylomastoid artery（茎乳突孔動脈）
SMG： submandibular gland（顎下腺）
SMGb FA： submandibular gland branch of facial artery（顔面動脈顎下腺枝）
STA： superficial temporal artery（浅側頭動脈）
SThyA： superior thyroid artery（上甲状腺動脈）
SubLA： sublingual artery（舌下動脈）
SubMA： submental artery（オトガイ下動脈）
TFA： transverse facial artery（顔面横動脈）
ThyC： thyroid cartilage（甲状軟骨）
VA： vertebral artery（椎骨動脈）

## C-1～27 造影CT像

C-1 輪状軟骨レベル

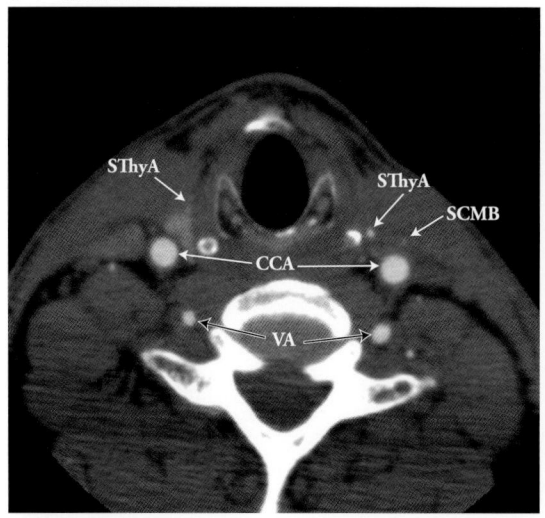

C-2 声門レベル

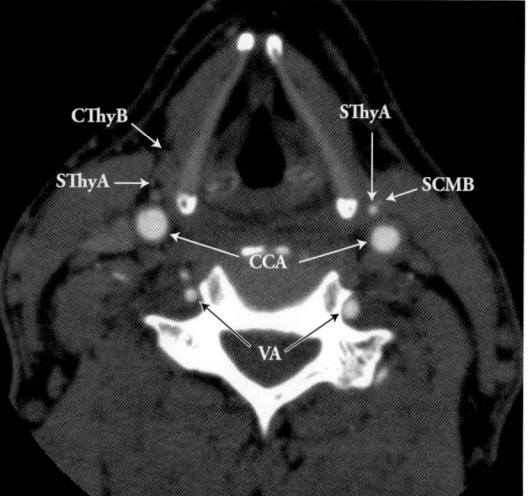

C-3 下咽頭レベル

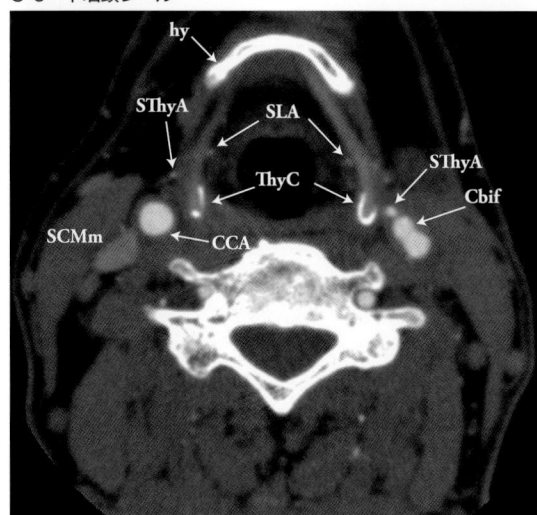

C-4 甲状軟骨上縁レベル

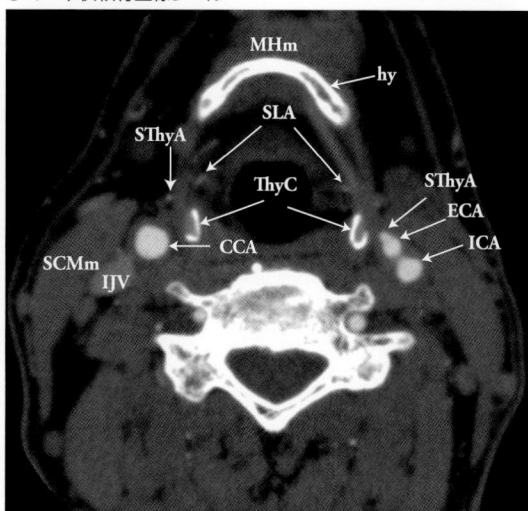

C-5 舌骨レベル

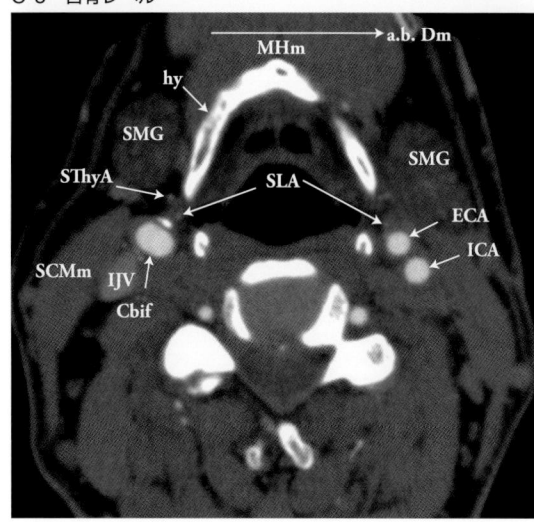

C-6 舌骨上レベル

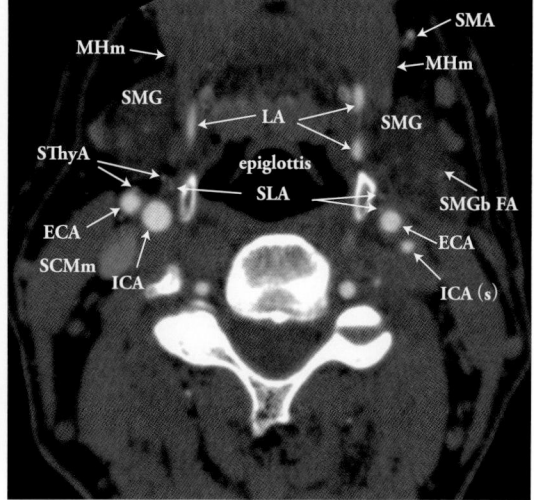

（C-7～27は次ページ以降）

胎生早期において，心臓から起始した腹側大動脈は上行し，左右ともに6本の原始大動脈弓を介して背側大動脈と吻合する．これらの大動脈弓は各々対応する神経や軟骨原器とともに第1～第6咽頭弓内に存在する．

一方で背側大動脈と椎骨脳底動脈間には頭側より posterior communicating artery（後交通動脈），primitive trigeminal artery（原始三叉神経動脈），primitive hypoglossal artery（原始舌下動脈），第1・第2前環椎動脈などの頸動脈脳底動脈吻合が存在する．これらの吻合は稀に遺残するが通常は椎骨脳底動脈系の発達に伴い消褪する．

primitive aortic arch（原始大動脈弓）は同時に発達するのではなく，上方の mandibular arch（第1大動脈弓）から順に発達し，hyoid arch（第2大動脈弓）が発達する時期では第1動脈弓は血管網となり消褪していく．第3大動脈弓より遠位の背側大動脈は internal carotid artery（内頸動脈）となり，第1・第2大動脈弓の遺残血管網の腹側部および消褪した頸動脈脳底動脈吻合の一部から外頸動脈分枝が形成され，第3大動脈弓の途中から新たに形成された外頸動脈幹と末梢分枝が連結されることにより，外頸動脈系が形成される[1]．具体的には消褪した primitive hypoglossal artery（原始舌下神経動脈）の遺残部が ascending pharyngeal artery（上行咽頭動脈）の hypoglossal branch（舌下神経管枝）を形成し，同様に occipital artery（後頭動脈）の一部は proatlantal artery（前環椎動脈）より形成される[2]．

lingual artery / facial artery（舌・顔面動脈）は，第2原始大動脈弓の腹側部と腹側大動脈より派出する ventral

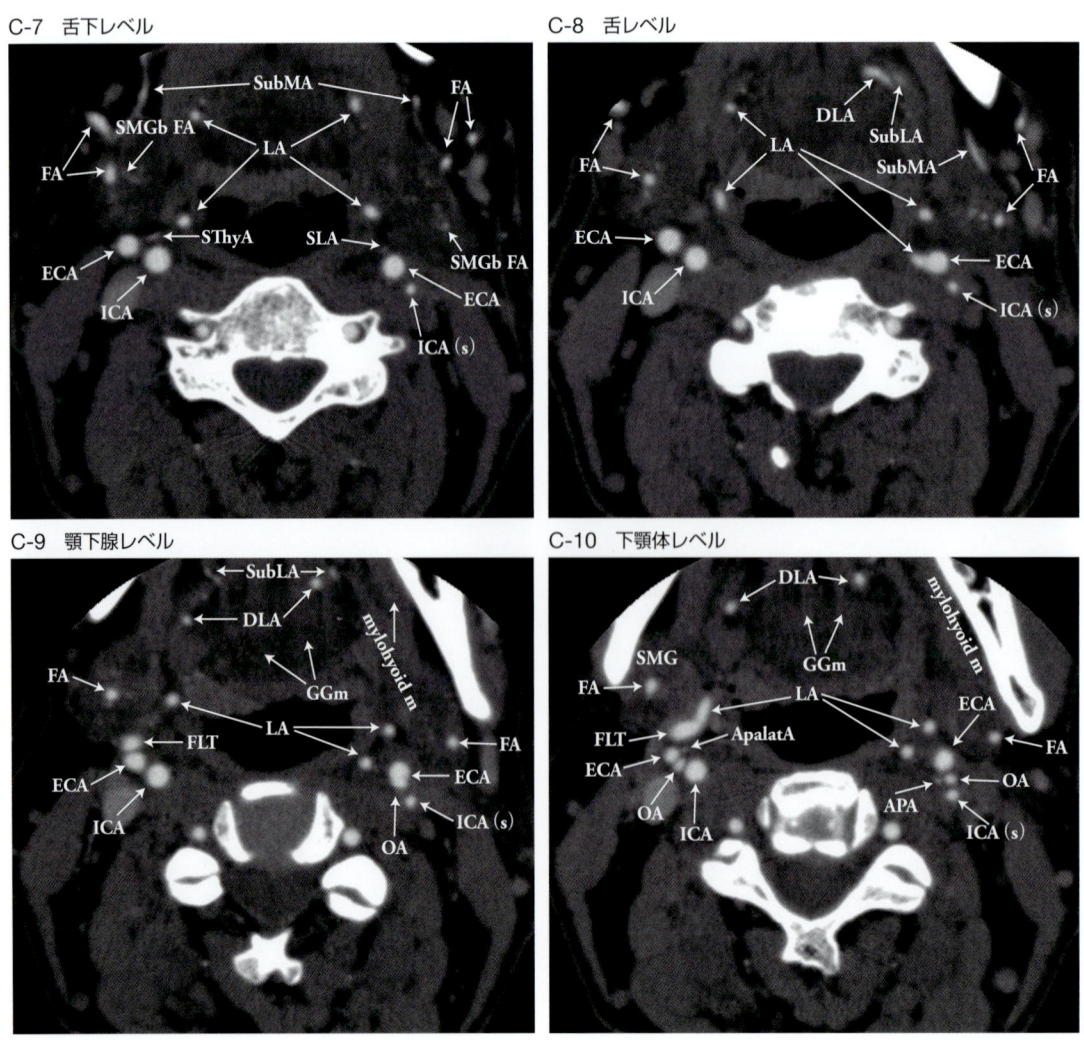

図1（続き） 外頸動脈のCT横断解剖（左内頸動脈狭窄症例）

pharyngeal artery より形成される．

　middle meningeal artery（中硬膜動脈）および maxillary artery（顎動脈）は，第1原始大動脈弓の遺残血管網腹側部と hyoid artery（第2原始大動脈弓背側部）の遺残部が中耳腔を通る stapedial artery（アブミ骨動脈）により連続して発達する[3]．最終的に外頸動脈本幹の発達とともに stapedial artery は消失するが，その吻合部の遺残は中硬膜動脈や顎動脈の中耳への分枝として残る．

　このように原始大動脈弓の消褪と血管網形成，遺残血管網を用いた新規ルートの形成などの過程を経て external carotid artery（外頸動脈）は形成されるが，その際に外頸動脈本幹の無形成や，分枝の共通幹や起始異常などのさまざまなバリエーションが生じる．

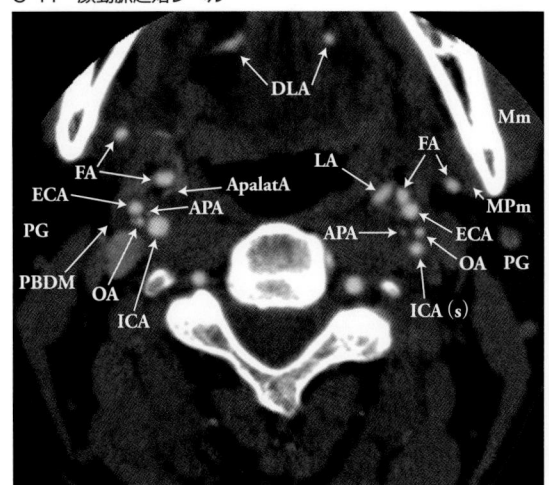

C-11　顔動脈起始レベル

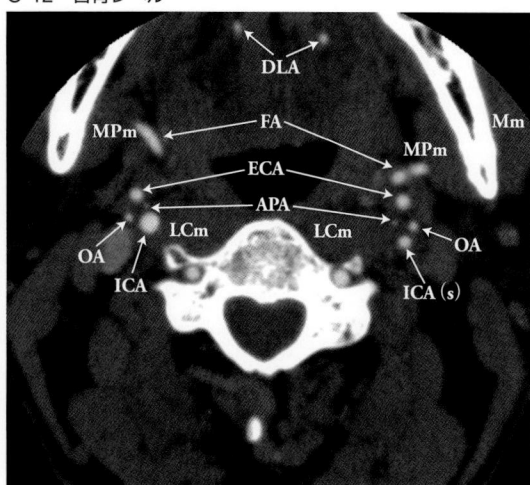

C-12　舌背レベル

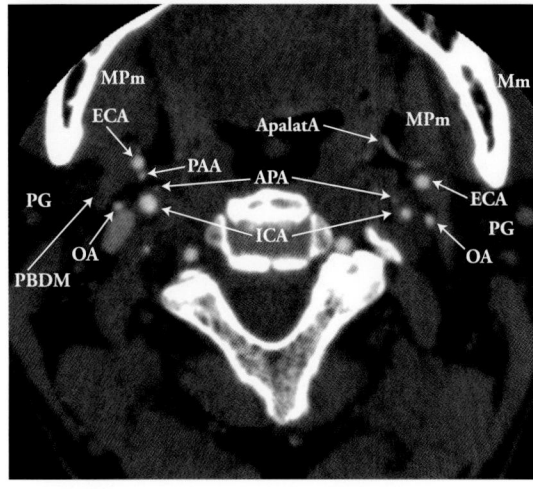

C-13　口蓋垂レベル

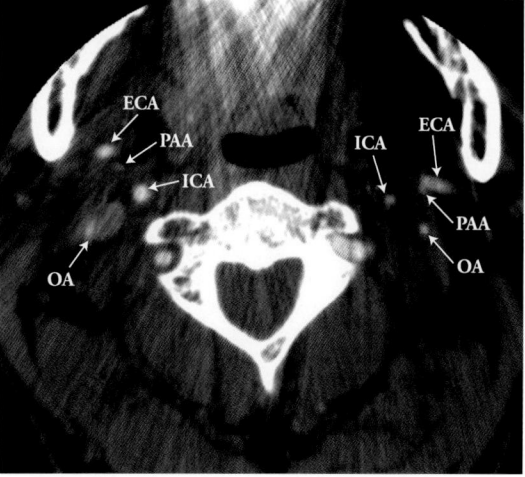

C-14　下顎孔レベル

　　　　APA：ascending pharyngeal artery（上行咽頭動脈）
　ApalatA：ascending palatine artery（上行口蓋動脈）
　　　　DLA：deep lingual artery（舌深動脈）
　　　　ECA：external carotid artery（外頸動脈）
　　　　 FA：facial artery（顔面動脈）
　　　　FLT：facial-lingual trunk（顔面動脈舌動脈共通幹）
　　　　GGm：genioglossus muscle（オトガイ舌筋）
　　　　ICA：internal carotid artery（内頸動脈）
　　ICA(s)：internal carotid artery（atherosclerotic stenosis）
　　　　　　（内頸動脈［動脈硬化性狭窄部］）
　　　　 LA：lingual artery（舌動脈）
　　　　LCm：longus capitis muscle（頭長筋）
　　　　Mm：masseter muscle（咬筋）

　　　　MPm：medial pterygoid muscle（内側翼突筋）
mylohyoid m：mylohyoid muscle（顎舌骨筋）
　　　　 OA：occipital artery（後頭動脈）
　　　　PAA：posterior auricular artery（後耳介動脈）
　　　PBDM：posterior digastric muscle（顎二腹筋）
　　　　 PG：parotid gland（耳下腺）
　　　　SLA：superior laryngeal artery（上喉頭動脈）
　　　　SMG：submandibular gland（顎下腺）
　SMGb FA：submandibular gland branch of facial artery
　　　　　　（顔面動脈顎下腺枝）
　　　SThyA：superior thyroid artery（上甲状腺動脈）
　　　SubLA：sublingual artery（舌下動脈）
　　　SubMA：submental artery（オトガイ下動脈）

16 [概要]外頸動脈の画像解剖

図1（続き） 外頸動脈のCT横断解剖（左内頸動脈狭窄症例）

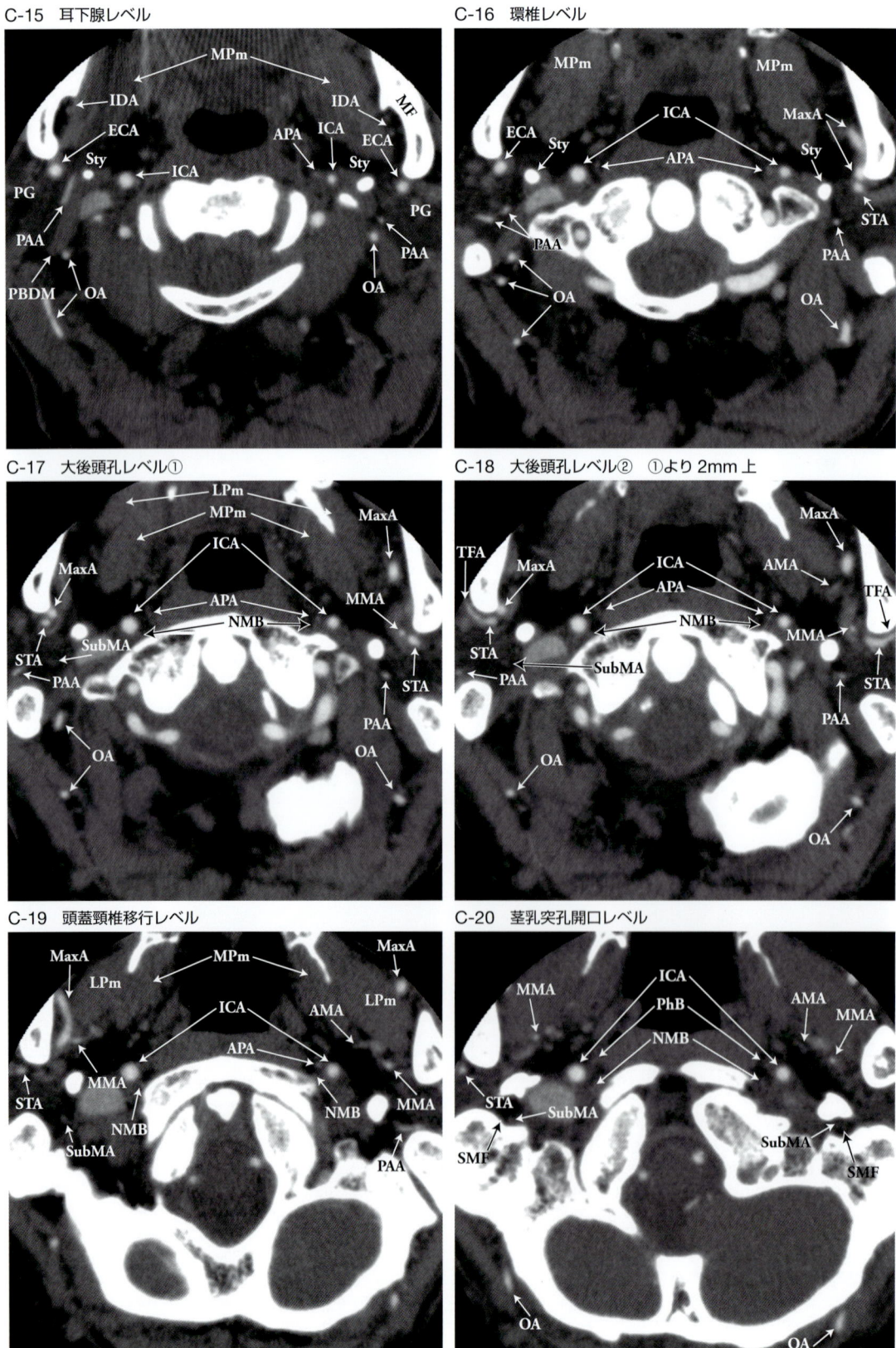

[概要] 外頸動脈の画像解剖

C-21 茎乳突孔レベル

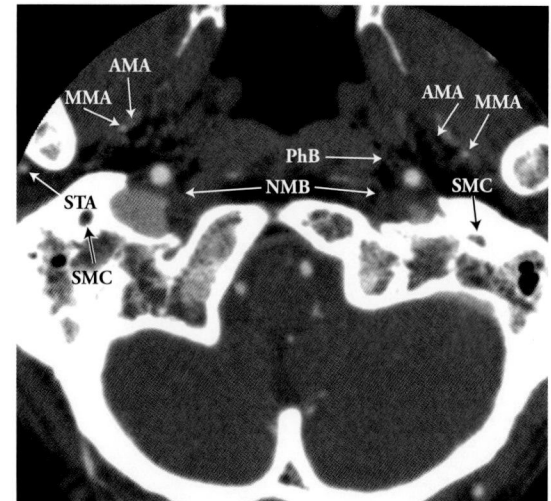

C-22 舌下神経管レベル

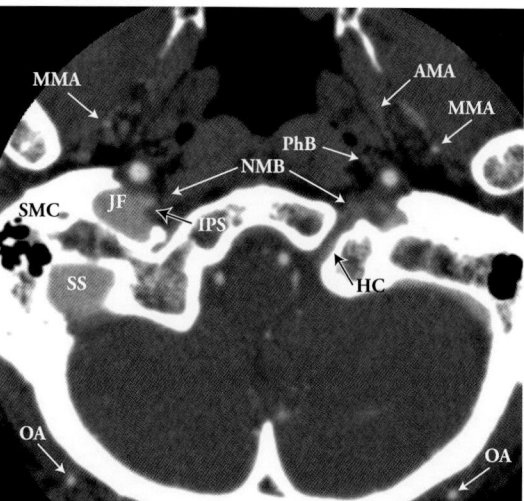

C-23 頸静脈孔レベル

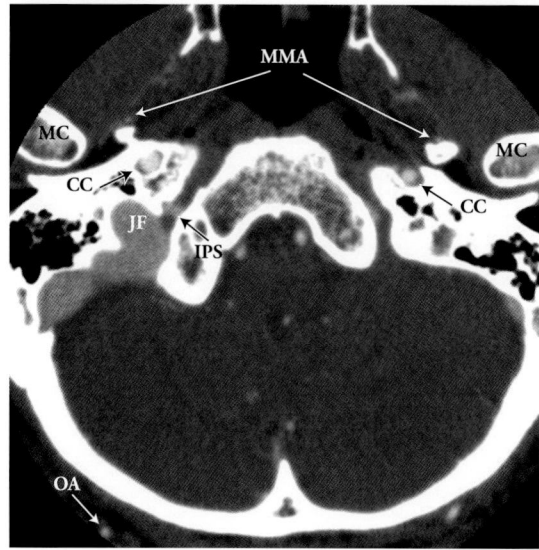

C-24 棘孔レベル

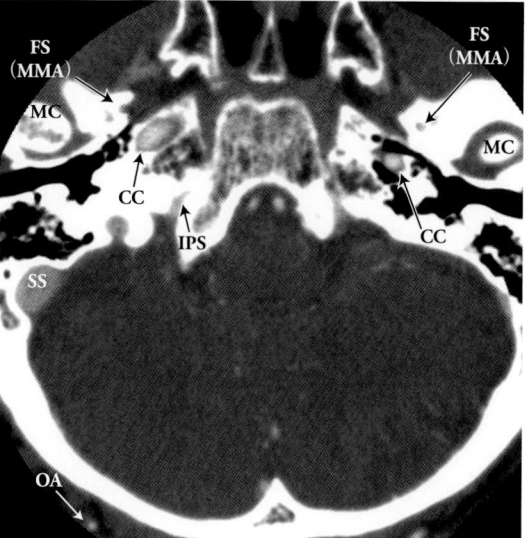

AMA：accessory meningeal artery（副硬膜動脈）
APA：ascending pharyngeal artery（上行咽頭動脈）
CC：carotid canal（頸動脈管）
ECA：external carotid artery（外頸動脈）
FS：foramen spinosum（棘孔）
HC：hypoglossal canal（舌下神経管）
ICA：internal carotid artery（内頸動脈）
IDA：inferior dental artery（下歯槽動脈）
IPS：inferior petrosal sinus（下錐体静脈洞）
JF：jugular foramen（頸静脈孔）
LPm：lateral pterygoid muscle（外側翼突筋）
MaxA：maxillary artery（顎動脈）
MC：mandibular condyle（下顎頭）
MF：mandibular foramen（下顎孔）
MMA：middle meningeal artery（中硬膜動脈）

MPm：medial pterygoid muscle（内側翼突筋）
NMB：neuromeningeal branch（神経髄膜枝）
OA：occipital artery（後頭動脈）
PAA：posterior auricular artery（後耳介動脈）
PBDM：posterior digastric muscle（顎二腹筋）
PG：parotid gland（耳下腺）
PhB：pharyngeal branch（咽頭枝）
SMC：stylomastoid canal（茎乳突管）
SMF：stylomastoid foramen（茎乳突孔）
SS：sigmoid sinus（S状静脈洞）
STA：superficial temporal artery（浅側頭動脈）
Sty：styloid process（茎状突起）
SubMA：submental artery（オトガイ下動脈）
TFA：transverse facial artery（顔面横動脈）

## 図1（続き）　外頸動脈のCT横断解剖（左内頸動脈狭窄症例）

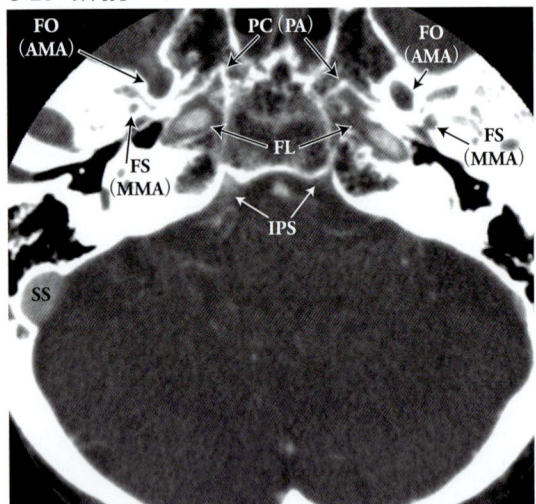

C-25　卵円孔レベル

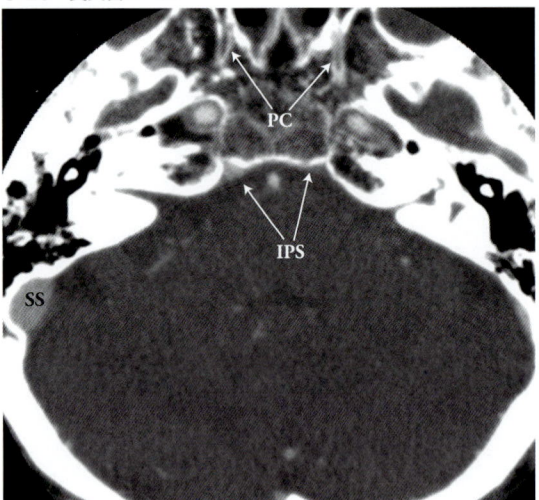

C-26　翼突管レベル

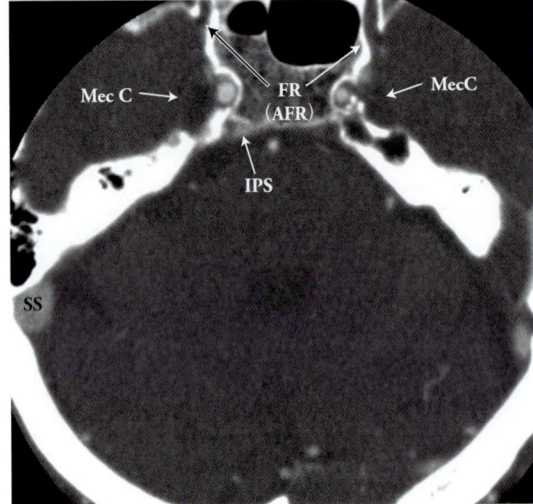

C-27　正円孔レベル

AFR：artery of foramen rotundum（正円孔動脈）
AMA：accessory meningeal artery（副硬膜動脈）
FL：foramen lacerum（破裂孔）
FO：foramen ovale（卵円孔）
FR：foramen rotundum（正円孔）
FS：foramen spinosum（棘孔）
IPS：inferior petrosal sinus（下錐体静脈洞）
MecC：Meckel's cave（Meckel腔）
MMA：middle meningeal artery（中硬膜動脈）
PA：pterygoid artery（翼突動脈）
PC：pterygoid canal（Vidian canal）（翼突管）
SS：sigmoid sinus（S状静脈洞）

## 図2 回転血管撮影再構成像による外頸動脈解剖（右内頸動脈狭窄症例）

**A 右総頸動脈造影側面像**

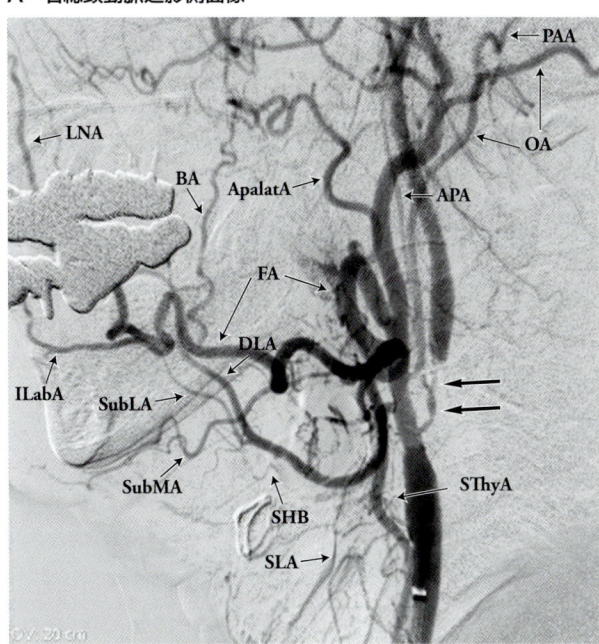

APA： ascending pharyngeal artery（上行咽頭動脈）
ApalatA： ascending palatine artery（上行口蓋動脈）
BA： buccal artery（頬動脈）
DLA： deep lingual artery（舌深動脈）
FA： facial artery（顔面動脈）
ILabA： inferior labial artery（下唇動脈）
LNA： lateral nasal artery（外側鼻動脈）
OA： occipital artery（後頭動脈）
PAA： posterior auricular artery（後耳介動脈）
SHB： superior hyoidal branch（舌骨上枝）
SLA： superior laryngeal artery（上喉頭動脈）
SThyA： superior thyroid artery（上甲状腺動脈）
SubLA： sublingual artery（舌下動脈）
SubMA： submental artery（オトガイ下動脈）

**A～C**：本例では内頸動脈起始部に高度狭窄を認める（→）．上甲状腺動脈（SThyA）は外頸動脈の第1分枝として，前方に分枝する．続いて舌動脈（LA）と後頭動脈（OA）がほぼ同じレベルから各々前内方および後方に分枝する．その直上のレベルにて顔面動脈（FA）が前外側に向けてループを描きながら分枝する．
顔面動脈から上方に分枝する上行口蓋動脈（ApalatA）と頬動脈（BA）の発達が目立ち，両分枝は顎動脈（MaxA）の下行口蓋動脈（DpalatA），頬動脈（BA）と，各々吻合する．断層像では，後耳介動脈（PAA）や浅側頭動脈（STA）の近位部の分枝が明瞭に描出される．

（B，Cは次ページ以降）

[概要] 外頸動脈の画像解剖

図2（続き） 回転血管撮影再構成像による外頸動脈解剖（右内頸動脈狭窄症例）

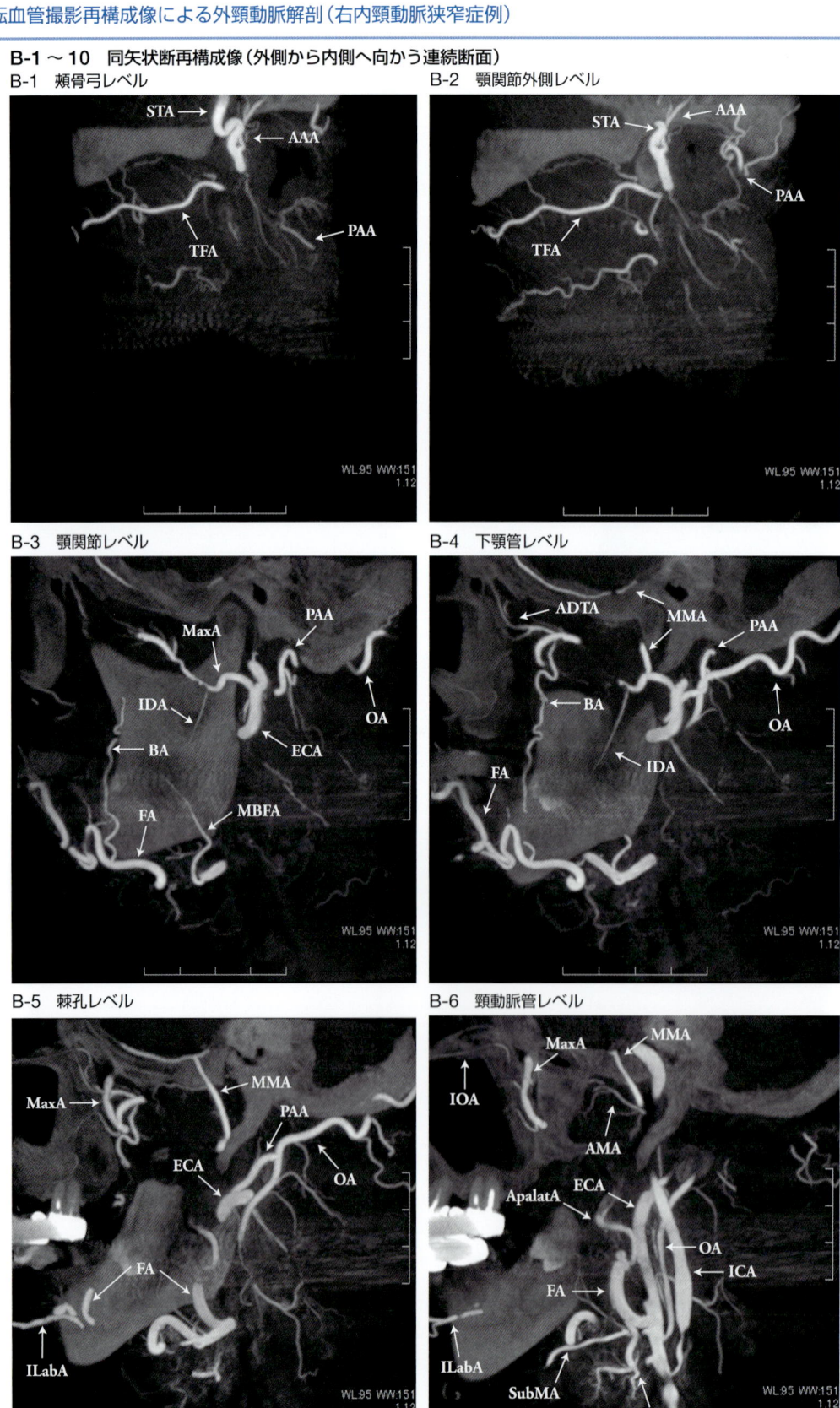

**B-1〜10 同矢状断再構成像（外側から内側へ向かう連続断面）**

B-1 頬骨弓レベル

B-2 顎関節外側レベル

B-3 顎関節レベル

B-4 下顎管レベル

B-5 棘孔レベル

B-6 頸動脈管レベル

B-7 翼口蓋窩レベル
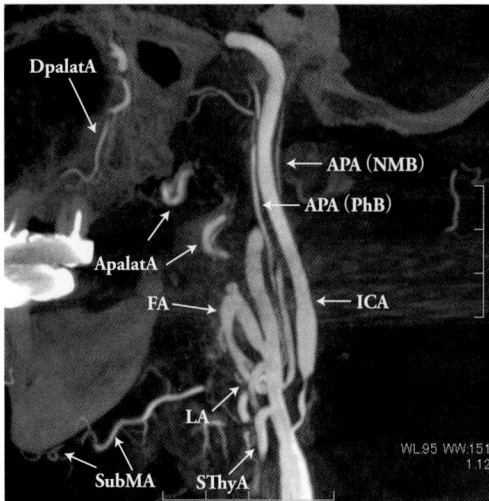

B-8 破裂孔レベル
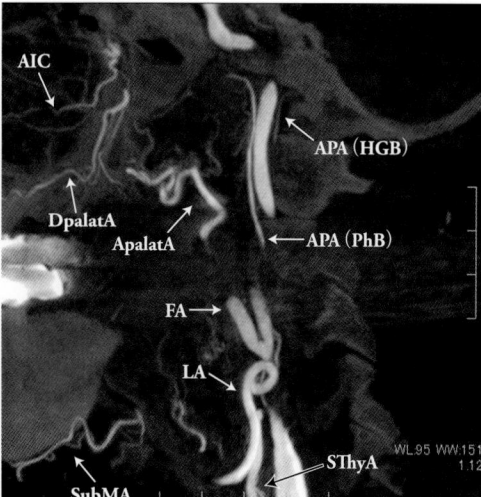

B-9 鼻甲介レベル
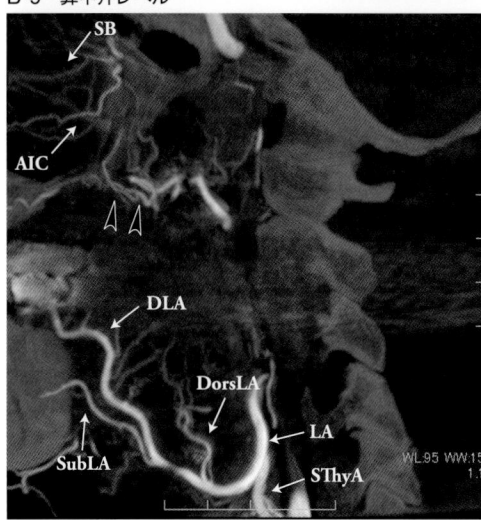

B-10 鼻中隔レベル
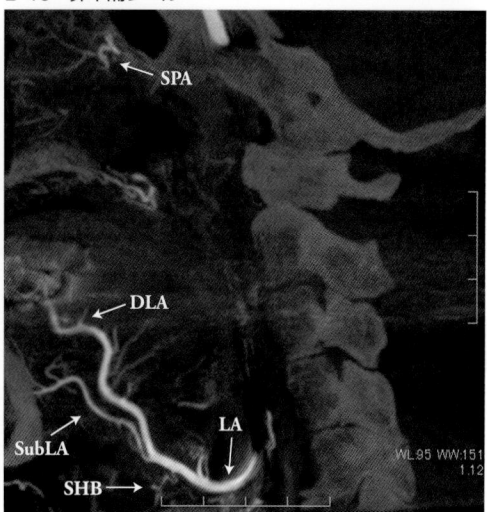

| | | | |
|---|---|---|---|
| AAA： | anterior auricular artery（前耳介動脈） | MaxA： | maxillary artery（顎動脈） |
| ADTA： | anterior deep temporal artery（前深側頭動脈） | MBFA： | masseter branch of facial artery（顔面動脈咬筋枝） |
| AIC： | artery of inferior concha（下鼻甲介動脈） | MMA： | middle meningeal artery（中硬膜動脈） |
| AMA： | accessory meningeal artery（副硬膜動脈） | NMB： | neuromeningeal branch（神経髄膜枝） |
| APA： | ascending pharyngeal artery（上行咽頭動脈） | OA： | occipital artery（後頭動脈） |
| ApalatA： | ascending palatine artery（上行口蓋動脈） | PAA： | posterior auricular artery（後耳介動脈） |
| BA： | buccal artery（頬動脈） | PhB： | pharyngeal branch（咽頭枝） |
| DLA： | deep lingual artery（舌深動脈） | SB： | septal branches（鼻中隔枝） |
| DorsLA： | dorsal lingual artery（背側舌動脈） | SHB： | superior hyoidal branch（舌骨上枝） |
| DpalatA： | descending palatine artery（下行口蓋動脈） | SMGB： | submandibular gland branch（顎下腺枝） |
| ECA： | external carotid artery（外頸動脈） | SPA： | sphenopalatine artery（蝶口蓋動脈） |
| FA： | facial artery（顔面動脈） | STA： | superficial temporal artery（浅側頭動脈） |
| HGB： | hypoglossal branch（舌下神経管枝） | SThyA： | superior thyroid artery（上甲状腺動脈） |
| ICA： | internal carotid artery（内頸動脈） | SubLA： | sublingual artery（舌下動脈） |
| IDA： | inferior dental artery（下歯槽動脈） | SubMA： | submental artery（オトガイ下動脈） |
| ILabA： | inferior labial artery（下唇動脈） | TFA： | transverse facial artery（顔面横動脈） |
| IOA： | infraorbital artery（眼窩下動脈） | ►： | ApalatA と DpalatA の吻合 |
| LA： | lingual artery（舌動脈） | | |

[概要] 外頸動脈の画像解剖

図2（続き） 回転血管撮影再構成像による外頸動脈解剖（右内頸動脈狭窄症例）

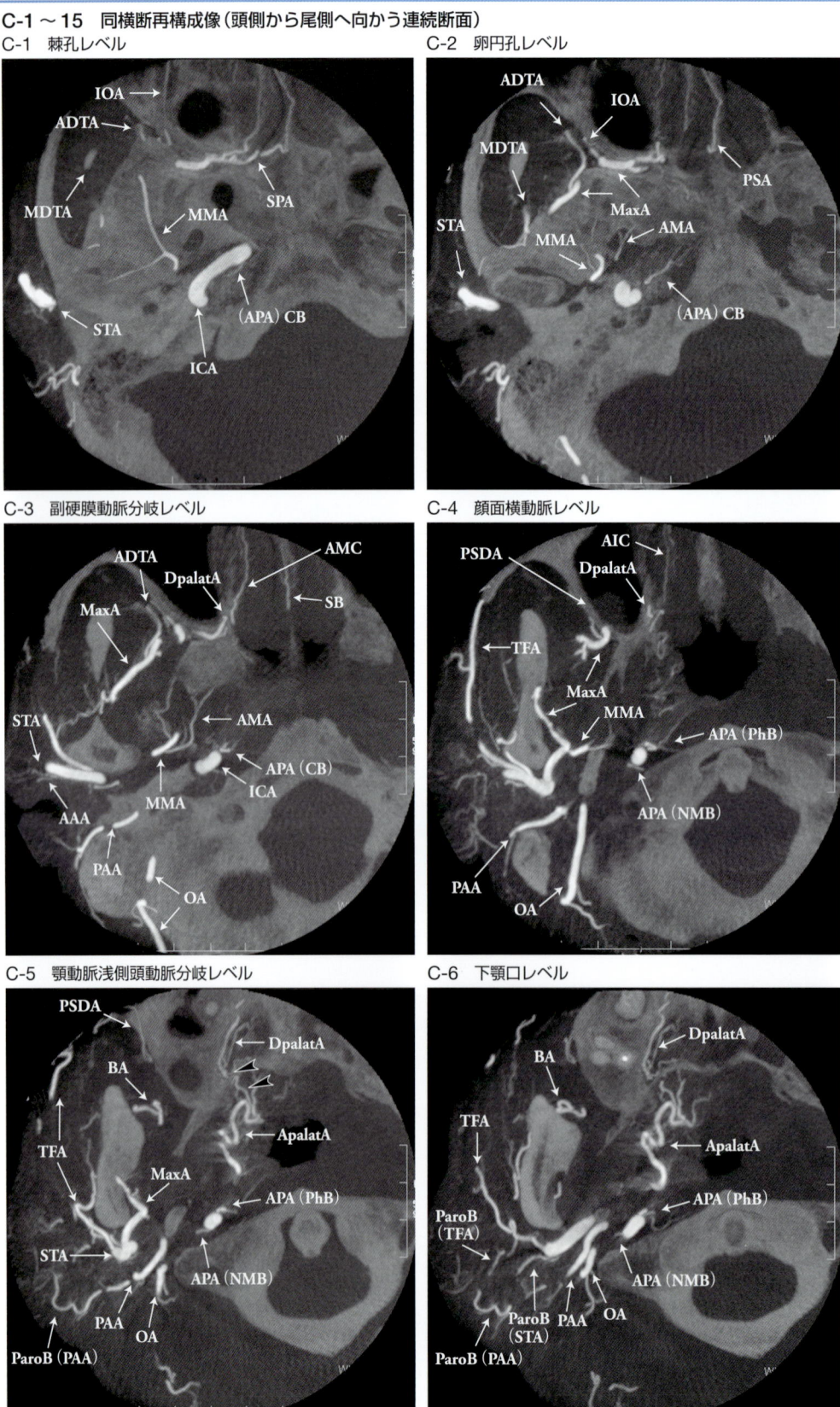

[概要] 外頸動脈の画像解剖

### C-7 後耳介動脈起始レベル

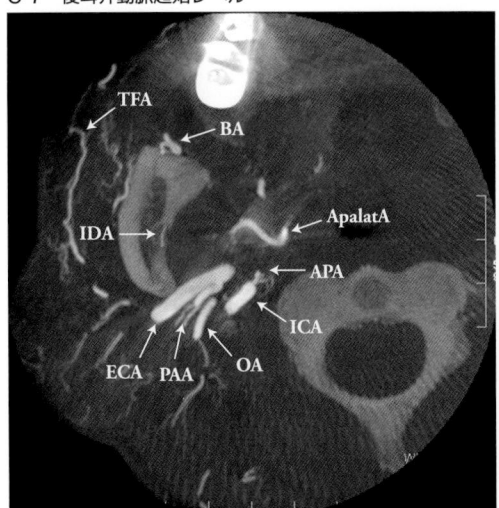

### C-8 上行口蓋動脈起始レベル

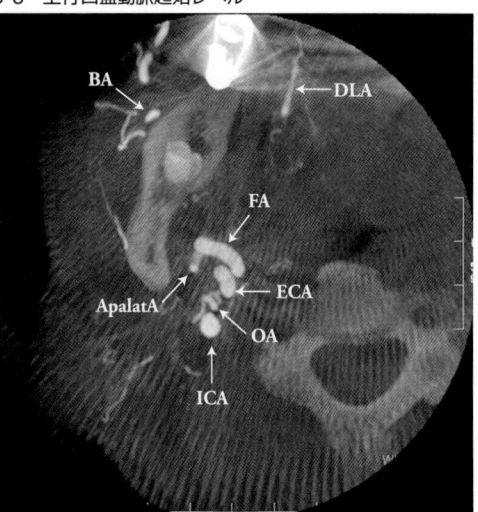

### C-9 顔面動脈起始レベル

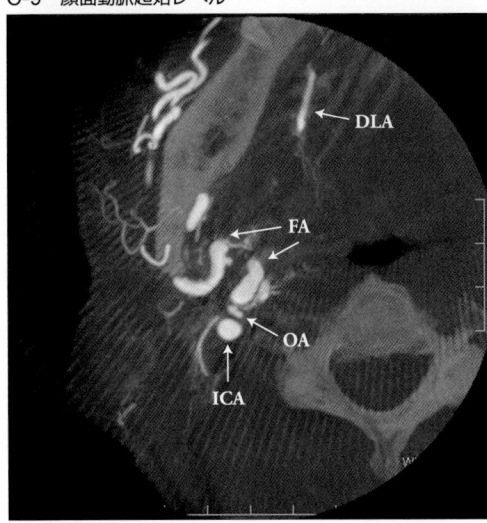

### C-10 オトガイ下動脈起始レベル

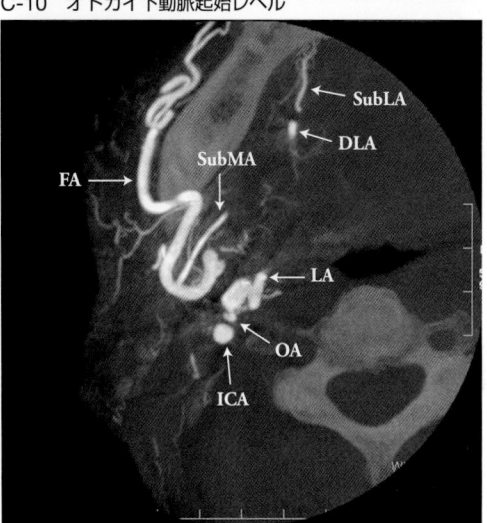

| | | | |
|---|---|---|---|
| AAA | : anterior auricular artery（前耳介動脈） | MaxA | : maxillary artery（顎動脈） |
| ADTA | : anterior deep temporal artery（前深側頭動脈） | MDTA | : middle deep temporal artery（中深側頭動脈） |
| AIC | : artery of inferior concha（下鼻甲介動脈） | MMA | : middle meningeal artery（中硬膜動脈） |
| AMA | : accessory meningeal artery（副硬膜動脈） | NMB | : neuromeningeal branch（神経髄膜枝） |
| AMC | : artery of middle concha（中鼻甲介動脈） | OA | : occipital artery（後頭動脈） |
| APA | : ascending pharyngeal artery（上行咽頭動脈） | PAA | : posterior auricular artery（後耳介動脈） |
| ApalatA | : ascending palatine artery（上行口蓋動脈） | ParoB | : parotid branch（耳下腺枝） |
| BA | : buccal artery（頬動脈） | PhB | : pharyngeal branch（咽頭枝） |
| CB | : carotid branch（頸動脈枝） | PSA | : posterior septal artery（中隔後鼻動脈） |
| DLA | : deep lingual artery（舌深動脈） | PSDA | : posterior superior dental artery（後上歯槽動脈） |
| DpalatA | : descending palatine artery（下行口蓋動脈） | SB | : septal branches（鼻中隔枝） |
| ECA | : external carotid artery（外頸動脈） | SPA | : sphenopalatine artery（蝶口蓋動脈） |
| FA | : facial artery（顔面動脈） | STA | : superficial temporal artery（浅側頭動脈） |
| ICA | : internal carotid artery（内頸動脈） | SubLA | : sublingual artery（舌下動脈） |
| IDA | : inferior dental artery（下歯槽動脈） | SubMA | : submental artery（オトガイ下動脈） |
| IOA | : infraorbital artery（眼窩下動脈） | TFA | : transverse facial artery（顔面横動脈） |
| LA | : lingual artery（舌動脈） | ▶ | : ApalatA と DpalatA の吻合 |

図2（続き） 回転血管撮影再構成像による外頸動脈解剖（右内頸動脈狭窄症例）

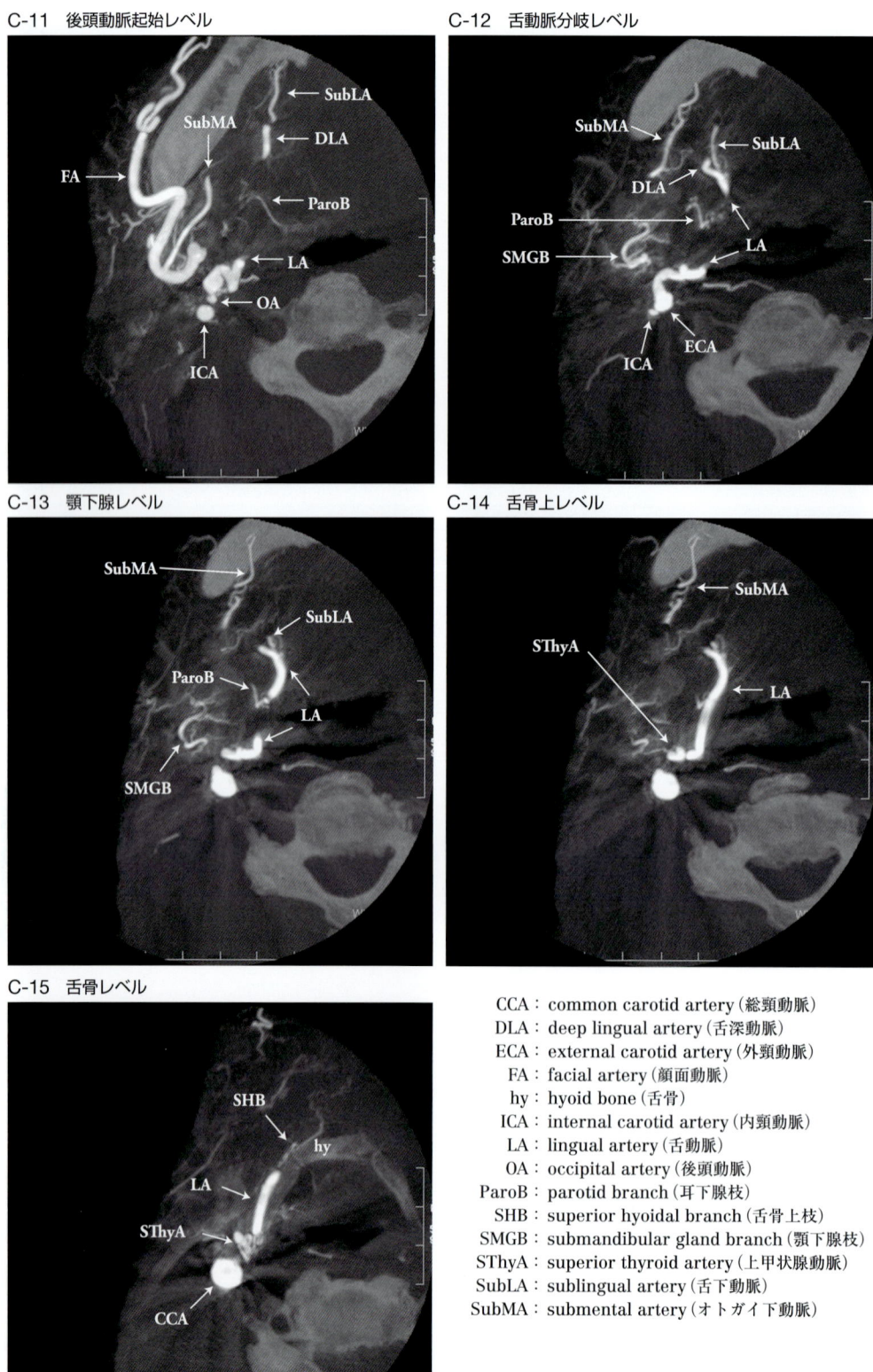

CCA： common carotid artery（総頸動脈）
DLA： deep lingual artery（舌深動脈）
ECA： external carotid artery（外頸動脈）
FA： facial artery（顔面動脈）
hy： hyoid bone（舌骨）
ICA： internal carotid artery（内頸動脈）
LA： lingual artery（舌動脈）
OA： occipital artery（後頭動脈）
ParoB： parotid branch（耳下腺枝）
SHB： superior hyoidal branch（舌骨上枝）
SMGB： submandibular gland branch（顎下腺枝）
SThyA： superior thyroid artery（上甲状腺動脈）
SubLA： sublingual artery（舌下動脈）
SubMA： submental artery（オトガイ下動脈）

## 外頸動脈

### 1章

# 上甲状腺動脈・舌動脈・顔面動脈

**1.1** 上甲状腺動脈　*superior thyroidal artery*

**1.2** 舌動脈　*lingual artery*

**1.3** 顔面動脈　*facial artery*

## はじめに

superior thyroidal artery（上甲状腺動脈），lingual artery（舌動脈）および facial artery（顔面動脈）は，上頸部から顔面の皮膚・筋や口腔底から喉頭粘膜・submandibular gland（顎下腺）・sublingual gland（舌下腺），thyroid gland（甲状腺）などを栄養する動脈である．各々上下の分枝間で吻合を有し，かつ共通幹を形成することもある．こ
れらの動脈領域の血管内治療としては悪性腫瘍に対する抗がん剤の動注療法が多く，血管支配領域やバリエーションの知識が重要である．また，動脈性出血や動静脈奇形などの血管奇形に対する塞栓術もしばしば行われ，その際には各々の分枝間の吻合の知識も必要となる．

# 1. 上甲状腺動脈　superior thyroidal artery：SThyA
【参照図：図 1-1（p.26），1-2（p.28），1-3（p.30）】

external carotid artery（外頸動脈）から最初に分岐する分枝であり，外頸動脈の起始部から前方に起始し，上方に凸の急峻なカーブを描き喉頭の外側壁に沿って下前方に走行し，周囲の筋肉に分枝を出して供血するとともに，thyroid gland（甲状腺）の上部で anterior branch（前枝）と posterior branch（後枝）に分枝し，甲状腺に供血する．anterior branch は対側の同枝と吻合し，posterior branch は inferior thyroidal artery（下甲状腺動脈）と吻合する．起始部には変異があり，約 20％の頻度で common carotid artery（総頸動脈）から分岐する．また約 2％では lingual artery（舌動脈）と共通幹で起始する[4]．

### 図1-1　CT・血管造影による上甲状腺動脈解剖（右頸部腫瘤 [castleman 病症例]）

A　右上甲状腺動脈造影正面像

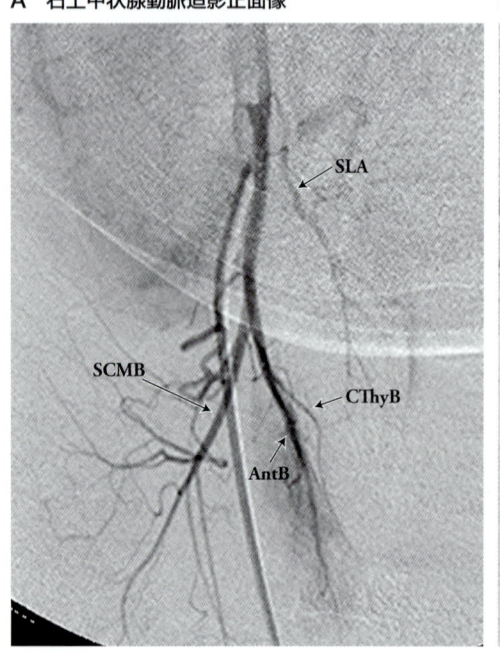

B　右上甲状腺動脈造影側面像

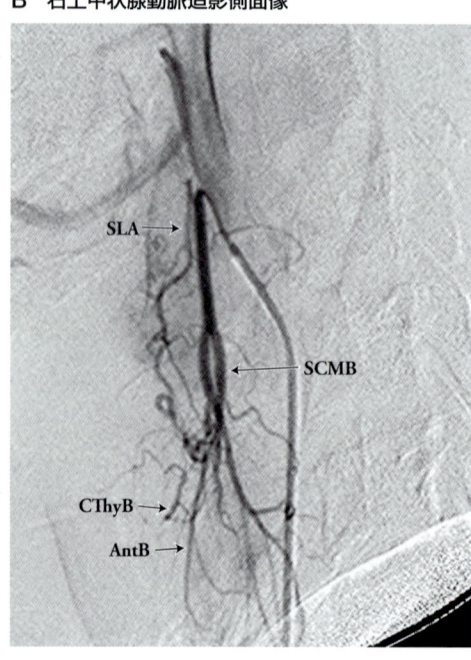

AntB：anterior branch（前枝）
CThyB：cricothyroid branch（輪状甲状枝）
SCMB：sternocleidomastoid branch（胸鎖乳突筋枝）
SLA：superior laryngeal artery（上喉頭動脈）

C-1〜5 造影CT横断像（尾側から頭側へ向かう連続断面）

C-1 甲状腺上極レベル

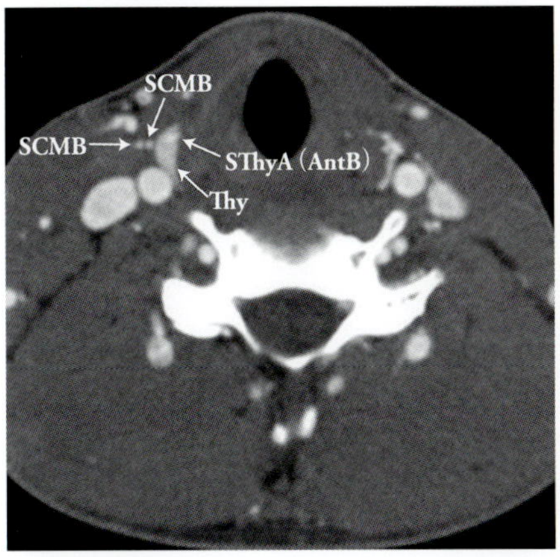

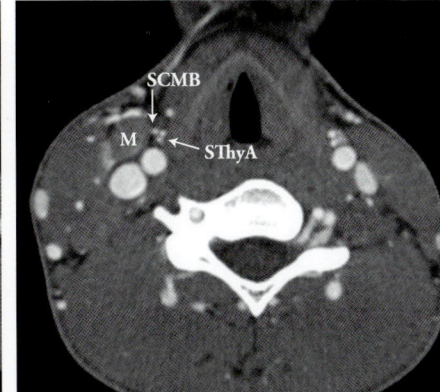

C-2 声門レベル

C-3 舌骨レベル

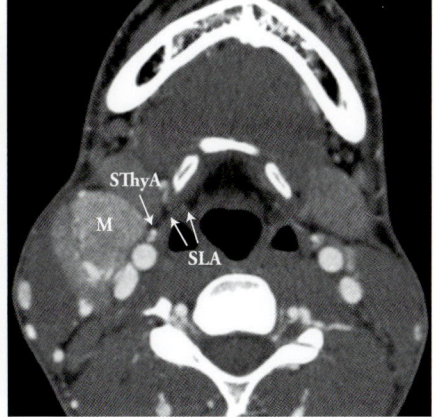

C-4 下咽頭レベル

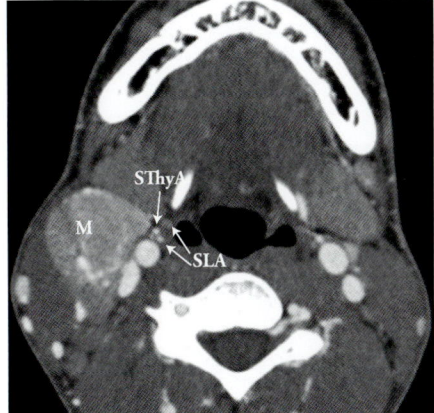

C-5 上甲状腺動脈起始レベル

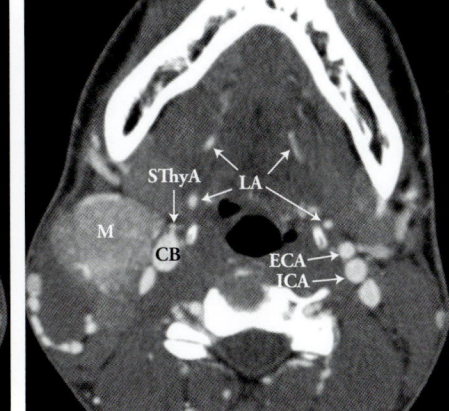

CB ： carotid branch（頸動脈枝）
ECA ： external carotid artery（外頸動脈）
ICA ： internal carotid artery（内頸動脈）
LA ： lingual artery（舌動脈）
M ： mass（腫瘤）
SCMB ： sternocleidomastoid branch（胸鎖乳突筋枝）
SLA ： superior laryngeal artery（上喉頭動脈）
SThyA ： superior thyroid artery（上甲状腺動脈）
SThyA（AntB）：
　superior thyroid artery（anterior branch）（上甲状腺動脈［前枝］）
Thy ： thyroid gland（甲状腺）

A〜C：上甲状腺動脈（SThyA）は，外頸動脈起始より前方に分岐した後，すぐにヘアピンカーブを描き，総頸動脈前方を下方へ走行する．側頸部の腫瘤のため，上甲状腺動脈近位部は軽度内側に圧排される（腫瘤は後頭動脈筋枝より供血されており，CTでは強く造影されているが，動脈造影では濃染されていない）．
上甲状腺動脈近位部から前内方に上喉頭動脈（SLA）が分枝する．その後，外側に胸鎖乳突筋枝（SCMB）を分枝，前方に輪状甲状枝（CThyB）を分枝し前枝（AntB）となり，甲状腺に供血する．

## 1-1 上甲状腺動脈の分枝

### 1) infrahyoid branch（舌骨下枝）

hyoid bone（舌骨）下部のレベルで分岐しhyoid bone下面に沿って走行し，hyoid boneと付近の筋に分布する．正中で対側の同枝と吻合する．

### 2) sternocleidomastoid branch（SCMB：胸鎖乳突筋枝）

superior thyroidal artery（上甲状腺動脈）より分岐後，sternocleidomastoid muscle（胸鎖乳突筋）に沿って下行し，sternocleidomastoid muscle下半部およびその周囲の筋肉，外皮に供血する．稀にexternal carotid artery（外頸動脈）より起始することもある．

### 3) superior laryngeal artery（SLA：上喉頭動脈）（図1-2）

甲状舌骨筋の後縁でsuperior thyroidal artery（上甲状腺動脈）から起始し，甲状舌骨膜を貫いて喉頭内部に入り上枝と下枝に分かれ，粘膜や筋肉に分布する．上枝はepiglotis（咽頭蓋）に分布するとともに，末梢でlingual artery（舌動脈）分枝と吻合する．下枝は周囲の粘膜や筋肉に小分枝を出したのちanterior branch（前枝）とposterior branch（後枝）に分かれ，anterior branchは声帯や喉頭粘膜を栄養し，末梢で上甲状腺動脈のanterior branchやcricothyroid branch（輪状甲状枝）と吻合する．posterior branch は甲状披裂筋や喉頭筋および周囲の粘膜に分布する[5]．superior laryngeal artery は 5〜10 % の頻度で external carotid artery（外頸動脈）から分岐する．また，ascending pharyngeal artery（上行咽頭動脈）や舌動脈から分岐することもある．

### 図1-2　血管造影・血管造影下 CT による上甲状腺動脈解剖（右喉頭血管腫症例）

A　右上甲状腺動脈造影正面像

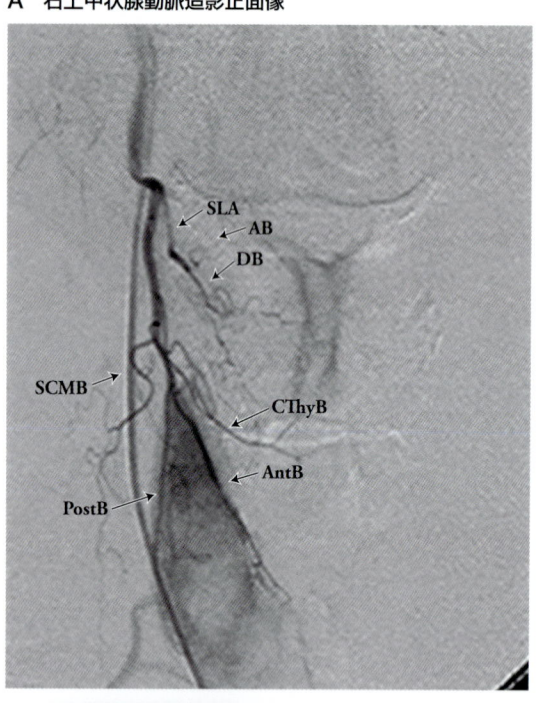

B　右上甲状腺動脈造影側面像

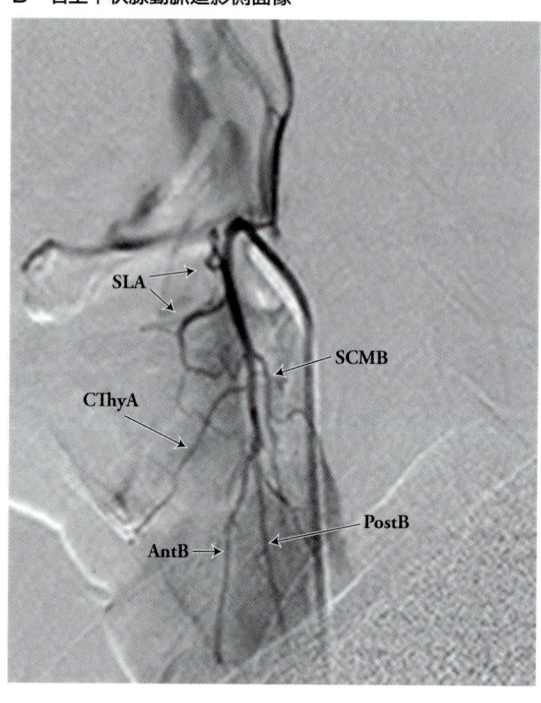

C　上喉頭動脈造影側面像

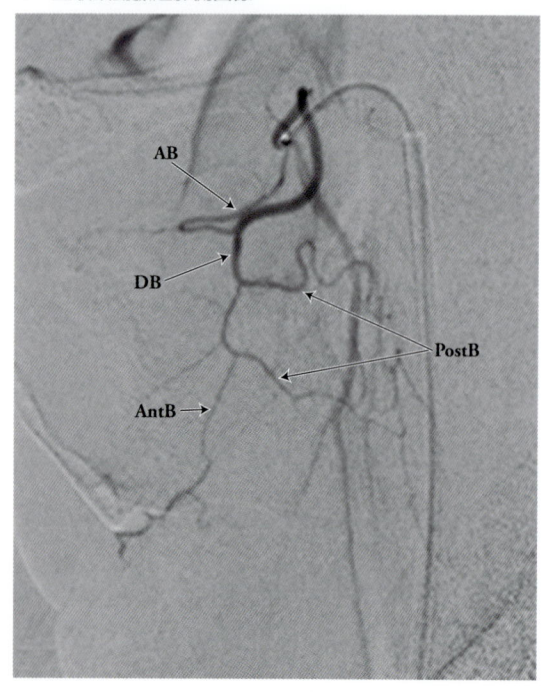

A〜D：上喉頭動脈（SLA）は，上甲状腺動脈の近位部から前内側に分枝し，上行枝（AB）と下行枝（DB）に分かれる．下行枝は前枝（AntB）と後枝を分枝する．上喉頭動脈造影下 CT では，右喉頭の腫瘤（M）が造影される．D の矢印はカテーテル先端を示す（→）．

AB：ascending branch（上行枝）
AntB：anterior branch（前枝）
CThyA：cricothyroid artery（輪状甲状動脈）
CThyB：cricothyroid branch（輪状甲状枝）
DB：descending branch（下行枝）
M：mass（腫瘤）
PostB：posterior branch（後枝）
SCMB：sternocleidomastoid branch（胸鎖乳突筋枝）
SLA：superior laryngeal artery（上喉頭動脈）

### 4) cricothyroid branch（CThyB：輪状甲状枝）（図 1-3）

分岐後，胸骨甲状筋に被われ横走し，輪状甲状筋に供血するとともに一部は喉頭にも分布する．対側の同枝と吻合する．

### 5) anterior branch/posterior branch（AntB：前枝・PostB：後枝）

superior thyroidal artery（上甲状腺動脈）の二終枝で，thyroid gland（甲状腺）の上部で分かれる．中央で左右が吻合し，また inferior thyroidal artery（下甲状腺動脈）とも吻合し，甲状腺外面で動脈網を作る．

D-1～4　上喉頭動脈造影下 CT 横断像

D-1　舌骨レベル

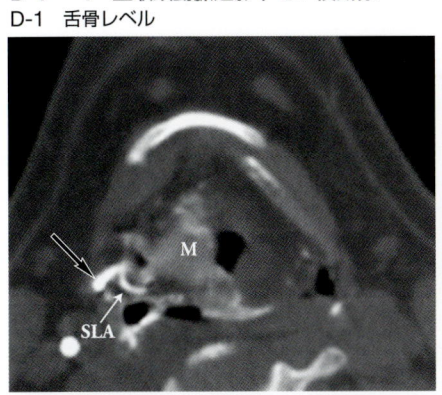

D-2　梨状窩レベル

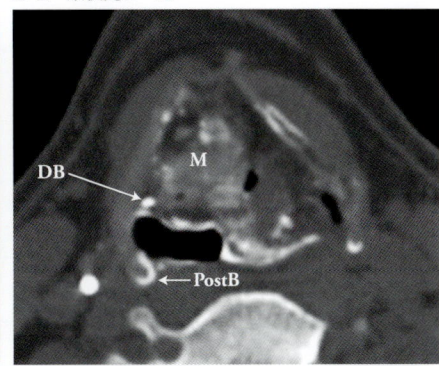

D-3　喉頭レベル

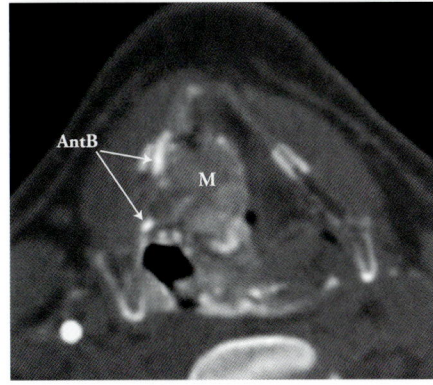

D-4　甲状軟骨レベル

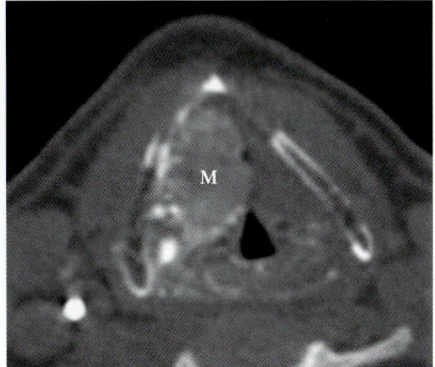

AntB：anterior branch（前枝）
DB：descending branch（下行枝）
M：mass（腫瘤）
PostB：posterior branch（後枝）
SLA：superior laryngeal artery（上喉頭動脈）

## 図1-3 上甲状腺動脈—顔面動脈吻合（右外頸動脈塞栓術後症例）

A 上甲状腺動脈造影正面像

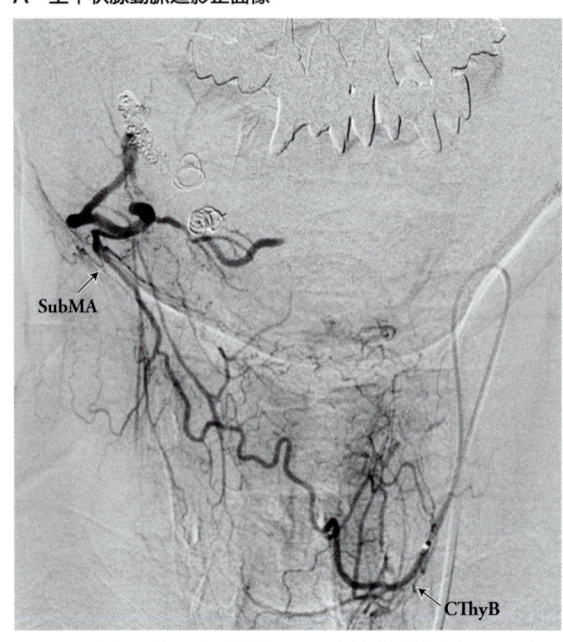

B 上甲状腺動脈造影側面像

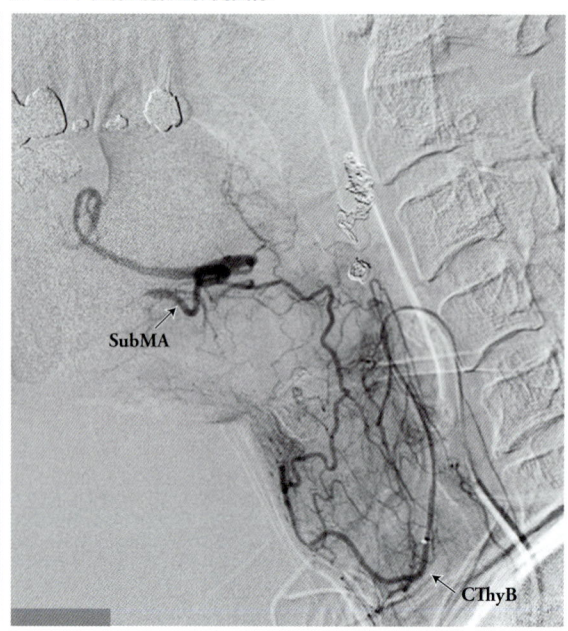

A，B：左上甲状腺動脈造影にて，左輪状甲状枝（CThyB）から表在性吻合路を介して右顔面動脈オトガイ下動脈（SubMA）から顔面動脈が描出される．

CThyB：cricothyroid branch（輪状甲状枝）
SubMA：submental artery（オトガイ下動脈）

## 2. 舌動脈　*lingual artery*：LA
【参照図：図2A（p.19），2B-2〜10（p.20），2C-8〜15（p.23），1-4（p.31）】

　舌動脈は，通常，external carotid artery（外頸動脈）から2番目に分枝する動脈である．superior thyroidal artery（上甲状腺動脈）分岐部よりやや頭側でfacial artery（顔面動脈）の直下のレベルで，外頸動脈から前内側に起始し，同側の舌および背側頬・口腔粘膜などを栄養する．舌動脈の発生は顔面動脈との関係が深く，顔面動脈と共通幹を形成して起始することもしばしば見られる．また頻度は下がるが，上甲状腺動脈との共通幹や顔面動脈・上甲状腺

### 図1-4　血管造影および血管造影下CTによる舌動脈画像解剖（右側舌癌症例）

**A　右舌動脈造影正面像**

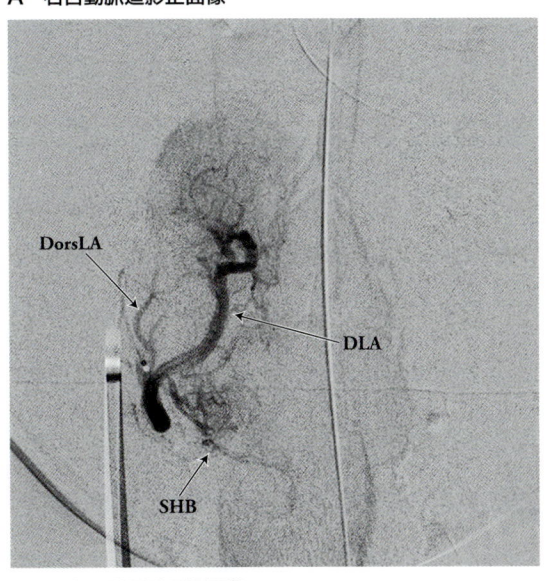

**B　右舌動脈造影側面像**

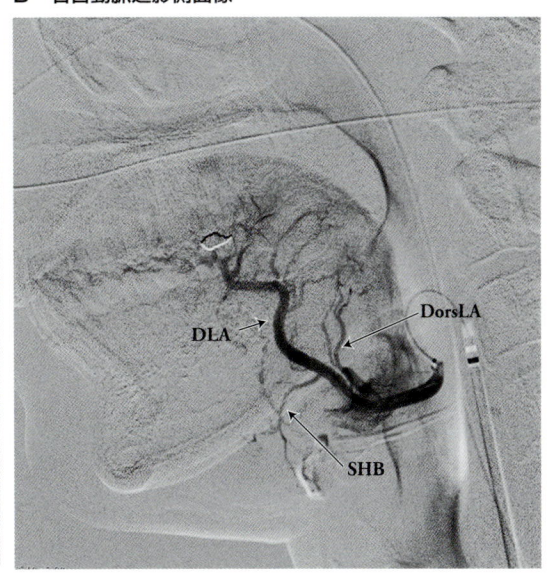

**C　右顔面動脈造影側面像**

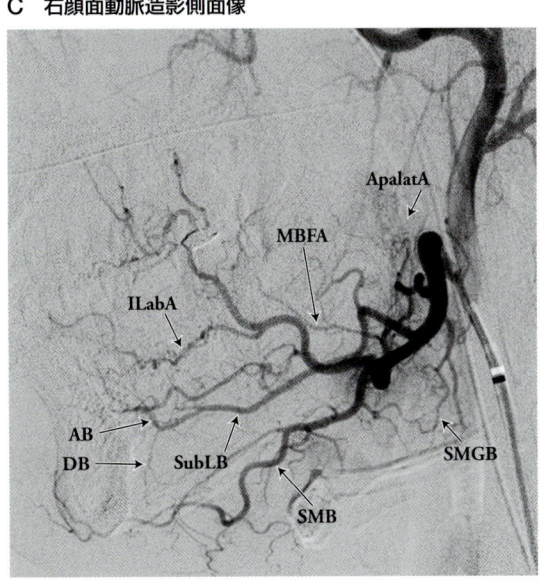

A〜D：本例では舌動脈からの舌下動脈（SubLA）が欠損し，顔面動脈から舌下枝（SubLB）が分枝する．

AB：ascending branch（上行枝）
ApalatA：ascending palatine artery（上行口蓋動脈）
DB：descending branch（下行枝）
DLA：deep lingual artery（舌深動脈）
DorsLA：dorsal lingual artery（背側舌動脈）
ILabA：inferior labial artery（下唇動脈）
MBFA：masseter branch of facial artery
　　　（顔面動脈咬筋枝）
SHB：superior hyoidal branch（舌骨上枝）
SMB：stylomastoid branch（茎乳突枝）
SMGB：submandibular gland branch（顎下腺枝）
SubLA：sublingual artery（舌下動脈）
SubLB：sublingual branch from facial artery
　　　（顔面動脈からの舌下枝）

（Dは次ページ）

動脈との共通幹も時に見られる[6]．外頸動脈から起始したのち，前上内側に走行し，中咽頭収縮筋の外側で上方に凸のカーブを描き咽頭外側を下降する．舌骨大角近傍にて舌骨舌筋内側を前方に水平に走行し，同筋前縁付近でsublingual artery（舌下動脈）を分枝した後終末枝であるdeep lingual artery（舌深動脈）となり，上方に向かい舌下面に沿って前方に走行し，同側の舌に供血する．

図1-4（続き） 血管造影および血管造影下CTによる舌動脈画像解剖（右側舌癌症例）

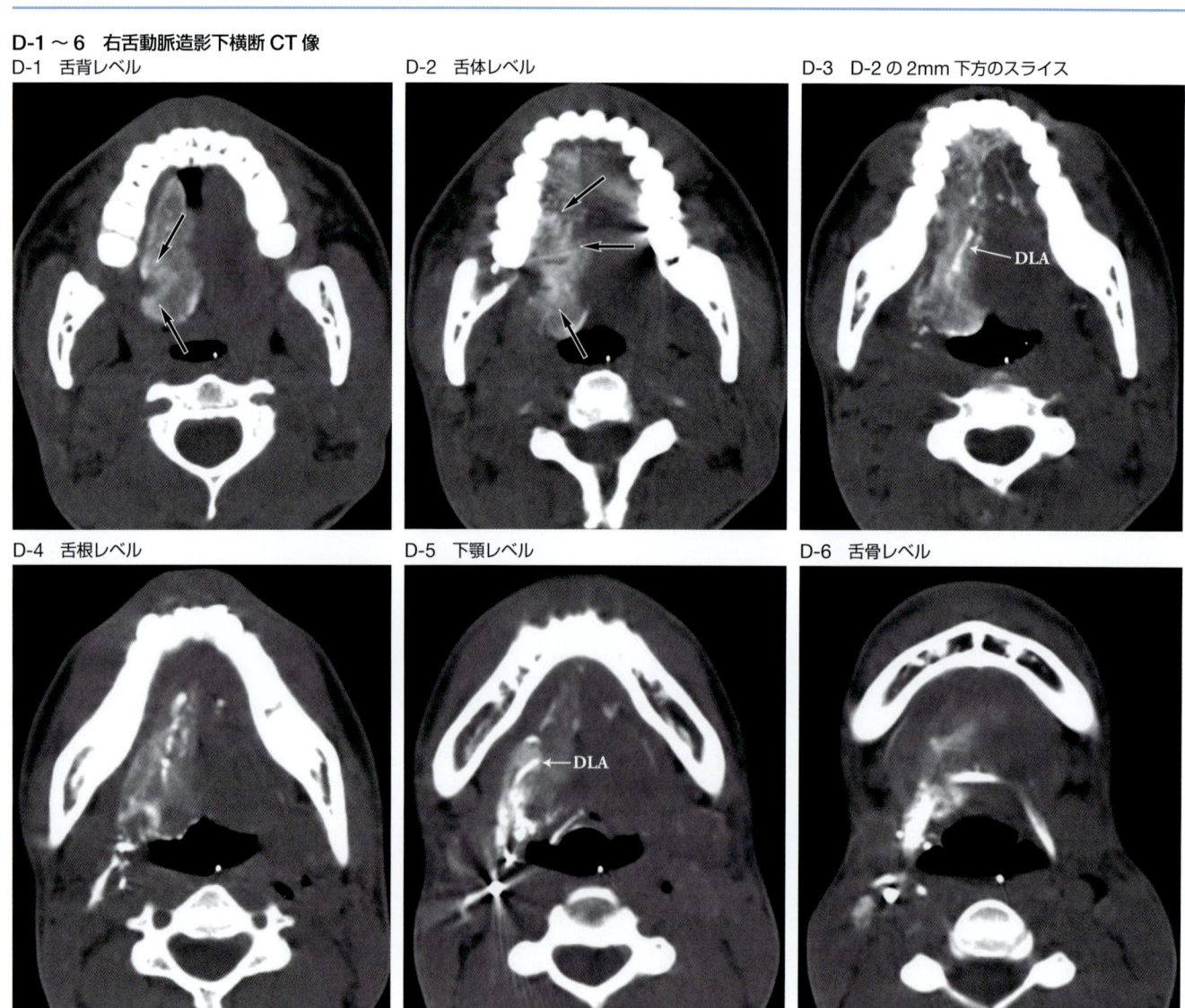

D-1〜6　右舌動脈造影下横断CT像
D-1　舌背レベル
D-2　舌体レベル
D-3　D-2の2mm下方のスライス
D-4　舌根レベル
D-5　下顎レベル
D-6　舌骨レベル

D：血管造影下CTでは造影剤は舌右半部から舌根部，舌骨上部に分布し，癌部は潰瘍を伴い辺縁が強く濃染される（D-1，D-2：→）．口腔底前方部の舌下動脈（SubLA）は造影されていない．

DLA：deep lingual artery（舌深動脈）

## 2-1 舌動脈の分枝

### 1) pharyngeal branch（PhB：咽頭枝）

lingual artery（舌動脈）近位部より分枝し，中咽頭収縮筋や口蓋垂を栄養する．これらの分枝は ascending pharyngeal artery（上行咽頭動脈）や facial artery（顔面動脈）の分枝である ascending palatine artery（上行口蓋動脈）と潜在的吻合を有する．

### 2) superior hyoidal branch（SHB：舌骨上枝）

舌動脈下行部より分枝，hyoid bone（舌骨）に沿って前下方に走行し，hyoid bone に付着する筋を栄養するとともに，対側の同枝や superior thyroid artery（上甲状腺動脈）と吻合する．

### 3) dorsal lingual branch（舌背枝）

舌動脈咽頭部より分枝する2～3本の小枝で，時に1本の共通幹で起始する．上行して舌背後部を上り，周囲の粘膜，口蓋舌弓，扁桃腺，軟口蓋，喉頭蓋に栄養を供給し，反対側の枝と吻合する．

### 4) sublingual artery（舌下動脈）

舌骨舌筋前縁部にて lingual artery（舌動脈）から分枝し，genioglossus muscle（オトガイ舌筋）と mylohyoid muscle（顎舌骨筋）の間を前方に走行する．そのサイズはさまざまでよく発達したものから低形成のものなど症例により異なる．また，25％は facial artery（顔面動脈）より起始するとされる[7]．舌下腺や口腔底の筋，口腔粘膜に分枝を出して供血する．一部の分枝は submandibular gland（顎下腺）や頬側の歯肉，下顎の一部にも供血する．終末枝は mandibular branch（下顎枝）と submandibular branch（顎下枝）で，mandibular branch は前内側に向かい下顎歯槽突起後方を走行し，下顎や舌側歯肉を栄養するとともに反対側の同枝や deep lingual artery（舌深動脈）や inferior dental artery（下歯槽動脈）と吻合する．また，submandibular branch は mylohyoid muscle を貫き，舌骨上筋群を栄養するとともに顔面動脈の submental artery（オトガイ下動脈）と吻合する．

### 5) deep lingual artery（DLA：舌深動脈）

lingual artery（舌動脈）の終末枝で舌を栄養する多数の小分枝を分岐する．その大多数は舌動脈から上向きに分岐し，舌粘膜下で豊富な動脈吻合のネットワークを形成し，対側の同分枝とも吻合を有する．一部の分枝は下降して舌下面を栄養する．

## 3. 顔面動脈　facial artery: FA
【参照図：図2A(p.19)、2B-3〜9(p.20)、2C-5〜13(p.22)、1-4(p.31)、1-5(p.34)、1-6(p.37)】

　顔面動脈は、通常、lingual artery（舌動脈）よりやや上方の external carotid artery（外頸動脈）前面より起始し、顔面の皮膚や下顎を栄養するとともに、submardibular gland（顎下腺）や口腔にも供血する。前述（p.31「舌動脈」）のごとく、しばしば舌動脈と共通幹を形成する[8]。外頸動脈から起始し、上方に凸のカーブを描き咽頭外側を外側前下方に走行し、下顎底に達し、submandibular gland 近傍を前方に走行し、下顎を栄養する。その後、masseter muscle（咬筋）の前縁で下顎骨外側を上方に走行し、頬や口唇に供血しながら鼻唇溝に沿って顔面を上行し、鼻外側を通って内眼角に到達する。

### 図1-5　血管造影および回転撮影再構成像による顔面動脈画像解剖（Sturge-Weber 症候群症例）

**A** 外頸動脈造影側面像

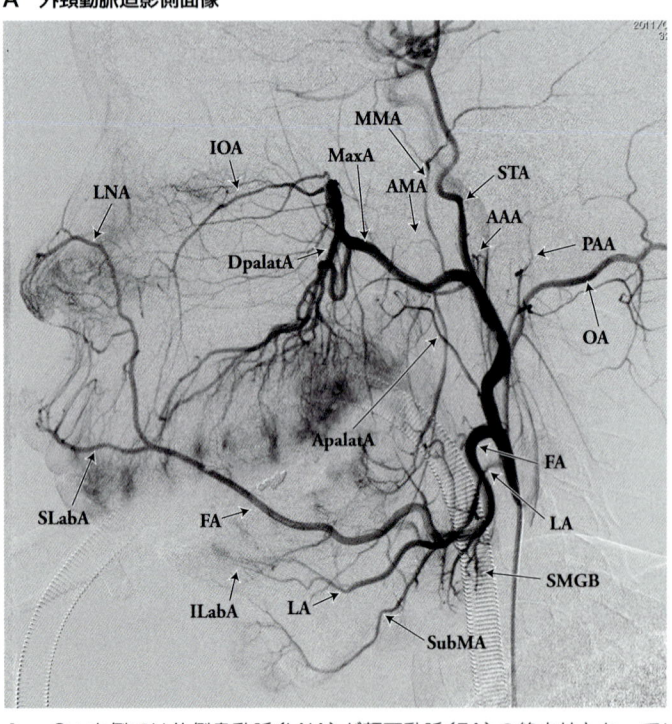

**B** 外頸動脈造影正面像

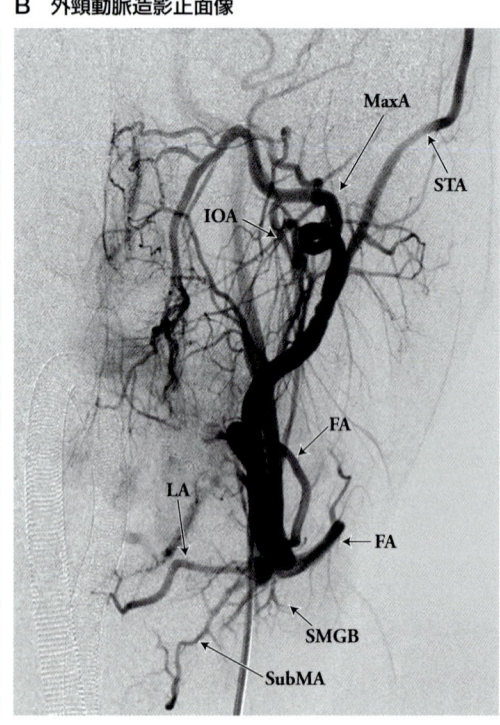

A〜C：本例では外側鼻動脈（LNA）が顔面動脈（FA）の終末枝となっている。また Sturge-Weber syndrome に伴う capillary malformation により鼻部から口唇、歯肉部には顔面動脈（FA）や下行口蓋動脈（DpalatA）、後上歯槽動脈などから供血される濃染像を認める。

| | |
|---|---|
| AAA： anterior auricular artery（前耳介動脈） | MaxA： maxillary artery（顎動脈） |
| AMA： accessory meningeal artery（副硬膜動脈） | MMA： middle meningeal artery（中硬膜動脈） |
| ApalatA： ascending palatine artery（上行口蓋動脈） | OA： occipital artery（後頭動脈） |
| DpalatA： descending palatine artery（下行口蓋動脈） | PAA： posterior auricular artery（後耳介動脈） |
| FA： facial artery（顔面動脈） | SLabA： superior labial artery（上唇動脈） |
| ILabA： inferior labial artery（下唇動脈） | SMGB： submandibular gland branch（顎下腺枝） |
| IOA： infraorbital artery（眼窩下動脈） | STA： superficial temporal artery（浅側頭動脈） |
| LA： lingual artery（舌動脈） | SubMA： submental artery（オトガイ下動脈） |
| LNA： lateral nasal artery（外側鼻動脈） | |

## 3-1 顔面動脈の分枝

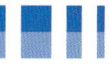

### 1) ascending palatine artery（ApalatA：上行口蓋動脈）

facial artery（顔面動脈）の近位部の凸のカーブの頂部から分枝し，茎突舌筋と茎突咽頭筋の間を上行して前後2枝に分かれ，各々軟口蓋と口蓋扁桃・口蓋垂を栄養する．時に external carotid artery（外頸動脈）から直接起始することや ascending pharyngeal artery（上行咽頭動脈）と共通幹にて起始することもある．本動脈末梢枝は咽頭や軟口蓋，扁桃に関与するさまざまな動脈と潜在的吻合を有し，塞栓術や制癌剤の選択的動注療法の際に留意する必要がある．後方では口蓋扁桃近傍で上行咽頭動脈や accessory meningeal artery（副硬膜動脈）と，前方では軟口蓋前部にて maxillary artery（顎動脈）の分枝である descending palatine artery（下行口蓋動脈）および対側の ascending palatine artery と，上方では耳管近傍にて上行咽頭動脈の上咽頭枝や副硬膜動脈，middle meningeal artery（中硬膜動脈），pterygopalatine artery（翼口蓋動脈）などとの吻合が知られている．

C-1〜10　回転血管撮影横断再構成像
C-1　顎下腺レベル 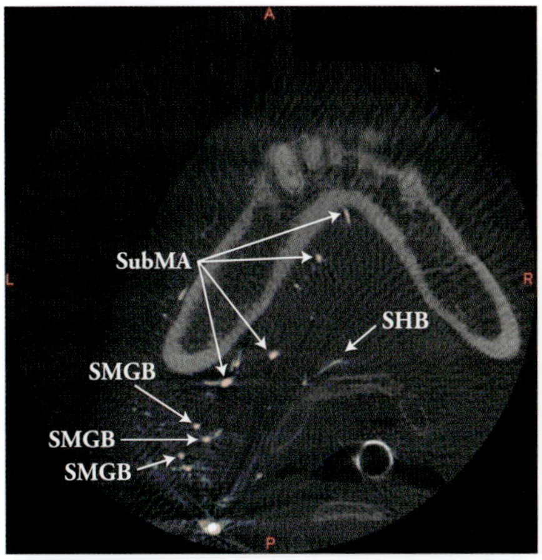
C-2　下顎骨体部レベル 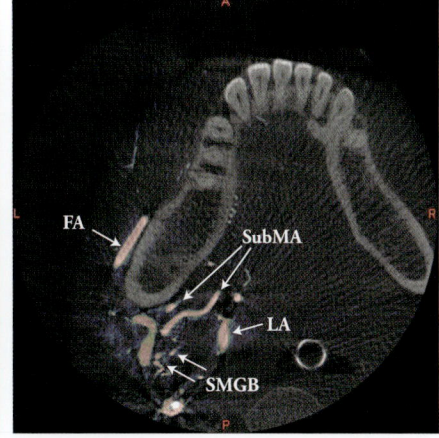
C-3　口腔底レベル 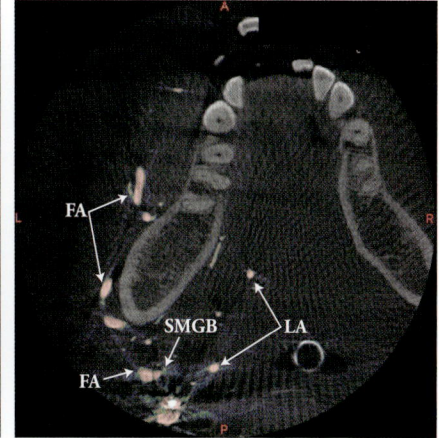
C-4　舌体部レベル 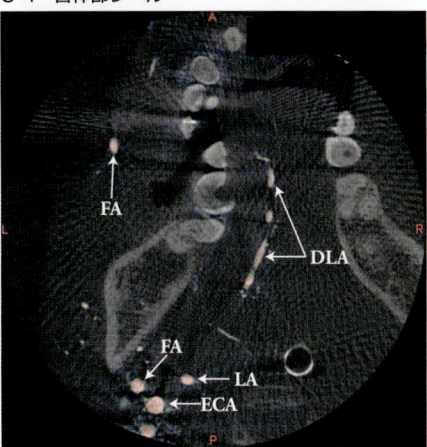
C-5　舌動脈起始レベル 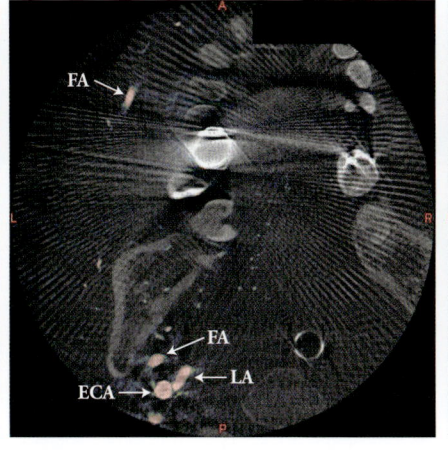
C-6　口唇レベル

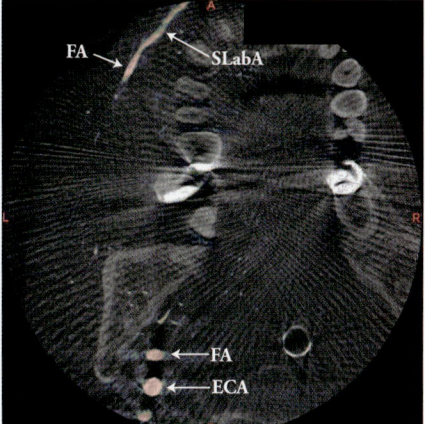

DLA：deep lingual artery（舌深動脈）
ECA：external carotid artery（外頸動脈）
FA：facial artery（顔面動脈）
LA：lingual artery（舌動脈）
SLabA：superior labial artery（上唇動脈）
SHB：superior hyoidal branch（舌骨上枝）
SMGB：submandibular gland branch（顎下腺枝）
SubMA：submental artery（オトガイ下動脈）

（C-7〜10 は次ページ）

### 2) submandibular gland branch（SMGB：顎下腺枝）

　facial artery（顔面動脈）の下顎部近位側より起始する1本の比較的太く短いsubmandibular gland branch（顎下腺枝）が下前方に走行し，submandibular gland（顎下腺）を栄養する．また，顔面動脈下顎部やsubmental artery（オトガイ下動脈）より起始する複数の小枝もsubmandibular glandに供血する．submandibular glandは血流に富み，血管造影上濃染を示すことから血管性病変や多血性腫瘍との誤認に留意することが必要である．

### 3) submental artery（SubMA：オトガイ下動脈）

　facial artery（顔面動脈）の下顎部のsubmandibular gland（顎下腺）近傍より起始し，下顎底のmylohyoid muscle（顎舌骨筋）直上を前方に走行する．submandibular glandや周囲の筋や皮膚に多数の分枝を出し，主に下顎部・口腔底の筋や皮膚，下顎骨，頬などを栄養する．このうちmental branch（オトガイ枝）はオトガイ孔にてmaxillary artery（顎動脈）より分枝し，下顎管内を下降するinferior dental artery（下歯槽動脈）と吻合する．また内側では，口腔底にて対側のsubmental artery や同側のlingual artery（舌動脈）とも小分枝を介して吻合を有する．

### 4) masseter branches（咬筋枝）

　submental artery（オトガイ下動脈）分岐後の顔面動脈から上方に起始し，masseter muscle（咬筋）前縁に沿って上行してmasseter muscleや周囲の皮膚に分布する．superficial temporal artery（浅側頭動脈）の分枝であるtransverse facial artery（顔面横動脈）と吻合を有する．

図1-5（続き）　血管造影および回転撮影再構成像による顔面動脈画像解剖（Sturge-Weber症候群症例）

C-7　上歯槽レベル 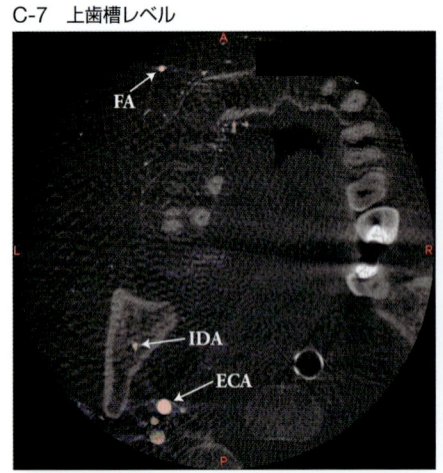
C-8　上顎レベル 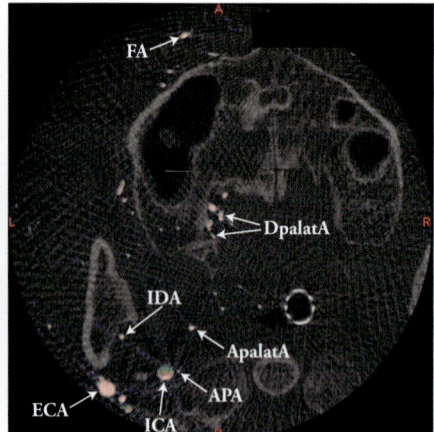
C-9　鼻翼レベル 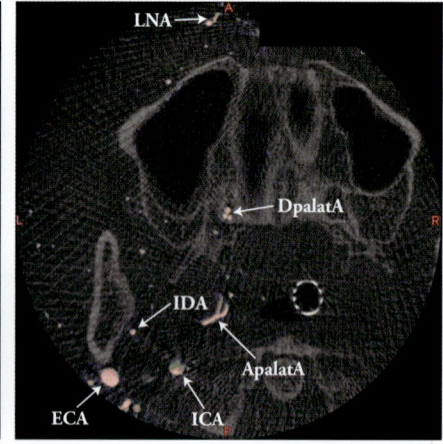
C-10　上咽頭レベル

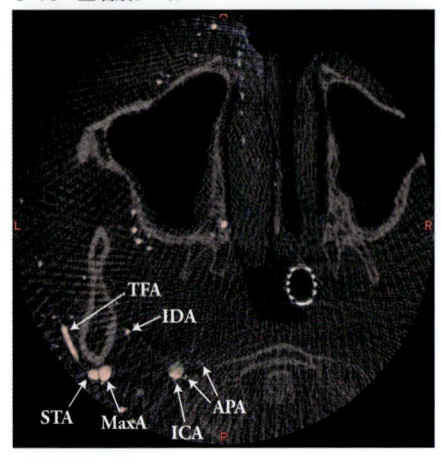

APA：ascending pharyngeal artery（上行咽頭動脈）
ApalatA：ascending palatine artery（上行口蓋動脈）
DpalatA：descending palatine artery（下行口蓋動脈）
ECA：external carotid artery（外頸動脈）
FA：facial artery（顔面動脈）
ICA：internal carotid artery（内頸動脈）
IDA：inferior dental artery（下歯槽動脈）
LNA：lateral nasal artery（外側鼻動脈）
MaxA：maxillary artery（顎動脈）
STA：superficial temporal artery（浅側頭動脈）
TFA：transverse facial artery（顔面横動脈）

### ■ 5）顔面・頬・オトガイへの分枝

　facial artery（顔面動脈）の顔面部から顔面，頬，オトガイに多数の小枝が分枝するがその発達の程度はさまざまである．顔面・頬への分枝は，transverse facial artery（顔面横動脈）や maxillary artery（顎動脈）の分枝である buccal artery（頬動脈）などと吻合を有する．また，オトガイへの分枝は対側の顔面動脈と吻合を有する．

### ■ 6）inferior labial artery（ILabA：下唇動脈）

　facial artery（顔面動脈）の顔面部口角のやや下方から起始し，前方に蛇行して走行する．約10％で superior labial artery（上唇動脈）と共通幹を形成する．唇および近傍の皮膚，粘膜，筋肉，口唇腺に供血する．対側の inferior labial artery および inferior dental artery（下歯槽動脈）と吻合を有する．

### ■ 7）superior labial artery（SLabA：上唇動脈）

　inferior labial artery（下唇動脈）分岐後の facial artery（顔面動脈）より起始し，上唇縁に沿って前方に走行し，上唇および近傍の皮膚，粘膜に供血するとともに，鼻翼や鼻中隔基部に供血する外側・内側の鼻枝を分枝する．正中にて対側の superior labial artery と吻合する．

### ■ 8）lateral nasal artery（LNA：外側鼻動脈）

　鼻翼外側部にて facial artery（顔面動脈）から内側に起始し，鼻翼，鼻背に分布し，鼻背正中にて対側の同枝や ophthalmic artery（眼動脈）から分枝する dorsal nasal artery（鼻背動脈）と吻合する．後述の angular artery（眼角動脈）の発達が悪い場合には，本動脈が顔面動脈の終末枝となる場合もある．

### ■ 9）angular artery（AA：眼角動脈）

　facial artery（顔面動脈）の終末枝とされる．鼻外側に沿って眼窩内側を上行し，同部近傍の皮膚や筋，涙嚢などを栄養するとともに，上方では ophthalmic artery（眼動脈）分枝の dorsal nasal artery（鼻背動脈）や superficial temporal artery（浅側頭動脈）と，外側では infraorbital foramen（眼窩下孔）を通り，眼窩から顔面に分布する infraorbital artery（眼窩下動脈）や transverse facial artery（顔面横動脈）などと吻合する．

---

#### 図1-6　上口唇動脈間吻合を介する顔面動脈側副路（右外頸動脈塞栓術後症例）

**左外頸動脈造影正面像**

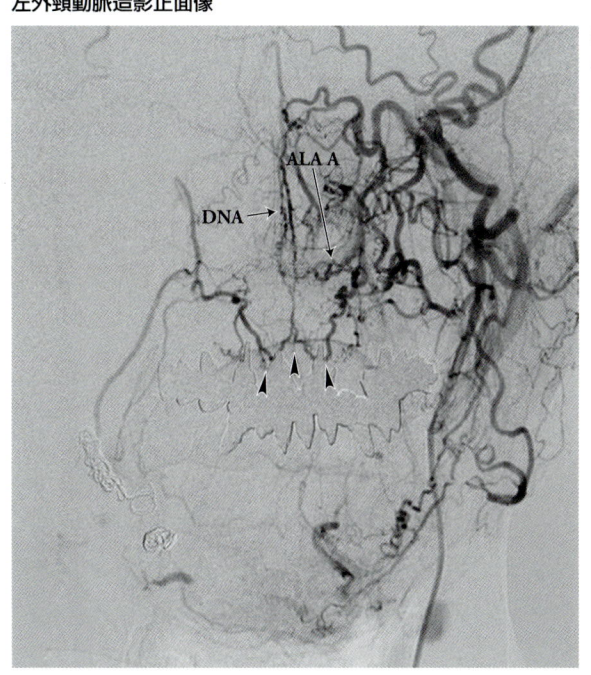

左外頸動脈造影正面像にて左顔面動脈から発達した上口唇動脈間吻合（▶）を介して対側の顔面動脈が描出される．また鼻翼動脈（ALA A）や外側鼻動脈から鼻背動脈（DNA）を介して対側の外側鼻動脈や鼻翼動脈（ALA A）も淡く描出される．

ALA A：alar artery（鼻翼動脈）
DNA：dorsal nasal artery（鼻背動脈）

**外頸動脈**
**2章**

# 後頭動脈・上行咽頭動脈

**2.1** 後頭動脈　*occipital artery*

**2.2** 上行咽頭動脈　*ascending pharyngeal artery*

## はじめに

occipital artery（後頭動脈）と ascending pharyngeal artery（上行咽頭動脈）は，ともに external carotid artery（外頸動脈）の近位部から上行する枝で，時に共通管を形成し，時に internal carotid artery（内頸動脈）より分枝する．頭蓋頸椎移行部を中心に，後頭蓋窩，後頭部，咽頭，上部頸椎周囲の軟部組織を広く灌流する血管で，また頭蓋底の孔や椎体間より硬膜へ到達し，それを広く灌流する．

脳血管は鰓弓に由来する原始内頸動脈と体節に由来する縦走深頸動脈より発生する．

胎生期には，後の椎骨・脳底動脈となる縦走神経動脈は原始内頸動脈から原始血管吻合を介し灌流されている．これらの吻合血管は，体節構造に由来する segmental artery（体節動脈）で，舌下神経管を通過し吻合するものが primitive hypoglossal artery（原始舌下動脈），後頭骨と第1頸椎の間（C1 space）を通過するものが pro-atlantal artery（前環椎動脈）type 1，C2 space を通過するものが pro-atlantal artery type 2 である[1)2)]．のちにこれらは vertebral artery（椎骨動脈）と後交通動脈が発達することにより消褪するが，primitive hypoglossal artery は上行咽頭動脈の一部となり，pro-atlantal artery は occipital artery（後頭動脈）となる[9)]．このように上行咽頭動脈と後頭動脈は体節動脈から発生するため，vertebral artery（椎骨動脈）との多くの吻合を有する．また，より頭側の隣接した原始血管吻合である primitive trigeminal artery（原始三叉神経動脈）は，のちに退縮し meningohypophyseal trunk を形成するが，脊椎において隣接した体節動脈間に多くの吻合があるように，meningohypophyseal trunk と上行咽頭動脈間にも吻合を認める．

occipital artery（後頭動脈）は表面を走行して頭皮や筋肉を栄養し，ascending pharyngeal artery（上行咽頭動脈）は深部を走行して咽頭部を栄養する．脊椎動物では，背側に体節構造が腹側に鰓弓構造が存在し，咽頭は鰓弓（咽頭弓）より発生する．そのため，上行咽頭動脈は鰓弓血管としての要素もある血管である．

occipital artery（後頭動脈）と ascending pharyngeal artery（上行咽頭動脈）は，vertebral artery（椎骨動脈）や internal carotid artery（内頸動脈）と吻合があり，また多くの external carotid artery（外頸動脈）の髄膜枝とも吻合がある．上行咽頭動脈には多くの vasa nervorum も認められる．そのため，液体塞栓物質を用いた塞栓術では，潜在的な吻合や vasa nervorum により脳梗塞や脳神経麻痺が発生する可能性があり，安全な治療には発生に基づく血管解剖の知識が必要である[10)]．

## 1. 後頭動脈 occipital artery：OA
【参照図：図1（p.12），2（p.19），2-1（p.41），2-2（p.42），2-3（p.46）】

後頭動脈は C1 segmental artery と C2 segmental artery から発生し，主に後頸部と後頭部の筋肉と皮膚を灌流する血管である．通常の血管造影ではその観察に側面像が有用である．

通常，ascending pharyngeal artery（上行咽頭動脈）の近位の external carotid artery（外頸動脈）から分枝するが，上行咽頭動脈と共通管を形成することもある（図2-1）．また vertebral artery（椎骨動脈），deep cervical artery（深頸動脈），posterior auricular artery（後耳介動脈）から分枝することもある．走行は上行する first segment，mastoid の内側を水平に走行する second segment，遠位で上行する third segment に分けられる．

### 1-1 後頭動脈の分枝

重要な分枝として，stylomastoid artery（茎乳突孔動脈）（図2-2-E），髄膜枝である artery of falx cerebelli（小脳鎌動脈）と mastoid branch（乳突枝）（図2-2，2-3），vertebral artery（椎骨動脈）との吻合がある muscular branch（筋枝）などが挙げられる．

stylomastoid artery（茎乳突孔動脈）は first segment

からまっすぐ上行する細い枝で，posterior auricular artery（後耳介動脈）から分枝することもある．顔面神経とともに stylomastoid foramen（茎乳突孔）に入りそれを栄養する．鼓室で middle meningeal artery（中硬膜動脈）の superior tympanic artery（petrosal branch），ascending pharyngeal artery（上行咽頭動脈）の inferior tympanic artery（下鼓室動脈），internal carotid artery（内頸動脈）の caroticotympanic branch，前下小脳動脈の内耳道枝と潜在的な吻合を有する．また first segment から jugular foramen（頸静脈孔）への枝が分枝することもある（図2-2，2-3）．

second segment からは muscular branch（筋枝）が下行し，C1 space または C2 space で vertebral artery（椎骨動脈）と吻合するが，pro-atlantal artery（前環椎動脈）の痕跡である．

third segment からは mastoid foramen（乳突孔）を貫通

### 図2-1　上行咽頭動脈と後頭動脈の血管造影解剖（S状静脈洞硬膜動静脈瘻）

**A　右外頸動脈造影正面像**

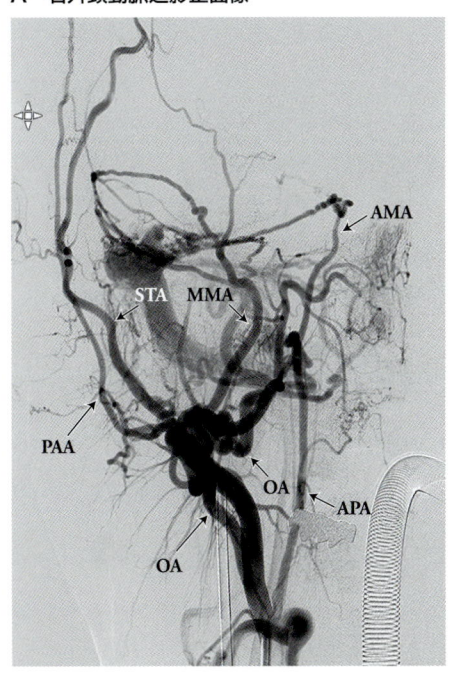

**B　右外頸動脈造影側面像**

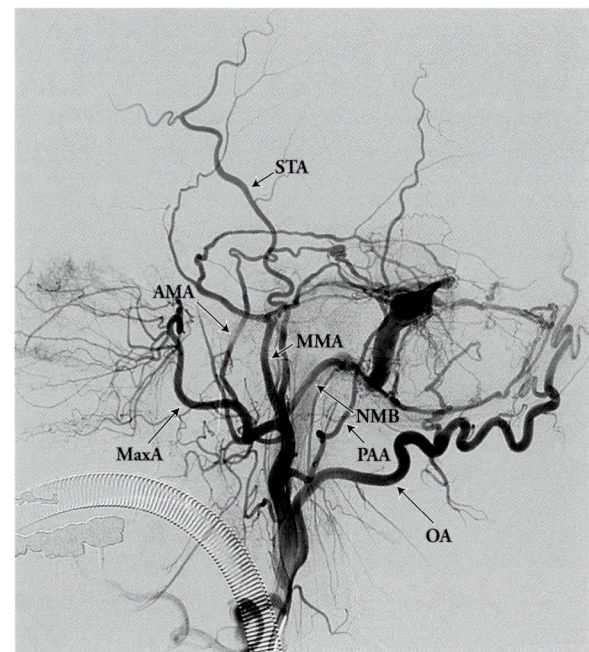

A，B：後頭動脈（OA）は外頸動脈の近位部背側から分枝し，まず上行する first segment，mastoid（乳様突起）の内側を水平に走行する second segment，遠位で上行する third segment に分けられる．浅側頭動脈（STA）と同様に頭皮では特徴的な屈曲蛇行を示し走行する．
上行咽頭動脈（APA）も，外頸動脈近位部より分枝し，正面像で最も内側を上行する．またすべての硬膜血管は，頭蓋骨の孔を貫通し90°向きを変え硬膜に到達する．

**C　後頭動脈および上行咽頭動脈造影側面像**

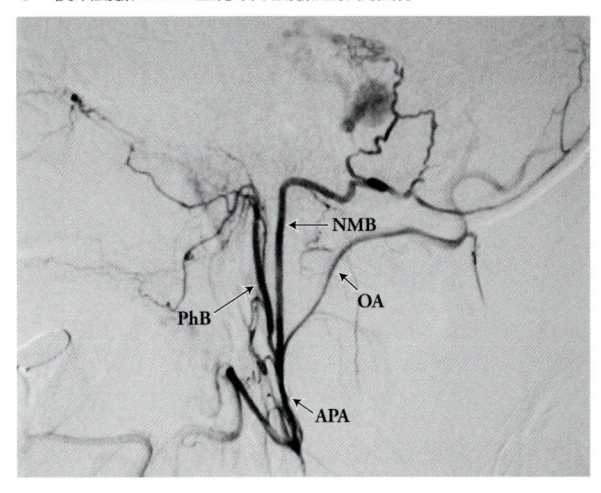

C：後頭動脈（OA）と上行咽頭動脈（APA）の外頸動脈からの分岐部は近く，また共通管を形成していることもある．上行咽頭動脈（APA）は，腹側の咽頭枝（PhB）と背側の神経髄膜枝（NMB）に分かれ上行する．

AMA：accessory meningeal artery（副硬膜動脈）
APA：ascending pharyngeal artery（上行咽頭動脈）
MaxA：maxillary artery（顎動脈）
MMA：middle meningeal artery（中硬膜動脈）
NMB：neuromeningeal branch（神経髄膜枝）
OA：occipital artery（後頭動脈）
PAA：posterior auricular artery（後耳介動脈）
PhB：pharyngeal branch（咽頭枝）
STA：superficial temporal artery（浅側頭動脈）

して硬膜に達する髄膜枝があり，vertebral artery（椎骨動脈）の posterior meningeal artery や，ascending pharyngeal artery（上行咽頭動脈）の hypoglossal branch（舌下枝），jugular branch（頸静脈枝），middle meningeal artery（中硬膜動脈）の petrosquamous branch などの髄膜枝と sigmoid sinus（S 状静脈洞）の垂直部周囲にて吻合する．

## 図2-2　後頭動脈造影と上行咽頭動脈の硬膜枝（S 状静脈洞硬膜動静脈瘻）

A　後頭動脈造影正面像

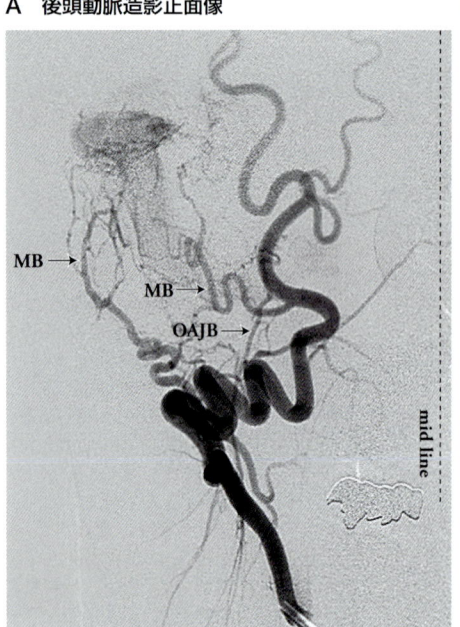

B　後頭動脈造影側面像

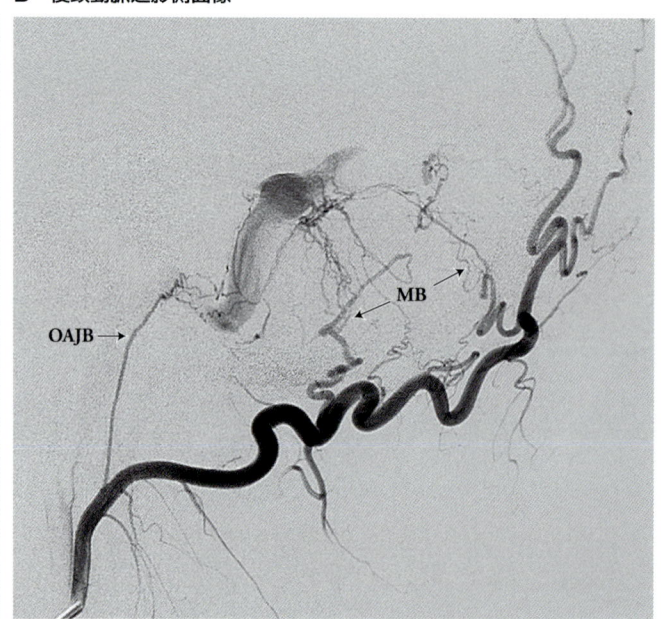

A, B：first segment より頸静脈枝（OAJB）が，second および third portion から乳突枝（MB）が分枝している．

C　上行咽頭動脈造影正面像

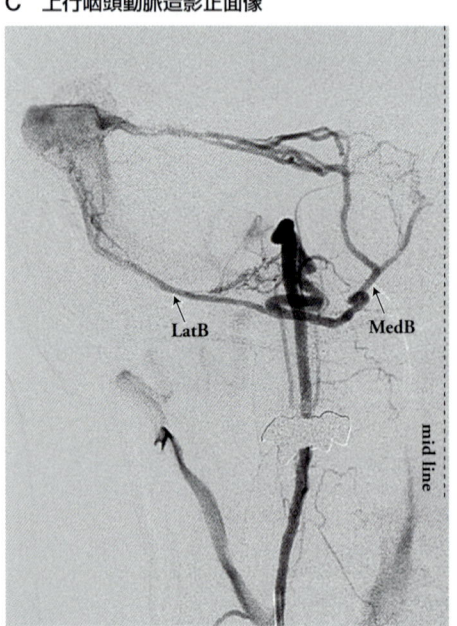

D　上行咽頭動脈造影側面像

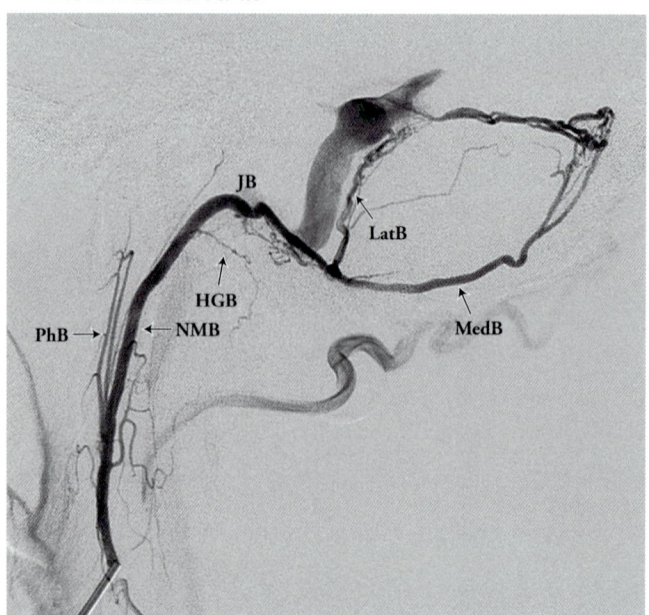

C, D：咽頭枝（PhB）と神経髄膜枝（NMB）を認め，神経髄膜枝（NMB）の頸静脈枝（JB）は拡張し，内側枝（MedB）と外側枝（LatB）が硬膜動静脈瘻を栄養する．咽頭枝（PhB）の舌下神経管枝（HGB）はわずかに認められる．

**E-1〜7　3次元回転撮影（3D-RA）の partial MIP 冠状断像（前方から後方への連続断面）**

E-1　咽頭レベル 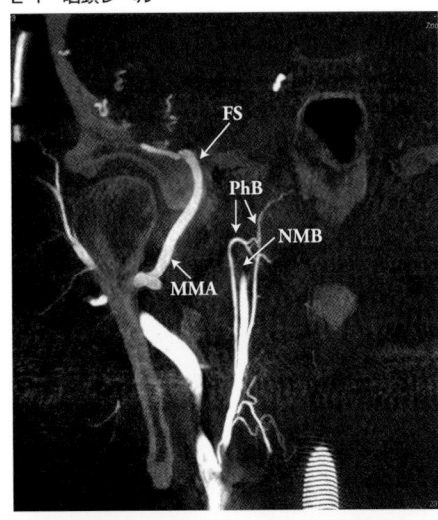
E-2　茎乳突孔レベル 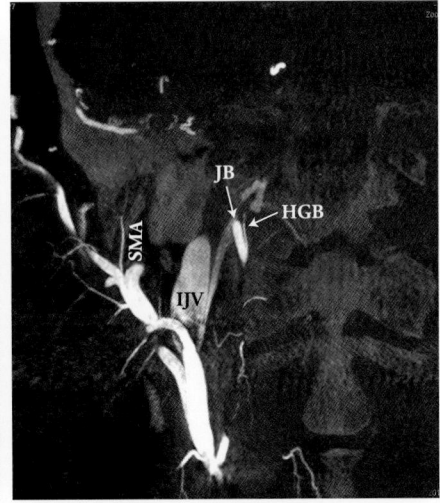
E-3　舌下神経管レベル 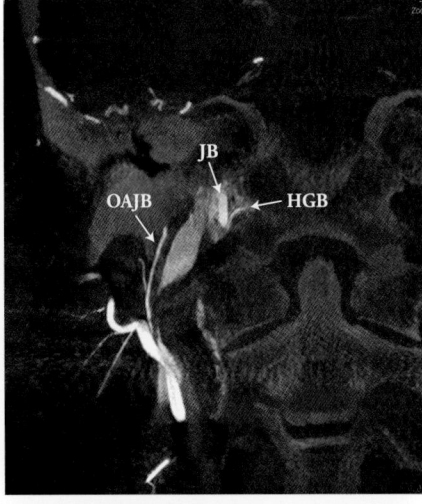
E-4　頸静脈孔レベル 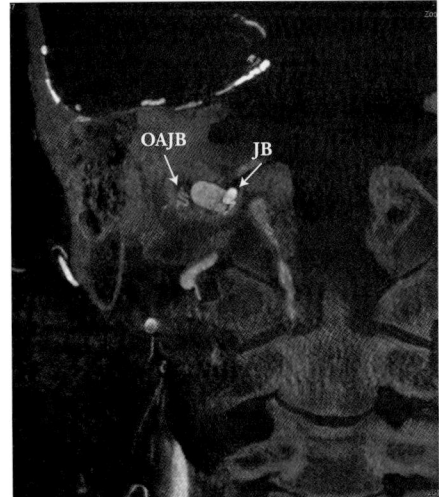
E-5　S状静脈洞-頸静脈移行部レベル 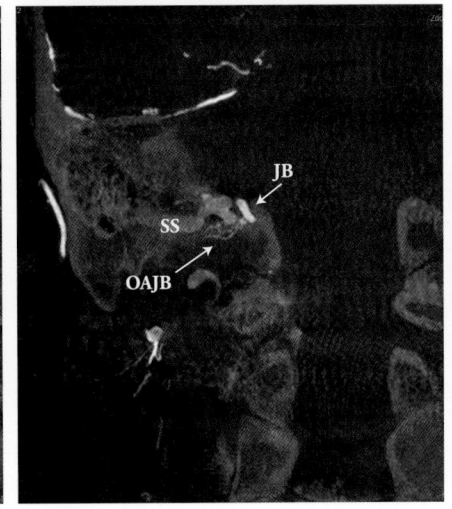
E-6　S状静脈洞垂直部レベル 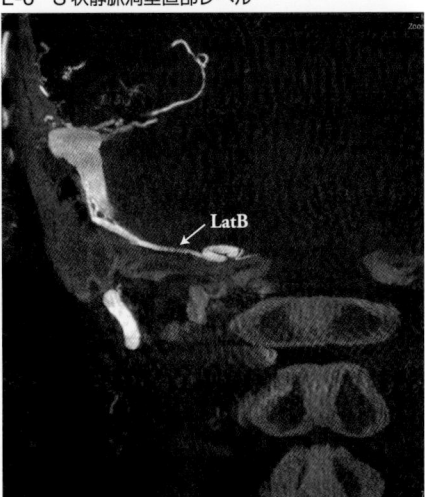
E-7　乳突孔レベル

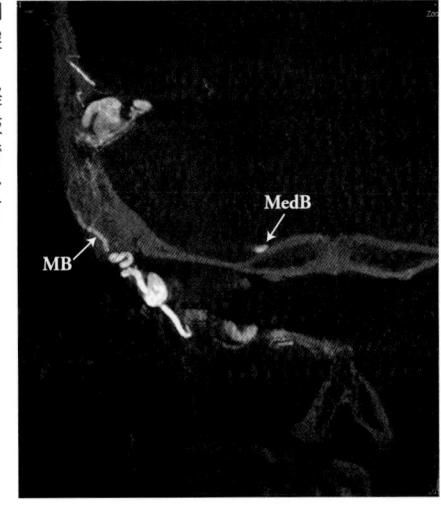

E-1〜7：最も腹側の断面（E-1）で棘孔（FS）を通過する中硬膜動脈（MMA）と上行咽頭動脈咽頭枝（PhB）と神経髄膜枝（NMB）を認める．E-2 では外側より後耳介動脈より分枝する茎乳突孔動脈（SMA），内頸静脈（IJV），神経髄膜枝の頸静脈枝（JB）と舌下神経管枝（HGB）を認める．E-3 では，後頭動脈からの頸静脈枝（OAJB）と神経髄膜枝の太い頸静脈枝（JB）と細い舌下神経管枝（HGB）を認める．E-4 では jugular foramen（頸静脈孔）の外側に後頭動脈からの頸静脈枝（OAJB）と内側に咽頭枝の頸静脈枝（JB）を認め，E-5 ではS状静脈洞（SS）は頸静脈孔直前で狭窄し，E-6 では頸静脈枝（JB）の外側枝（LatB）は拡張し，S状静脈洞硬膜動静脈瘻に流入している．E-7 では後頭動脈の乳突枝（MB）が骨を貫通し，S状静脈洞硬膜動静脈瘻に流入している．

FS ： foramen spinosum（棘孔）
HGB ： hypoglossal branch（舌下神経管）
IJV ： internal jugular vein（内頸静脈）
JB ： jugular branch（頸静脈枝）
LatB ： lateral branch（外側枝）
MB ： mastoid branch（乳突枝）
MedB ： medial branch（内側枝）
MMA ： middle meningeal artery（中硬膜動脈）
NMB ： neuromeningeal branch（神経髄膜枝）
OAJB ： jugular branch（後頭動脈頸静脈枝）
PhB ： pharyngeal branch（咽頭枝）
SMA ： stylomastoid artery（茎乳突孔動脈）
SS ： sigmoid sinus（S状静脈洞）

（F，Gは次ページ以降）

## 図 2-2（続き） 後頭動脈造影と上行咽頭動脈の硬膜枝（S 状静脈洞硬膜動静脈瘻）

### F-1〜5 3次元回転撮影（3D-RA）の partial MIP 矢状断像（内側から外側へ向かう連続断面）

F-1 卵円孔レベル

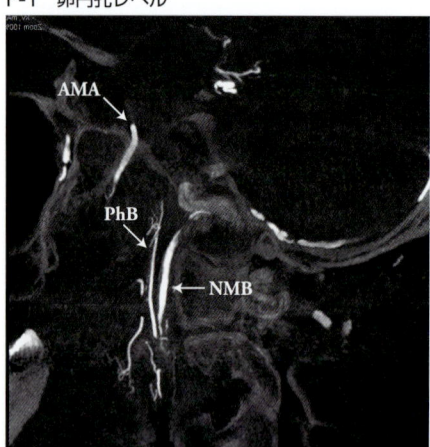

F-2 頸静脈孔レベル

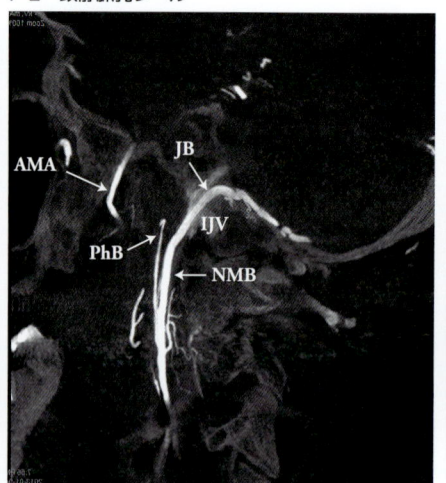

F-3 棘孔レベル

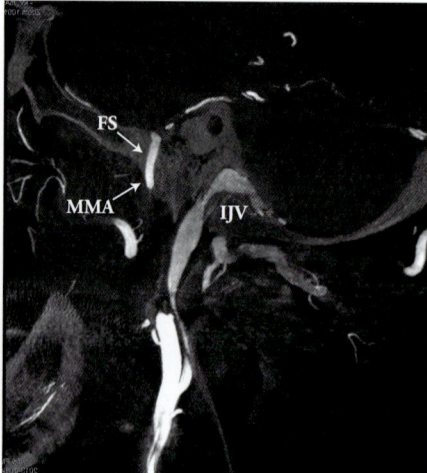

F-4 錐体レベル

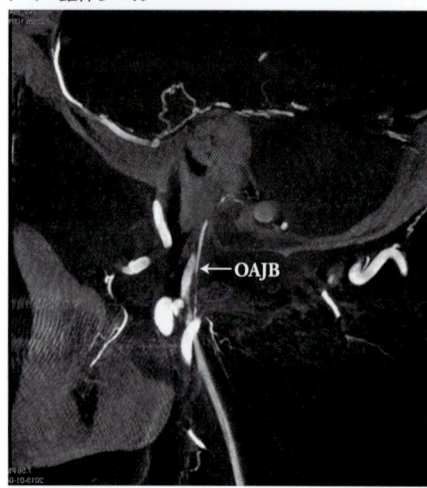

F-5 顎関節レベル

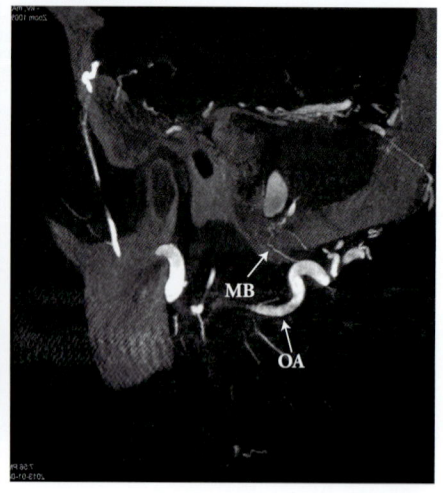

F-1〜5：矢状断では最も内側では（F-1），上行咽頭動脈咽頭枝（PhB），神経髄膜枝（NMB）を認める．また腹側には foramen ovale（卵円孔）を通過する副硬膜動脈（AMA）を認める．その外側の F-2 では神経髄膜枝（NMB）の頸静脈枝（JB）は内頸静脈（IJV）とともに jugular foramen（頸静脈孔）を通過する．F-3 では，内頸静脈（IJV）は頸静脈孔で狭窄しており，中硬膜動脈（MMA）が棘孔（FS）を通過する．F-4 では，後頭動脈からの頸静脈枝（OAJB）が，頸静脈孔の外側を通過している．F-5 では後頭動脈（OA）の乳突枝（MB）が mastoid foramen（乳突孔）を通過し硬膜へ到達している．

AMA：accessory meningeal artery（副硬膜動脈）
FS：foramen spinosum（棘孔）
IJV：internal jugular vein（内頸静脈）
JB：jugular branch（頸静脈枝）
MB：mastoid branch（乳突枝）
MMA：middle meningeal artery（中硬膜動脈）
NMB：neuromeningeal branch（神経髄膜枝）
OA：occipital artery（後頭動脈）
OAJB：jugular branch（後頭動脈頸静脈枝）
PhB：pharyngeal branch（咽頭枝）

### G-1〜4 3次元回転撮影（3D-RA）の partial MIP 横断像
**G-1** 頭蓋頸椎移行レベル　　**G-2** 大後頭孔レベル 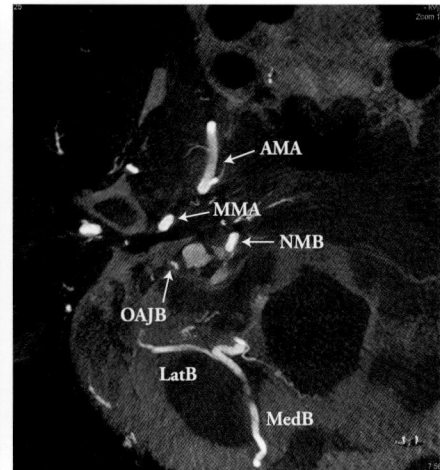　　**G-3** 舌下神経管レベル

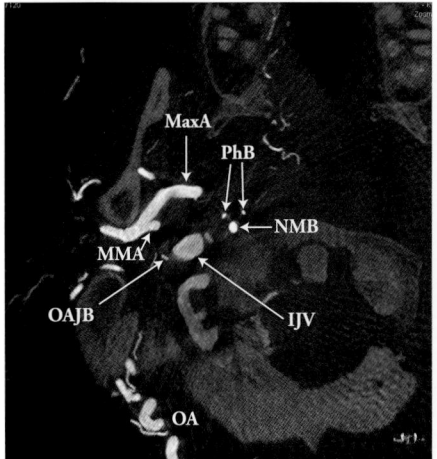

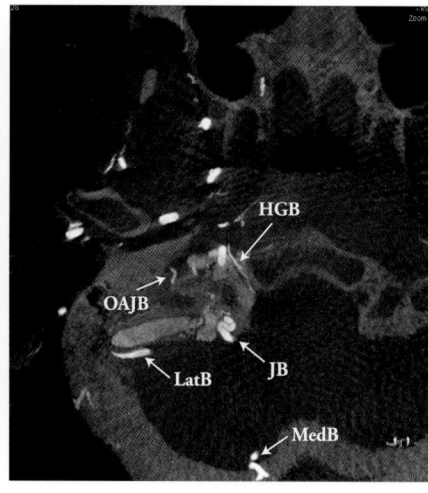

**G-4** 頸静脈孔レベル

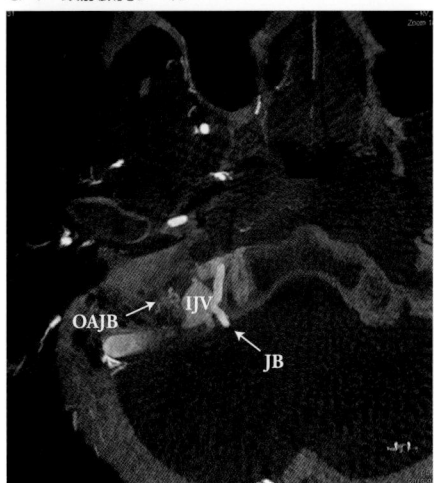

**G-1〜4**：横断では最も下方では（**G-1**），内側より上行咽頭動脈咽頭枝（PhB），神経髄膜枝（NMB），内頸静脈（IJV），顎動脈（MaxA），中硬膜動脈（MMA），後頭動脈からの頸静脈枝（OAJB），背側に後頭動脈（OA）を認める．その上方の **G-2** では，神経髄膜枝（NMB）と後頭動脈からの頸静脈枝（OAJB）は jugular foramen（頸静脈孔）から，中硬膜動脈（MMA）は棘孔（FS）から，副硬膜動脈（AMA）は foramen ovale（卵円孔）から硬膜を栄養し，神経髄膜枝の内側枝（MedB）と外側枝（LatB）が認められる．**G-3** では neuromeningeal branch から細い舌下神経管枝（HGB）が舌下神経管を通過し，**G-4** では内頸静脈（IJV）の内側を頸静脈枝（JB）が，外側を後頭動脈からの頸静脈枝（OAJB）が通過している．

AMA：accessory meningeal artery（副硬膜動脈）
HGB：hypoglossal branch（舌下神経管枝）
IJV：internal jugular vein（内頸静脈）
JB：jugular branch（頸静脈枝）
LatB：lateral branch（外側枝）
MaxA：maxillary artery（顎動脈）
MedB：medial branch（内側枝）
MMA：middle meningeal artery（中硬膜動脈）
NMB：neuromeningeal branch（神経髄膜枝）
OA：occipital artery（後頭動脈）
OAJB：jugular branch（後頭動脈頸静脈枝）
PhB：pharyngeal branch（咽頭枝）

## 図2-3 後頭動脈造影（S状静脈洞硬膜動静脈瘻）

**A 後頭動脈造影側面像**

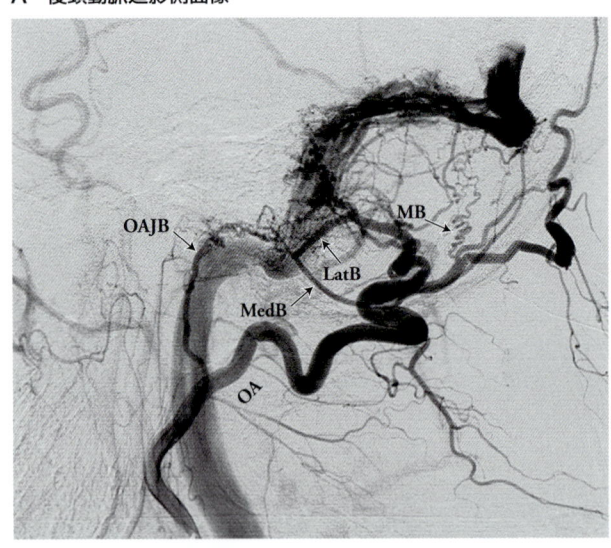

A，B：後頭動脈（OA）からの頸静脈枝（OAJB）は jugular foramen（頸静脈孔）を通過し，乳突枝（MB）は mastoid foramen（乳突孔）を通過し頭蓋内に入り，上行咽頭動脈の頸静脈枝（JB）の内側枝（MedB）と外側枝（LatB）に吻合する．

LatB：lateral branch（外側枝）
 MB：mastoid branch（乳突枝）
MedB：medial branch（内側枝）
  OA：occipital artery（後頭動脈）
OAJB：jugular branch（後頭動脈頸静脈枝）

**B-1～3　3次元回転撮影（3D-RA）の partial MIP 横断像**

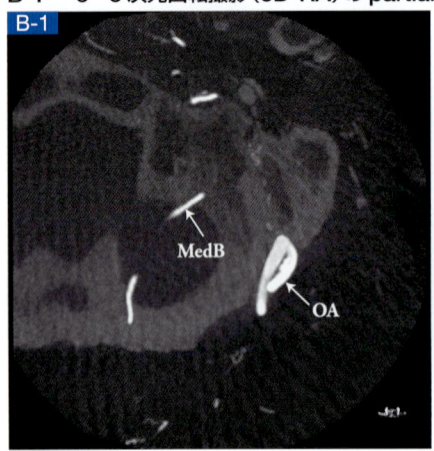

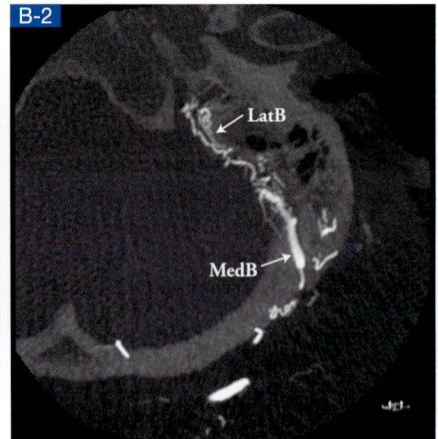

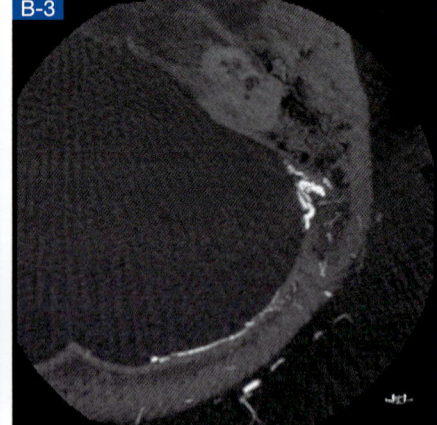

# 2. 上行咽頭動脈　ascending pharyngeal artery：APA

【参照図：図1（p.12），2（p.19），2-1（p.41），2-2（p.42），2-4～2-11（p.47～56）】

　上行咽頭動脈は，C1 segmental artery より高位の segmental artery（体節動脈）である primitive hypoglossal artery（原始舌下動脈）と鰓弓血管から発生し，鼻咽頭，口腔咽頭，耳管，軟口蓋，後頭蓋窩硬膜，鼓室，glomus tympaticum，jugular foramen（頸静脈孔），耳下腺後下部の神経を栄養する．そのため pharyngo-meningeal artery とも呼ばれる．通常の血管造影では側面像が有用であるが，正面像では反対側との吻合が確認できる．

## 図2-4　上行咽頭動脈解剖図

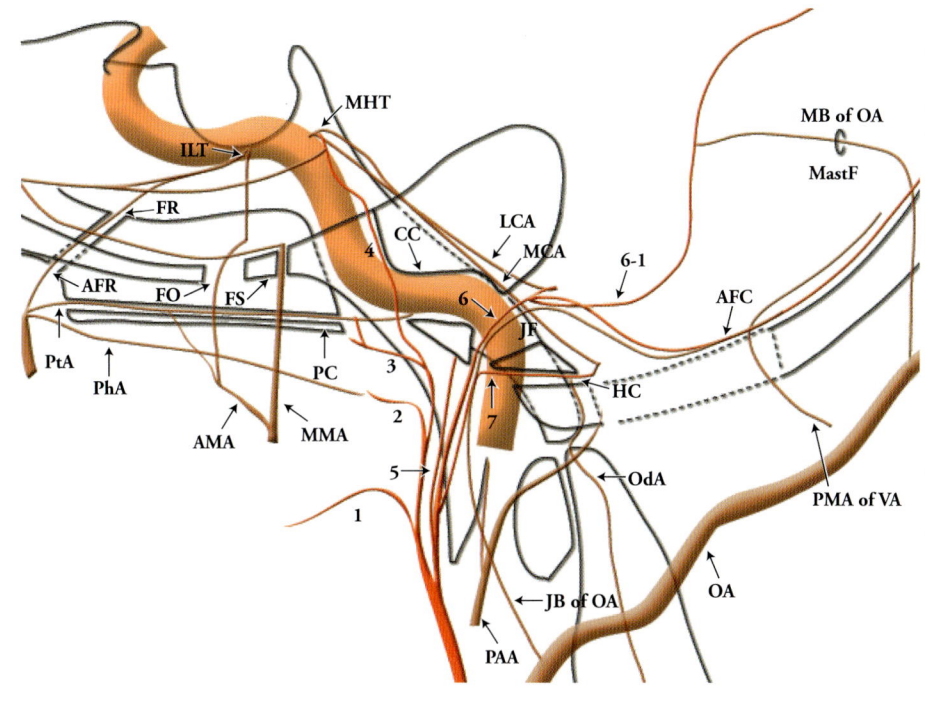

　上行咽頭動脈から前上方に上中下の3枝の咽頭枝が分岐する（1：下咽頭枝，2：中咽頭枝，3：上咽頭枝）．上咽頭枝（3）は頸動脈の翼突管動脈（PtA）や咽頭動脈（PhA），内頸動脈の翼突管枝，副硬膜動脈（AMA）と吻合する．頸動脈枝（4）は破裂孔から頭蓋内に入り，内頸動脈と吻合する．
　後上方には頸静脈枝（6）と舌下神経管枝（7）の2本の神経髄膜枝（neuromeningeal branch）が分岐し，頸静脈枝（6）は頸静脈孔（JF）を通り，舌下神経管枝は舌下神経管（HGB）を通り，頭蓋内に到達する．頸静脈枝の内側枝は斜台の外側を上行し，内頸動脈の meningohypophyseal trunk からの外側斜台動脈（LCA）と吻合する．外側枝（6-1）はS状静脈洞に沿って走行し，後頭動脈の乳突枝（MB of OA）と吻合する．舌下神経管枝内側枝は斜台の内側を上行し，内頸動脈からの内側斜台動脈（MCA）と吻合する．下行枝は第2頸椎歯突起周囲で歯突起弓（OdA）と吻合する．

1：inferior pharyngeal branch（下咽頭枝）
2：middle pharyngeal branch（中咽頭枝）
3：superior pharyngeal branch（上咽頭枝）
4：carotid branch（頸動脈枝）
5：inferior tympanic artery（下鼓室動脈）
6：jugular branch（頸静脈枝）
6-1：lateral branch of jugular branch of ascending pharyngeal artery（上行咽頭動脈頸静脈枝の外側枝）
7：hypoglossal branch（舌下神経管枝）
AFC：artery of falx celebelli
AFR：artery of foramen rotundum（正円孔動脈）
AMA：accessory meningeal artery（副硬膜動脈）
CC：carotid canal（頸動脈管）
FO：foramen ovale（卵円孔）
FR：foramen rotundum（正円孔）
FS：foramen spinosum（棘孔）
HC：hypoglossal canal（舌下神経管）
ILT：inferolateral trunk
JB of OA：jugular branch of occipital artery（後頭動脈の頸静脈枝）
JF：jugular foramen（頸静脈孔）
LCA：lateral clival artery（外側斜台動脈）
MastF：mastoid foramen（乳突孔）
MCA：medial clival artery（内側斜台動脈）
MB of OA：mastoid branch of occipital artery（後頭動脈の乳突枝）
MHT：meningohypophyseal trunk
MMA：middle meningeal artery（中硬膜動脈）
OA：occipital artery（後頭動脈）
OdA：odontoid arch（歯突起弓）
PAA：posterior auricular artery（後耳介動脈）
PhA：pharyngeal artery（咽頭動脈）
PMA of VA：posterior meningeal artery of vertebral artery（椎骨動脈の後硬膜動脈）
PtA：artery of pterygoid canal（Vidian artery）（翼突管動脈）
PC：pterygoid canal（Vidian canal）（翼突管）

上行咽頭動脈は，lingual artery（舌動脈）近傍で occipital artery（後頭動脈）の近位の外頸動脈の背側または内側から分枝するが，その起始には多くのバリエーションがある（図2-1，2-6）．上行咽頭動脈は側面像で internal carotid artery（内頸動脈）と外頸動脈の間を上行し，主に咽頭に分布する前方枝と，主に椎体の腹側の筋肉や髄膜へ分布する後方枝に分かれ，徐々に離れていく（図2-1C）．

## 2-1　上行咽頭動脈の分枝

前方への pharyngeal branch（咽頭枝），後方への neromeningeal branch（神経髄膜枝）が重要であり，その他に細い分枝として鼓室への inferior tympanic artery（下鼓室動脈），椎体へ向かう musculospinal branch がある．

pharyngeal branch（咽頭枝）は上中下の3枝に分岐する．特に superior pharyngeal branch（上咽頭枝）は鼻咽頭，耳管，軟口蓋に分布し，maxillary artery（顎動脈）の artery of pterygoid canal（Vidian artery）（翼突管動脈）や pharyngeal artery（咽頭動脈），internal carotid artery（内頸動脈）の翼突管枝，accessory meningeal artery（副硬膜動脈），ophthalmic artery（眼動脈）などと吻合する（図2-7）．また carotid branch（頸動脈枝）は foramen lacerum（破裂孔）から頭蓋内に入り，内頸動脈と吻合する（図2-5，2-7，2-8）．

neuromeningeal branch（神経髄膜枝）には jugular branch（頸静脈枝）と hypoglossal branch（舌下神経管枝）がある．jugular branch は頸静脈孔を通り，hypoglossal branch は hypoglossal canal（舌下神経管）を通り硬膜に

### 図2-5　上行咽頭動脈の分枝血管造影解剖（左海綿静脈洞部硬膜動静脈瘻症例）

**A**　選択的上行咽頭動脈造影正面像

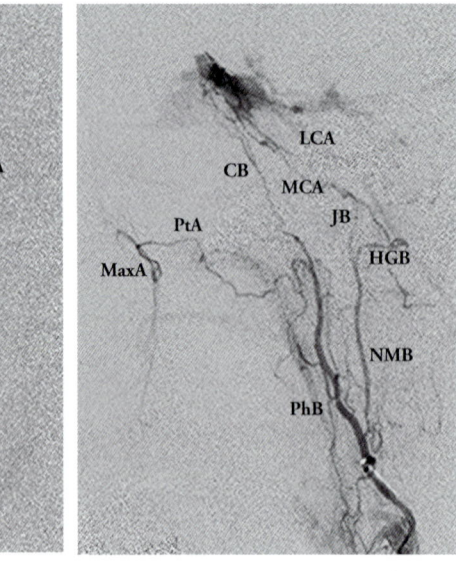

**B**　選択的上行咽頭動脈造影側面像

**A，B**：上行咽頭動脈は周囲の粘膜・筋などに小分枝を出しながら上行し，前方の咽頭枝（PhB）と後方の神経髄膜枝（NMB）に分かれる．
神経髄膜枝（NMB）はさらに舌下神経管枝（HGB）と頸静脈枝（JB）に分かれ，各々舌下神経管・頸静脈管を通り頭蓋内に入るが，hypoglossal canal（舌下神経管）の方が jugular foramen（頸静脈孔）よりもやや低位内側でかつ水平方向に走行するため，血管造影側面像で舌下神経管枝（HGB）は頸静脈枝（JB）よりもより背側方向に急峻なカーブを描き頭蓋内に入る．舌下神経管枝（HGB）は meningohypophyseal trunk の内側斜台動脈（MCA，**A**；▶）と吻合，頸静脈枝（JB）は外側斜台動脈（LCA）と吻合し，両者とも斜台背面を上行し海綿静脈洞部の硬膜動静脈瘻に供血する．咽頭枝（PhB）は上咽頭枝（SPhB）より頸動脈枝（CB）が分岐し，破裂孔から頭蓋内に入り動静脈瘻に供血する．また，上咽頭枝（SPhB）は顎動脈の分枝である翼突管動脈とも吻合し，顎動脈（MaxA）が部分的に描出される．

CB：carotid branch（頸動脈枝）
HGB：hypoglossal branch（舌下神経管枝）
JB：jugular branch（頸静脈枝）
JB-LCA：lateral clival artery from jugular branch（頸静脈枝から分枝する外側斜台動脈）
LCA：lateral clival artery（外側斜台動脈）
MaxA：maxillary artery（顎動脈）
MCA：medial clival artery（内側斜台動脈）
NMB：neuromeningeal branch（神経髄膜枝）
PhB：pharyngeal branch（咽頭枝）
PtA：artery of pterygoid canal（Vidian artery）（翼突管動脈）
SPhB：superior pharyngeal branch（上咽頭枝）

## 図2-6 総頸動脈造影側面像

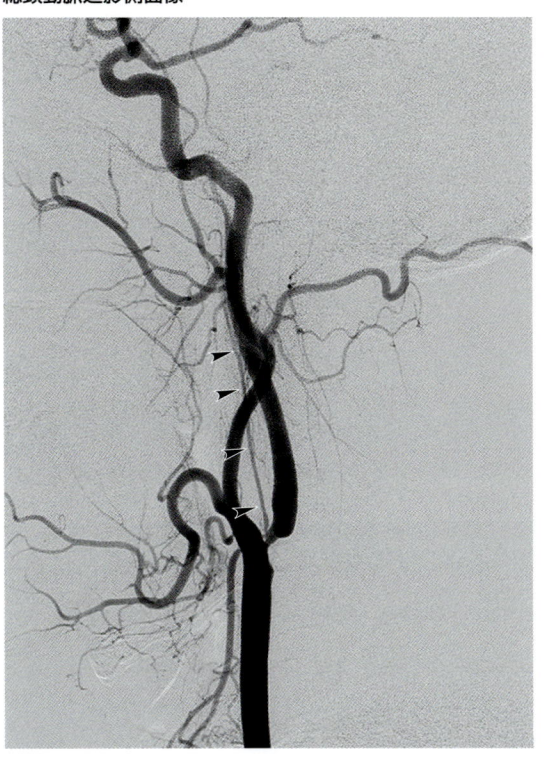

総頸動脈造影側面像

上行咽頭動脈(►)は，内頸動脈の起始部から分枝し，内頸動脈の腹側を上行している．このような場合，外頸動脈を選択的に造影すると，上行咽頭動脈は造影されないので注意を要する．

## 図2-7 上行咽頭動脈造影（海綿静脈洞硬膜動静脈瘻）

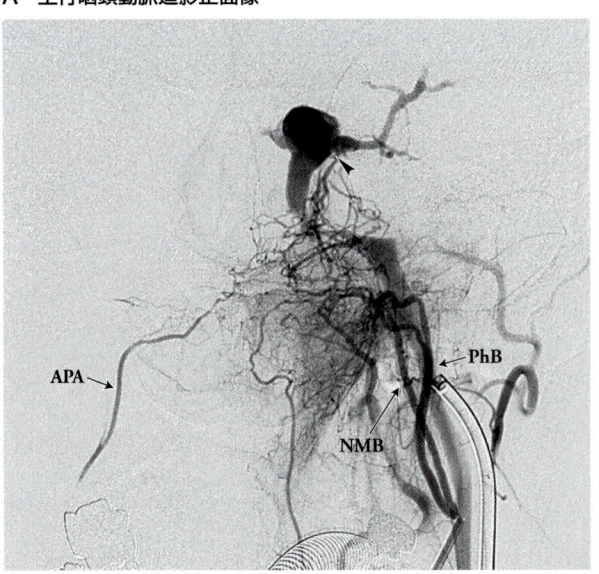

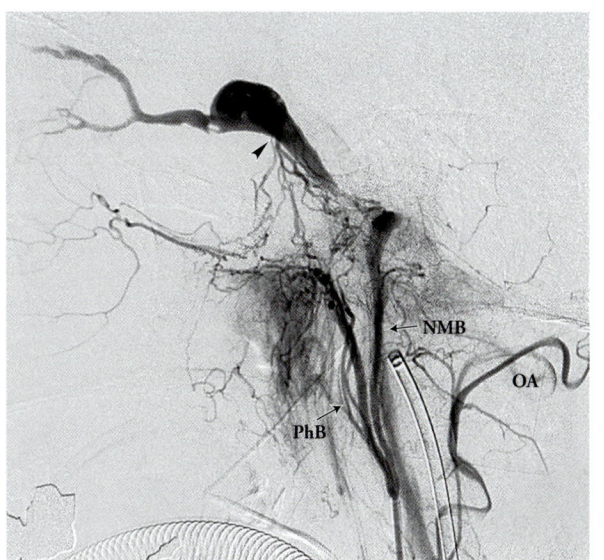

**A** 上行咽頭動脈造影正面像　　**B** 上行咽頭動脈造影側面像

**A, B**：咽頭枝（PhB）と神経髄膜枝（NMB）より海綿静脈洞の限局した部分（►）にシャントを認める．また同側椎骨動脈（VA）および後頭動脈（OA），対側上行咽頭動脈（APA）とも吻合を認める．

APA：ascending pharyngeal artery（上行咽頭動脈）　　OA：occipital artery（後頭動脈）
NMB：neuromeningeal branch（神経髄膜枝）　　PhB：pharyngeal branch（咽頭枝）

（**C** は次ページ）

### 図2-7(続き) 上行咽頭動脈造影（海綿静脈洞硬膜動静脈瘻）

**C-1〜4　cone beam CT の partial MIP 横断像**

C-1　舌下神経管レベル

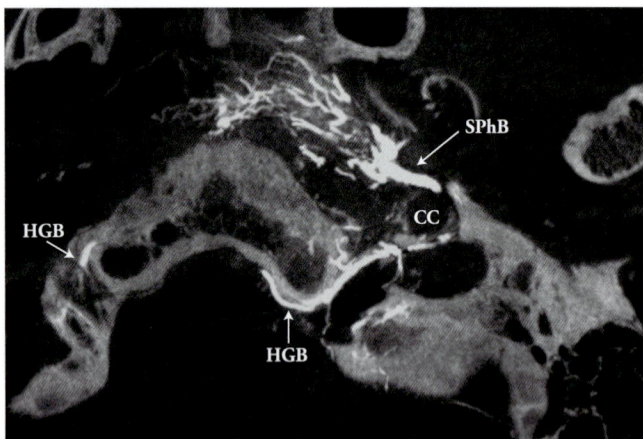

C-2　頸静脈孔レベル

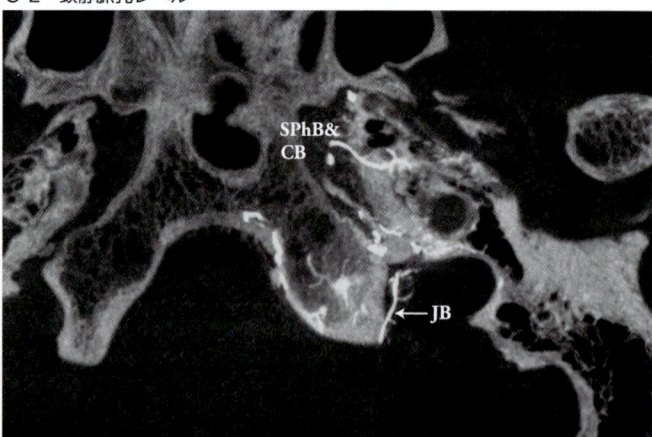

C-3　頸動脈管レベル

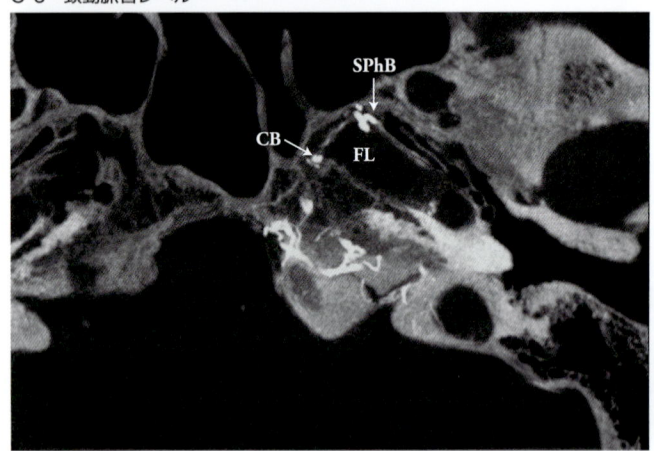

C-4　破裂孔レベル

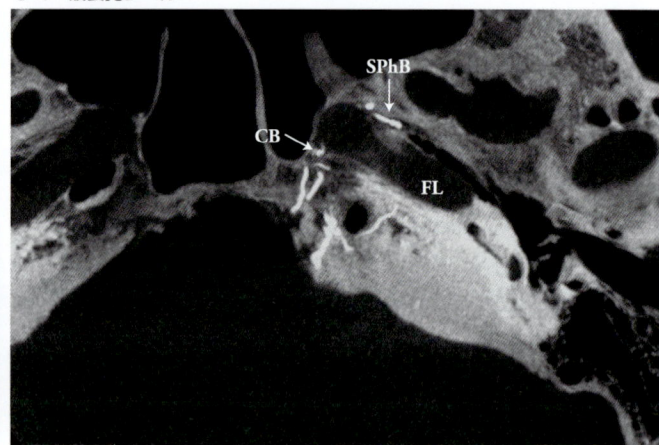

C-1〜4：造影剤を注入しつつ撮影した cone beam CT の舌下神経管レベルの partial MIP 画像では（**C-1**），舌下神経管枝（HGB）を認め，上咽頭枝（SPhB）は頸動脈管（CC）の近くを走行し頸動脈枝（CB）が分かれる．また逆行性に反対側の舌下神経管枝（HGB）も認められる．頸静脈孔のレベル（**C-2**）では細い頸静脈枝（JB）も認められる．上咽頭枝（SPhB）や頸動脈枝（CB）は破裂孔（FL）を通って頭蓋内に到達する（**C-3, C-4**）．

- CB：carotid branch（頸動脈枝）
- CC：carotid canal（頸動脈管）
- FL：foramen lacerum（破裂孔）
- JB：jugular branch（頸静脈枝）
- HGB：hypoglossal branch（舌下神経管枝）
- SPhB：superior pharyngeal branch（上咽頭枝）

到達するが，通常の血管造影で 2 本が同等の径で明瞭に観察されることは稀で，相補的な関係にある．hypoglossal canal はより内側でより水平，jugular foramen はより外側でより垂直に走行する．そのため hypoglossal branch は側面像で後方に向かい，より水平に（鋭角なカーブを描き）走行し，正面像では正中に向かって曲がり内側を斜台に沿って上行する（図 2-5，2-9）．jugular branch は側面像でより垂直に（なだらかに）上行し，正面像では外側を斜台に沿って上行する．jugular branch は，jugular foramen で第 IX，X，XI 脳神経を栄養し（vasa nervorum）硬膜へ至り medial branch（内側枝）と lateral branch（外側枝）に分かれる．medial branch（内側枝）は下錐体静脈洞に沿って斜台の外側を上行し，internal carotid artery（内頚動脈）の meningohypophyseal trunk からの lateral clival artery（外側斜台動脈）と吻合する（図 2-7，2-9）．lateral branch（外側枝）は S 状静脈洞近傍で，後頭動脈の mastoid branch（乳突枝）と吻合する．hypoglossal branch は，hypoglossal canal（舌下神経管）で第 XII 脳神経を栄養し硬膜へ至り，内側に medial branch を分岐する．同枝は斜台の内側を上行し，内頚動脈からの medial clival artery（内側斜台動脈）と吻合する．外側では middle meningeal artery（中硬膜動脈）の petrosquamous branch（錐体鱗状部枝）や後頭動脈の transmastoid branch と吻合する．下行枝は大後頭孔から第 1 頸椎の前弓の硬膜内を下行し，第 2 頸椎歯突起周囲で odontoid arch（歯突起弓）と吻合する（図 2-10）．odontoid arch とは C3 レベルの vertebral artery（椎骨動脈）からの硬膜枝で，歯突起を硬膜外で取り囲み，反対側の vertebral artery と連絡している．これにより hypoglossal branch は両側の vertebral artery と吻合することになる．また hypoglossal branch は primitive hypoglossal artery と相同であるため，同枝より後下小脳動脈と吻合がある可能性がある．

inferior tympanic artery（下鼓室動脈）は jugular foramen（頸静脈孔）近傍で分枝するが，通常の血管造影では同定は困難である．第 IX 脳神経の Jacobson's nerve（鼓室枝）とともに carotid canal（頸動脈管）と jugular foramen の間にある Jacobson's canal を通り鼓室へ至り，internal carotid artery（内頚動脈）の carotico-tympanic artery（頸動脈鼓室動脈）や stylomastoid artery（茎乳突孔動脈），middle meningeal artery（中硬膜動脈）の petrosquamous branch と吻合する（図 2-11）．

musculospinal branch は椎体の近傍で，vertebral artery（椎骨動脈）や occipital artery（後頭動脈）と吻合する．

## 図2-8 上行咽頭動脈の画像解剖（海綿静脈洞部硬膜動静脈瘻症例）

A 回転血管撮影 MIP 正面像

B 回転血管撮影 MIP 斜位像

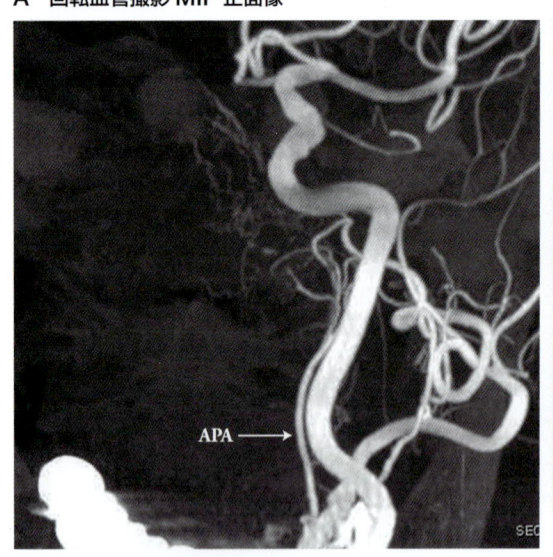

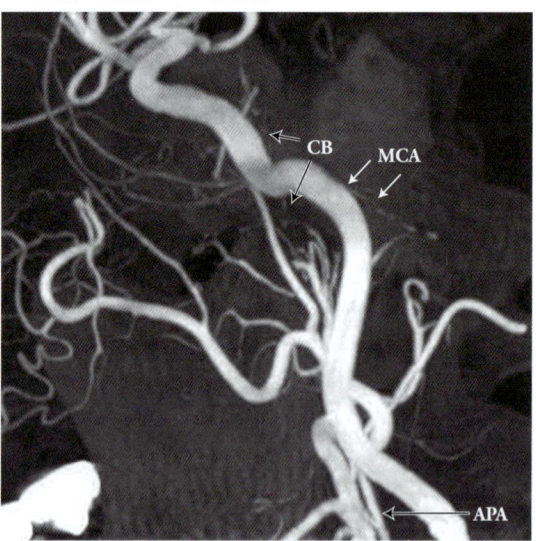

C-1 ～ 12 回転血管撮影 MIP 横断再構成像

C-1 上行咽頭動脈中咽頭レベル

C-2 上行咽頭動脈咽頭・神経枝分岐レベル

C-3 上咽頭レベル

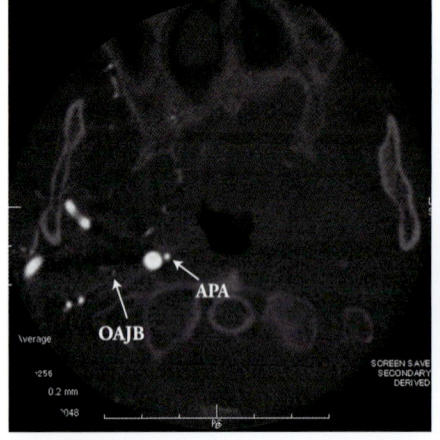

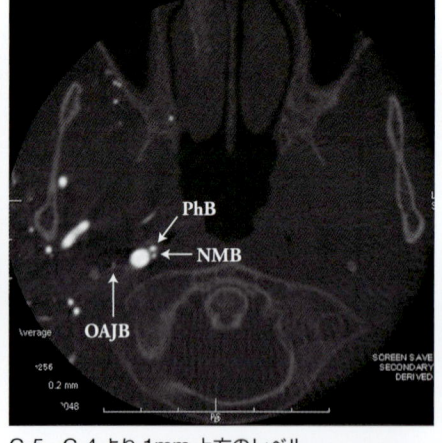

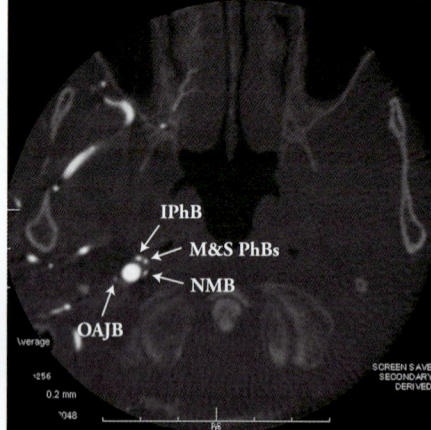

C-4 咽頭枝分岐レベル

C-5 C-4 より 1mm 上方のレベル

C-6 舌下神経管レベル

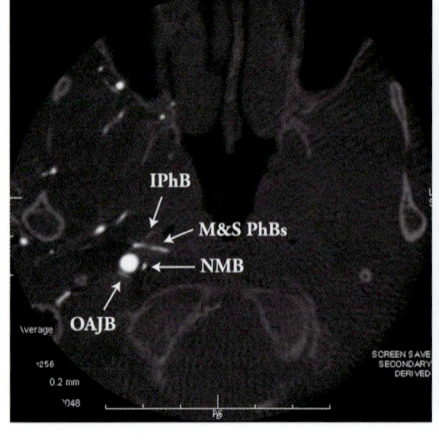

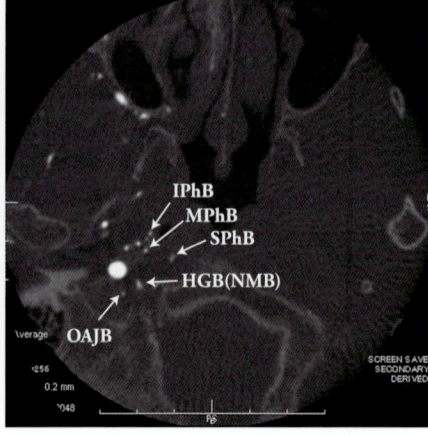

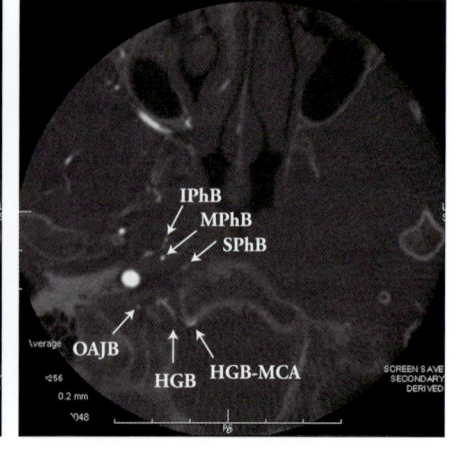

C-7 C-6より2mm上方のレベル　　C-8 頸静脈孔レベル　　C-9 翼突管レベル

C-10 頸動脈管レベル　　C-11 破裂孔レベル　　C-12 C-11より1mm上方のレベル

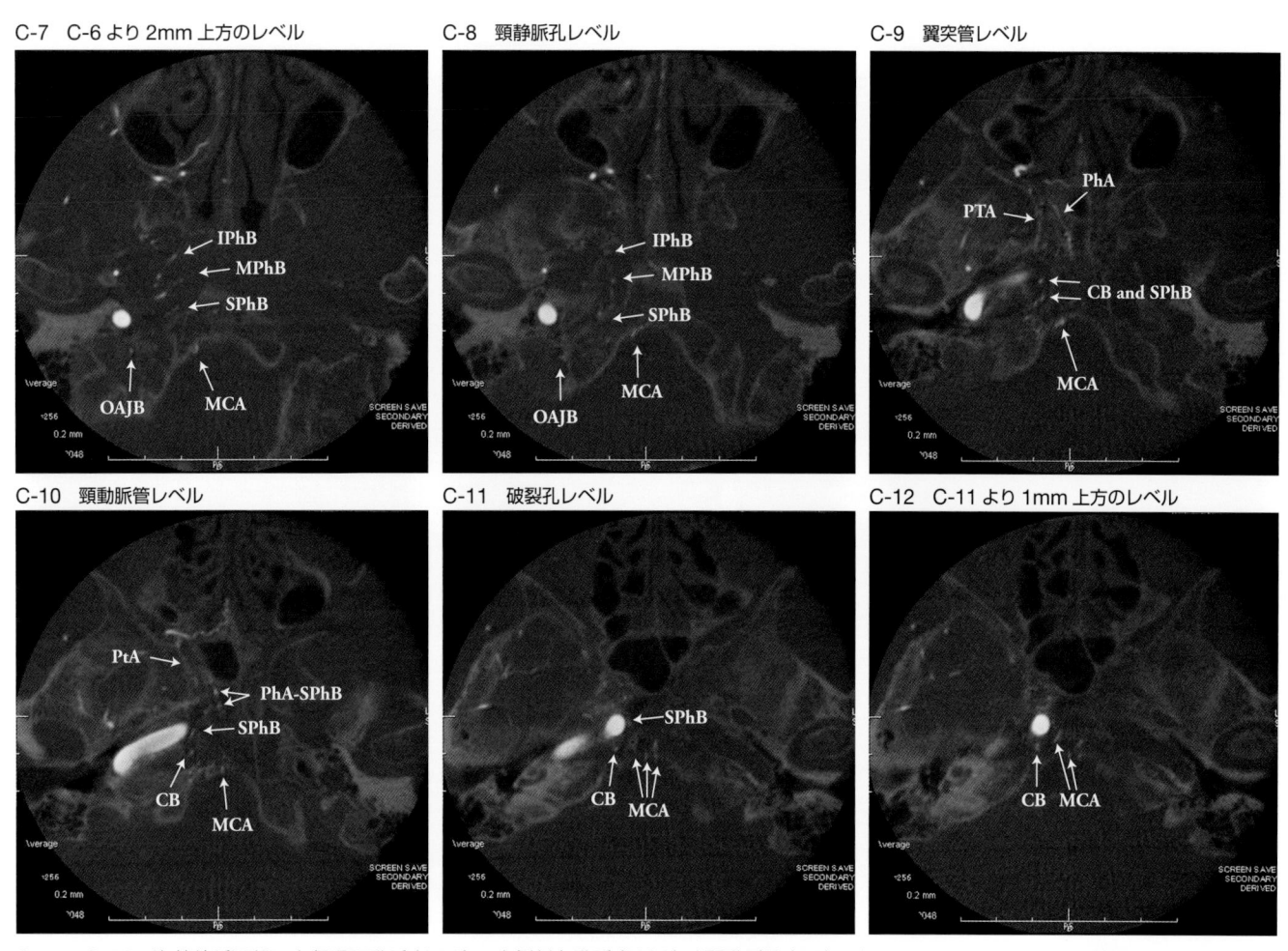

C-1～C-12：海綿静脈洞部に上行咽頭動脈（APA）の内側斜台動脈（MCA）や頸動脈枝（CB）などを main feeder とする動静脈瘻を認める．
上行咽頭動脈（APA）は上行し，咽頭枝（PhB）と神経髄膜枝（NMB）に分かれ，咽頭枝（PhB）はさらに上（SPhB）・中（MPhB）・下（IPhB）の3分枝に分かれる．
上咽頭枝（SPhB）は破裂孔近傍で顎動脈の反回枝のうち，翼突管動脈（Vidian artery）（PtA）や咽頭動脈（PhA）と吻合する．また，頸動脈枝（CB）が上咽頭枝（SPhB）から分岐し，foramen lacerum（破裂孔）を通り上行し海綿静脈洞後部に向かう．
神経髄膜枝（NMB）は上咽頭枝（PhB）の背側を上行し，頸静脈枝（JB）と舌下神経管枝（HGB）に分かれるが，本例では後頭動脈からの頸静脈枝（JB）が発達しており頸静脈孔を通り頭蓋内に入る．
上行咽頭動脈からは舌下神経管枝（HGB）のみが分岐し，hypoglossal canal（舌下神経管）を通り頭蓋内に入り内側斜台動脈（MCA）と連続する．
内側斜台動脈（MCA）は斜台に沿って上行し，海綿静脈洞背側に達する．頸動脈枝（CB），内側斜台動脈（MCA）ともに内頸動脈の meningohypophyseal trunk や inferolateral trunk と潜在的吻合を有する．

APA：ascending pharyngeal artery（上行咽頭動脈）
CB：carotid branch（頸動脈枝）
HGB：hypoglossal branch（舌下神経管枝）
HGB-MCA：medial clival artery from hypoglossal branch（舌下神経管枝から分枝する内側斜台動脈）
IPhB：inferior pharyngeal branch（下咽頭枝）
JB：jugular branch（頸静脈枝）
MCA：medial clival artery（内側斜台動脈）
M&S PhBs：middle and superior pharyngeal branch（上・中咽頭枝）
MPhB：middle pharyngeal branch（中咽頭枝）
NMB：neuromeningeal branch（神経髄膜枝）
OAJB：jugular branch（後頭動脈頸静脈枝）
PhA：pharyngeal artery（咽頭動脈）
PhA-SPhB：pharyngeal artery-superior pharyngeal branch anastomosis（咽頭動脈―上咽頭枝間吻合）
PhB：pharyngeal branch（咽頭枝）
PtA：artery of pterygoid canal（Vidian artery）（翼突管動脈）
SPhB：superior pharyngeal branch（上咽頭枝）

## 図2-9 頸静脈枝，舌下神経管枝と内側斜台動脈，外側斜台動脈の吻合上行咽頭動脈造影（テント硬膜動静脈瘻経動脈的塞栓術）

**A** 上行咽頭動脈造影正面像

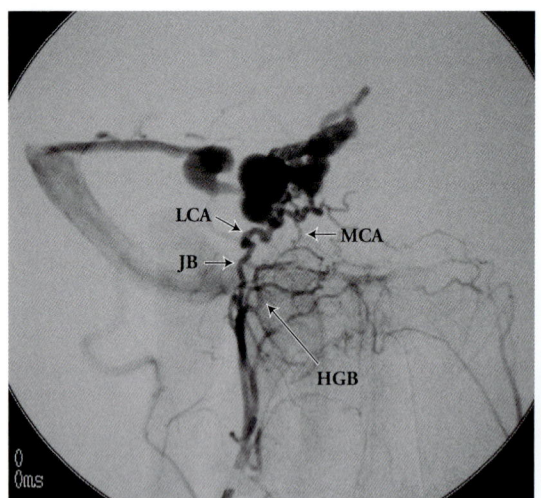

**B** 上行咽頭動脈造影側面像

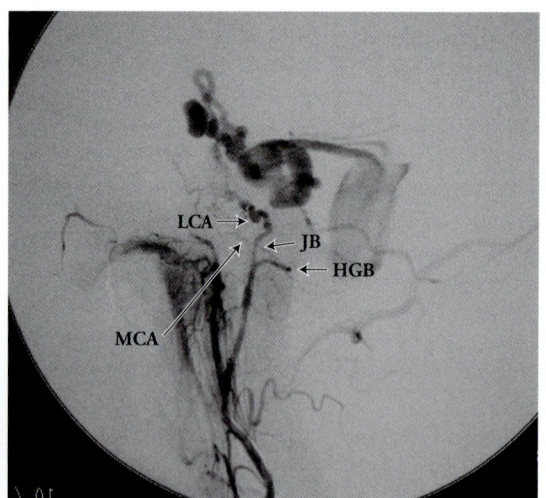

**A, B**：拡張した頸静脈枝（JB）が斜台外側を上行して外側斜台動脈（LCA）となり，硬膜動静脈瘻へ流入している．また，細い舌下神経管枝（HGB）は斜台内側を上行し内側斜台動脈（MCA）と吻合している．頸静脈枝（JB）は垂直に頸静脈管を通過し，舌下神経管枝（HGB）は水平にhypoglossal canal（舌下神経管）を通過している．

**C** 上行咽頭動脈造影側面像

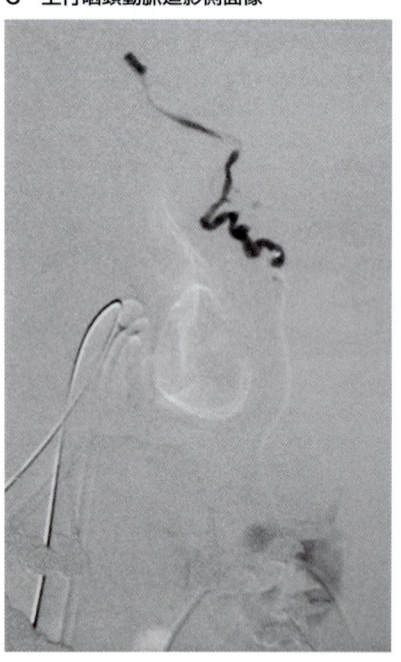

**D** 上行咽頭動脈造影側面像

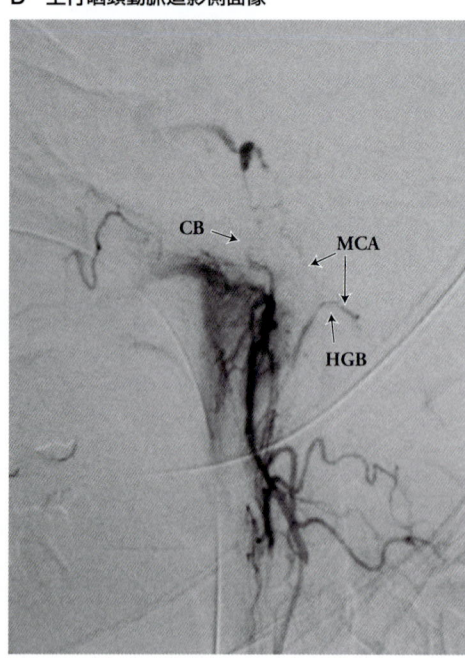

**C, D**：頸静脈枝（JB）からNBCA（n-btyl-2-cyanoacrylate）で塞栓すると（**C**），シャントは閉塞し，舌下神経管枝（HGB）から内側斜台動脈（MCA）を介する内頸動脈との吻合および咽頭枝から頸動脈枝（CB）を介する内頸動脈の吻合が確認された（**D**）．

CB：carotid branch（頸動脈枝）
HGB：hypoglossal branch（舌下神経管枝）
JB：jugular branch（頸静脈枝）
LCA：lateral clival artery（外側斜台動脈）
MCA：medial clival artery（内側斜台動脈）

2. 上行咽頭動脈　55

### 図2-10　上行咽頭動脈と椎骨動脈の吻合

右上行咽頭動脈造影正面像（左総頸動脈閉塞）

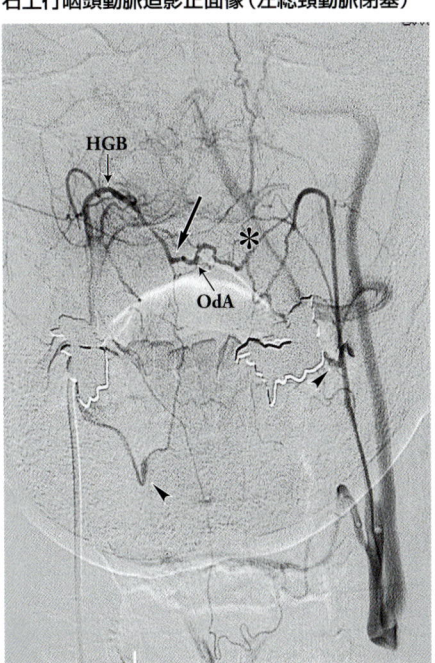

右上行咽頭動脈舌下神経管枝（HGB）が歯突起近傍の硬膜で歯突起弓（OdA）と吻合している（→）．歯突起弓（OdA）より，C3レベルでの右椎骨動脈への吻合および対側C2レベルでの左椎骨動脈への吻合（▶），左上行咽頭動脈舌下神経管枝（HGB）の歯突起弓との吻合（＊）を介し逆行性に左内頸動脈が造影されている．

HGB：hypoglossal branch（舌下神経管枝）
OdA：odontoid arch（歯突起弓）

### 図2-11　上行咽頭動脈の下鼓室動脈と後頭動脈の茎乳突動脈
（左横S状静脈洞部硬膜動静脈瘻症例）

A　左総頸動脈造影正面像　　B　左総頸動脈造影側面像

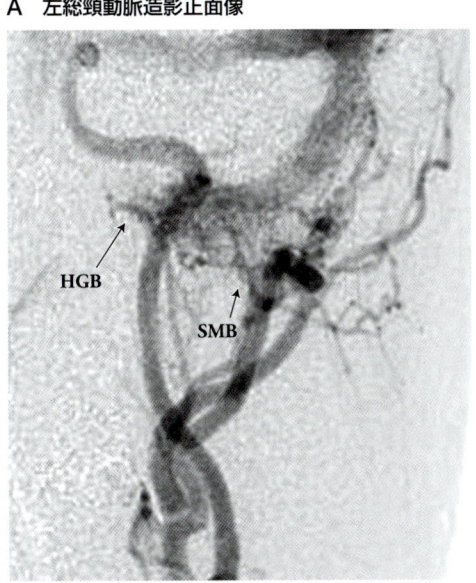

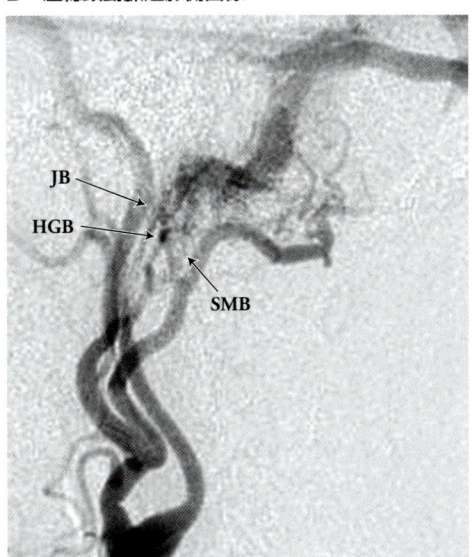

A, B：左S状静脈洞を中心に拡張した上行咽頭動脈の舌下神経管枝（HGB）や頸静脈枝（JB），後頭動脈の茎乳突枝（SMB）やmastoid branch（乳突枝）をfeederとする硬膜動静脈瘻を認める．

HGB：hypoglossal branch（舌下神経管枝）
　JB：jugular branch（頸静脈枝）
SMB：stylomastoid branch（茎乳突枝）

（Cは次ページ）

## 図 2-11（続き） 上行咽頭動脈の下鼓室動脈と後頭動脈の茎乳突動脈（左横 S 状静脈洞部硬膜動静脈瘻症例）

**C-1 〜 4** 左総頸動脈造影回転撮影横断再構成像（尾側より頭側レベルの連続断面）

C-1 舌下神経管レベル 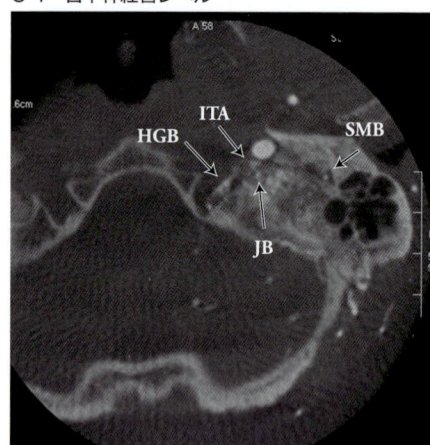
C-2 内頸動脈管開口レベル 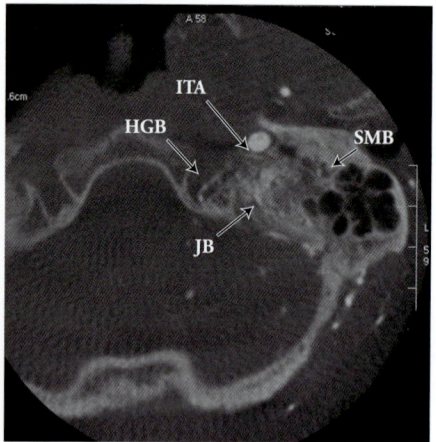
C-3 inferior tympanic canal レベル 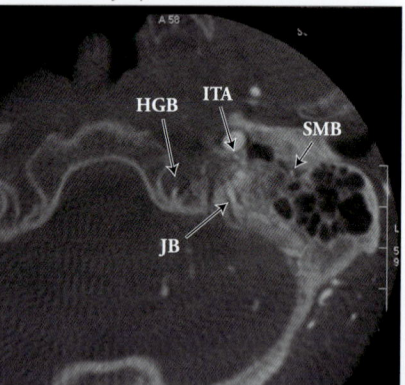
C-4 C-3 より 1mm 上方のレベル

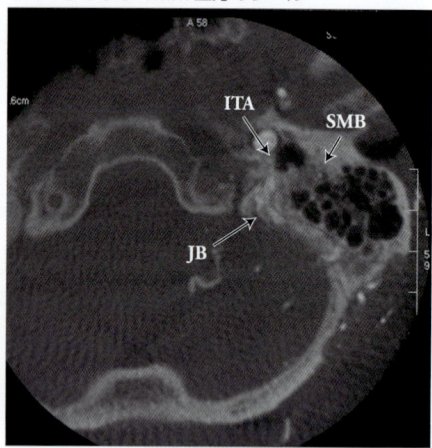

**C-1 〜 4**：舌下神経管枝（HGB）はhypoglossal canal（舌下神経管）を，頸静脈枝（JB）は jugular foramen（頸静脈孔）を通り頭蓋内に入る．茎乳突枝（SMB）は stylomastoid canal（茎乳突管）内に同定される．また，下鼓室動脈（ITA）が頸静脈孔と内頸動脈管の間の inferior tympanic canal を通り鼓室に向かう．

HGB：hypoglossal branch（舌下神経管枝）
ITA：inferior tympanic artery（下鼓室動脈）
JB：jugular branch（頸静脈枝）
SMB：stylomastoid branch（茎乳突枝）

**外頸動脈**
**3章**

# 後耳介動脈・浅側頭動脈

3.1　後耳介動脈　*posterior auricular artery*

3.2　浅側頭動脈　*superficial temporal artery*

# 1. 後耳介動脈　posterior auricular artery：PAA
【参照図：図1（p.12），2（p.19），3-1（p.58），3-2（p.61）】

　顎二腹筋後腹直上レベルで external carotid artery（外頸動脈）耳下腺部後面より分岐する小動脈で，耳介，後耳介部皮膚や parotid gland（耳下腺）などに供血する．しばしば occipital artery（後頭動脈）より起始する．分岐後後上方に走行して側頭骨乳様突起部で parotid gland を離れ，体表側に向かい後耳介溝を上行する．終末枝は anterior branch（前枝）と posterior branch（後枝）である．anterior branch は耳介内側面や一部耳介外表面を栄養し，superficial temporal artery（浅側頭動脈）の anterior auricular branch（前耳介枝）と吻合する．posterior branch は乳様突起や近傍の皮膚を栄養し後頭動脈と吻合するが，個々により発達の程度がさまざまで，よく発達して後頭動脈の領域の一部を供血するものから欠損するものまで見られる．

### 図3-1　後耳介動脈と前耳介動脈の画像解剖（内頸動脈狭窄症例）

**A　右外頸動脈造影側面像**

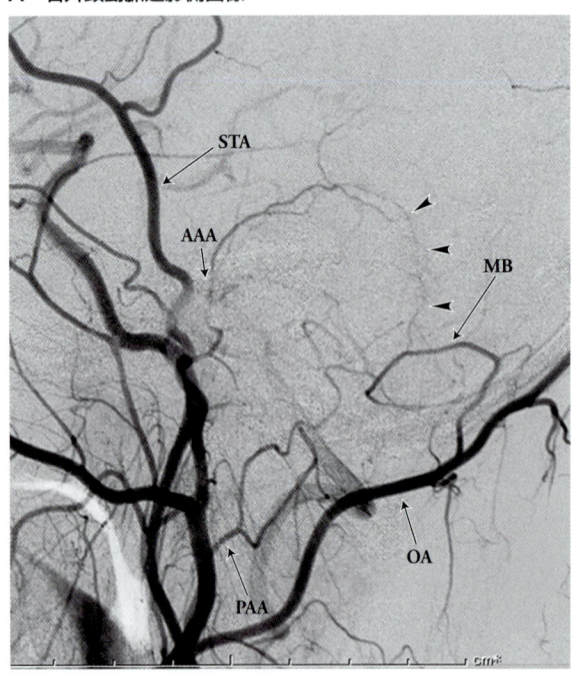

A〜C：外頸動脈より後耳介動脈（PAA）が上方に向けて分岐し，後上方に走行し周囲の筋・皮膚に分布するとともに耳介後部を上行し，浅側頭動脈（STA）から分岐し，耳介上部を後方に走る前耳介動脈（AAA）と吻合する（A，B-7，C-6：▶）．また，回転撮影再構成像では stylomastoid canal（茎乳突管）に向かう茎乳突枝（SMB）が同定される（B-3，4）．

AAA：anterior auricular artery（前耳介動脈）
MB：mastoid branch（乳突枝）
OA：occipital artery（後頭動脈）
PAA：posterior auricular artery（後耳介動脈）
STA：superficial temporal artery（浅側頭動脈）

## 1. 後耳介動脈

### B-1〜8　回転撮影横断再構成像
- B-1　後耳介動脈起始レベル 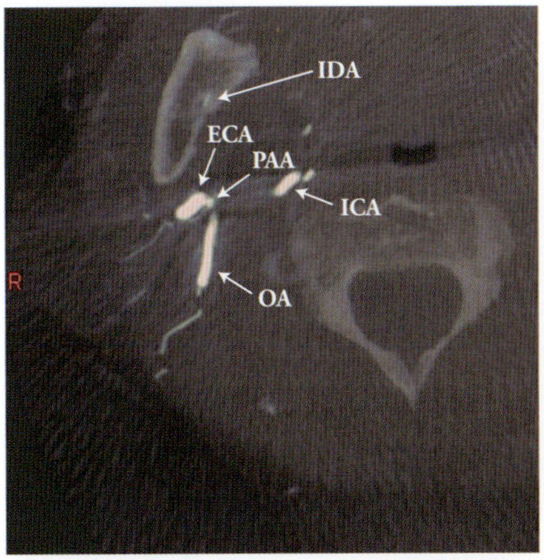
- B-2　耳下腺レベル 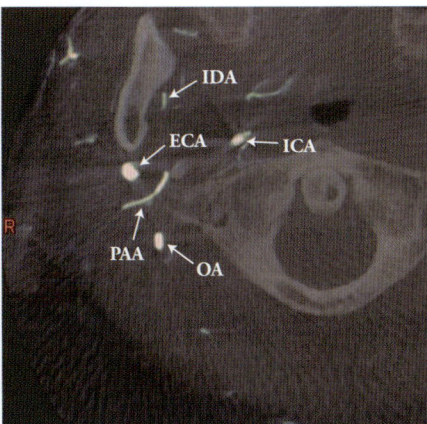
- B-3　茎状突起レベル 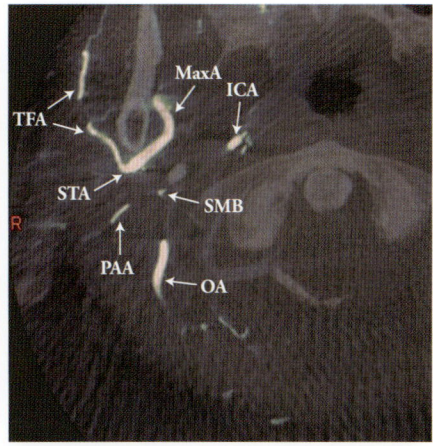
- B-4　耳介下部レベル 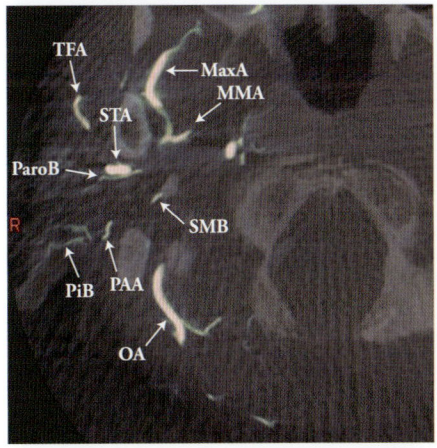
- B-5　顎関節レベル 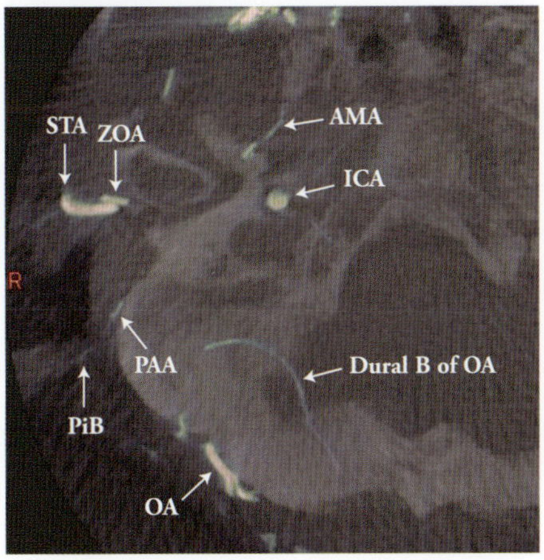
- B-6　頬骨弓レベル 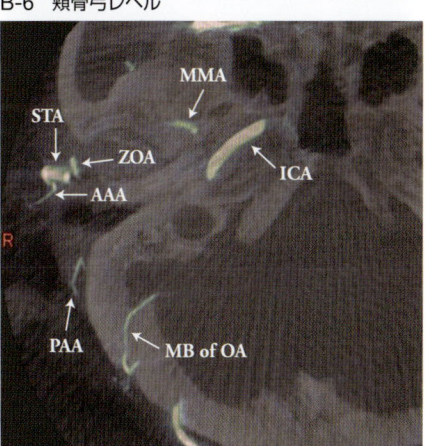
- B-7　錐体レベル 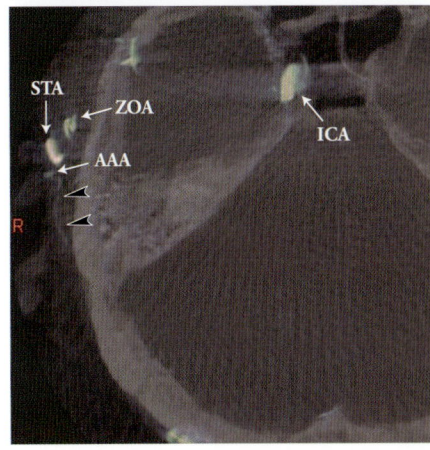
- B-8　耳介上部レベル

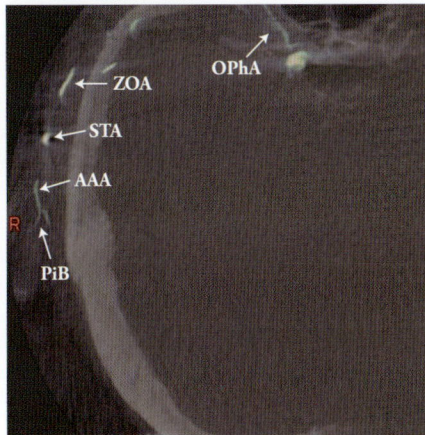

AAA : anterior auricular artery（前耳介動脈）
AMA : accessory meningeal artery（副硬膜動脈）
Dural B of OA : dural branch of occipital artery（後頭動脈硬膜枝）
ECA : external carotid artery（外頸動脈）
ICA : internal carotid artery（内頸動脈）
IDA : inferior dental artery（下歯槽動脈）
MaxA : maxillary artery（顎動脈）
MB : mastoid branch（乳突枝）
MMA : middle meningeal artery（中硬膜動脈）
OA : occipital artery（後頭動脈）
OPhA : ophthalmic artery（眼動脈）
PAA : posterior auricular artery（後耳介動脈）
ParoB : parotid branch（耳下腺枝）
PiB : branch to pinna（耳介枝）
SMB : stylomastoid branch（茎乳突枝）
STA : superficial temporal artery（浅側頭動脈）
TFA : transverse facial artery（顔面横動脈）
ZOA : zygomatico-orbital artery（頬骨眼窩動脈）
▶ : PAAとAAAの吻合

（Cは次ページ）

### 図3-1（続き）　後耳介動脈と前耳介動脈の画像解剖（内頸動脈狭窄症例）

**C-1～7　回転撮影矢状断再構成像**

C-1　茎状突起レベル 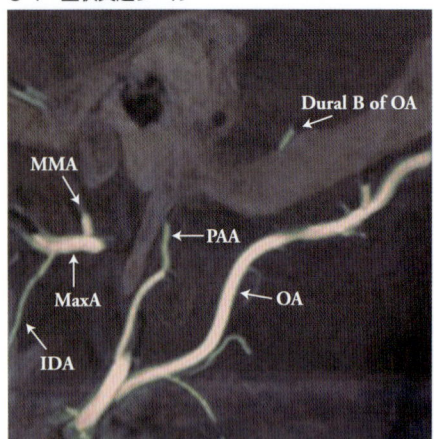
C-2　茎乳突孔レベル 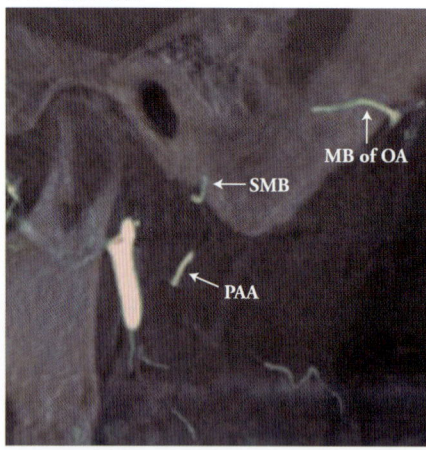
C-3　顎関節レベル 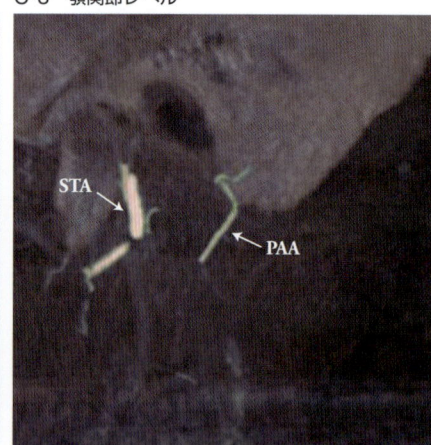
C-4　頬骨弓レベル 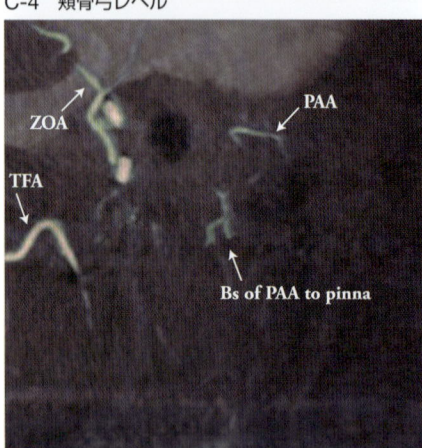
C-5　外耳道開口レベル 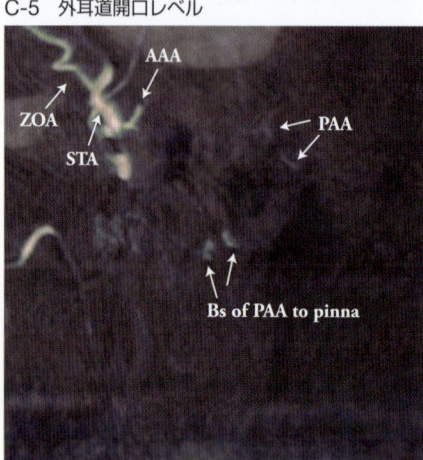
C-6　側頭皮下レベル 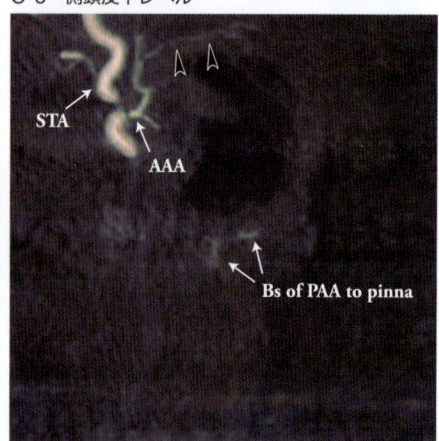
C-7　耳介レベル

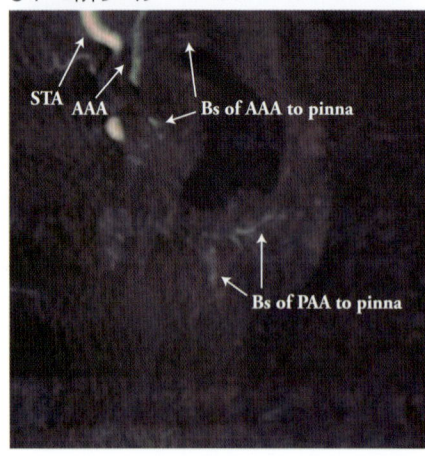

```
AAA : anterior auricular artery（前耳介動脈）
Bs of AAA to pinna : branches of anterior auricular artery（前耳介動脈耳介枝）
Bs of PAA to pinna : branches of posterior auricular artery to pinaa（後耳介動脈耳介枝）
Dural B of OA : dural branch of occipital artery（後頭動脈硬膜枝）
IDA : inferior dental artery（下歯槽動脈）
MaxA : maxillary artery（顎動脈）
MB : mastoid branch（乳突枝）
MMA : middle meningeal artery（中硬膜動脈）
OA : occipital artery（後頭動脈）
PAA : posterior auricular artery（後耳介動脈）
SMB : stylomastoid branch（茎乳突枝）
STA : superficial temporal artery（浅側頭動脈）
TFA : transverse facial artery（顔面横動脈）
ZOA : zygomatico-orbital artery（頬骨眼窩動脈）
▶ : PAA と AAA の吻合
```

## 1-1 後耳介動脈の分枝

　posterior auricular artery（後耳介動脈）の分枝としては parotid branch（耳下腺枝），muscular branch（筋枝），stylomastoid branch（茎乳突枝），auricular branch（耳介枝），mastoid branch（乳突枝）などがある．parotid branch は耳下腺下端を栄養し，他の動脈からの parotid branch と吻合する．muscular branch（筋枝）は顎二腹筋や茎突舌骨筋，sternocleidomastoid muscle（胸鎖乳突筋），後耳介筋などに供血する．

　stylomastoid branch（茎乳突枝）は40％が後耳介動脈から起始し60％が occipital artery（後頭動脈）から起始する．重要な分枝であり側頭骨の stylomastoid foramen（茎乳突孔）に入り，顔面神経と伴走して顔面神経，鼓室，鼓室前庭，乳突蜂巣，三半規管に栄養を供給する．鼓室近傍で maxillary artery（顎動脈）の枝の anterior tympanic artery（前鼓室動脈）や middle meningeal artery（中硬膜動脈）の petrosal branch（錐体枝）などと吻合する．

### 図3-2　後耳介動脈の画像解剖（左横S状静脈洞部硬膜動静脈瘻症例）

**A** 左外頸動脈造影正面像　　　**B** 左外頸動脈造影側面像

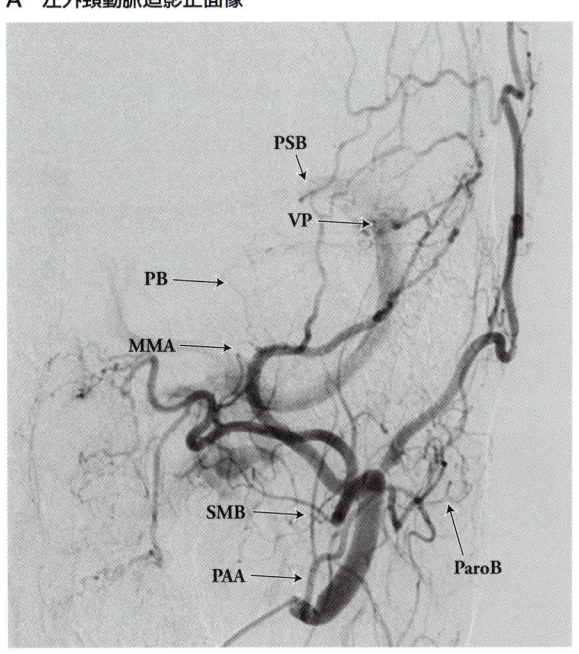

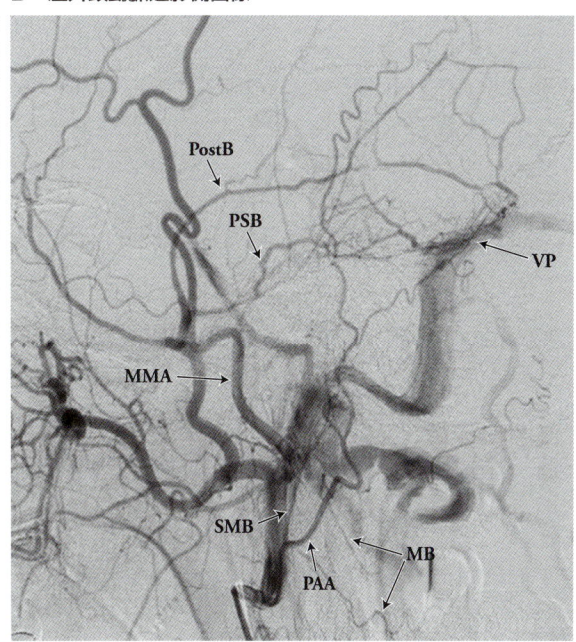

A～D：外頸動脈より後耳介動脈（PAA）が上方に向けて分岐し，後上方に走行する（**A**，**B**，**D-1**，**D-2**）．後耳介動脈（PAA）近位部からは拡張した茎乳突枝（SMB）が上方に分岐して stylomastoid canal（茎乳突管）を通り，jugular foramen（頸静脈孔）につながる mastoid canaliculus を通り（**C**），頸静脈窩に入った後にシャントを形成する（**C-8**：▶）．後耳介動脈（PAA）は表層を走行し，耳下腺や筋・皮膚に分枝を出しながら耳介後部を上行する．
また，中硬膜動脈（MMA）からは 錐体枝（PB），錐体鱗状部枝（PSB），postior convexity branch（PCB）などが feeder となり，横S状静脈洞移行部内側の venous pouch（VP）にシャントしている．

　　MB：mastoid branch（乳突枝）　　　　　　　PostB：posterior branch（後枝）
　MMA：middle meningeal artery（中硬膜動脈）　　PSB：petrosquamous branch（錐体鱗状部枝）
　　PAA：posterior auricular artery（後耳介動脈）　SMB：stylomastoid branch（茎乳突枝）
ParoB：parotid branch（耳下腺枝）　　　　　　　VP：venous pouch
　　PB：petrosal branch（錐体枝）

（**C**，**D** は次ページ以降）

## 3 後耳介動脈・浅側頭動脈

### 図 3-2（続き） 後耳介動脈の画像解剖（左横 S 状静脈洞部硬膜動静脈瘻症例）

**C-1 〜 14　回転撮影横断再構成像**

C-1　後耳介動脈起始レベル 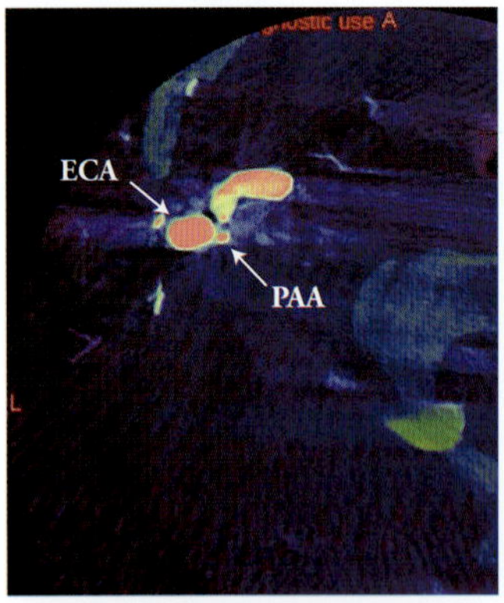
C-2　C-1 より 2mm 上方のレベル 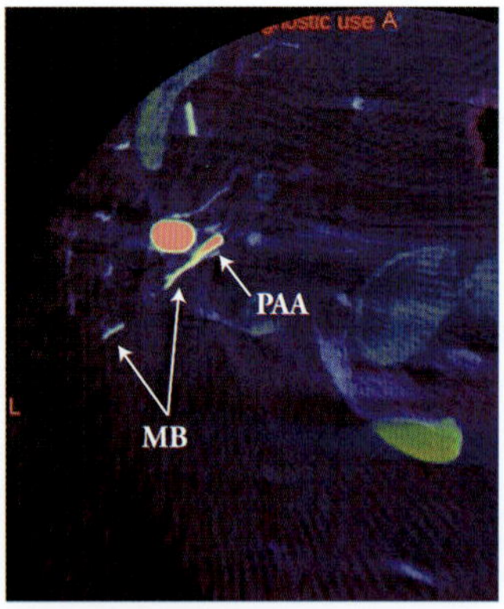
C-3　茎乳突枝起始レベル 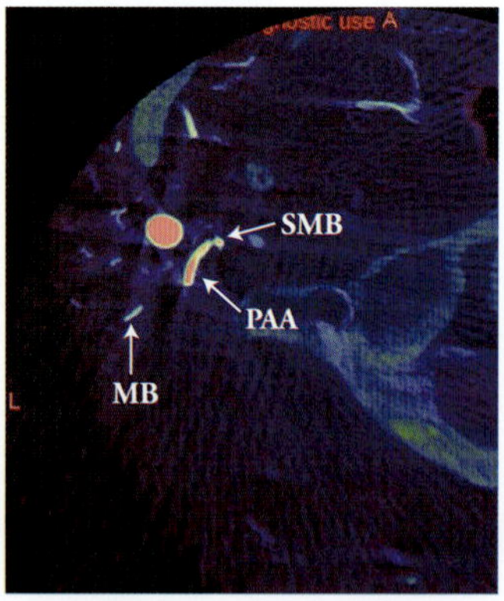
C-4　茎状突起レベル 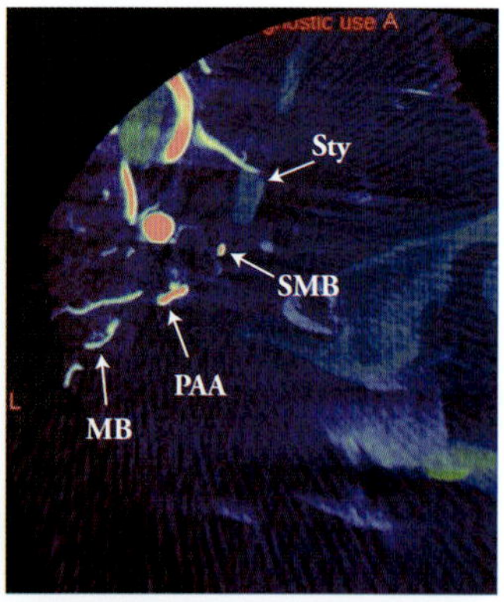
C-5　顎動脈起始レベル 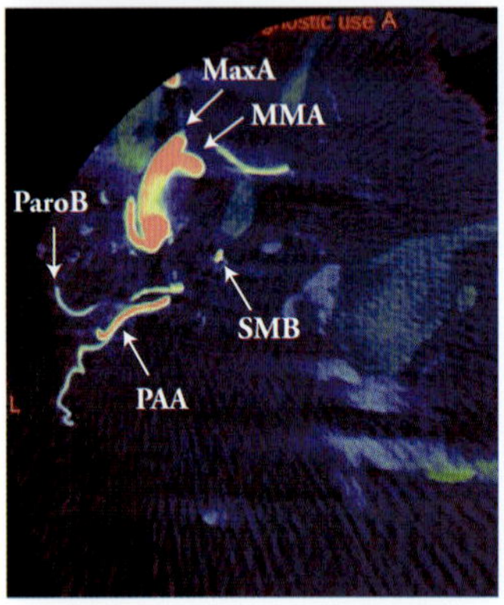
C-6　浅側頭動脈起始レベル 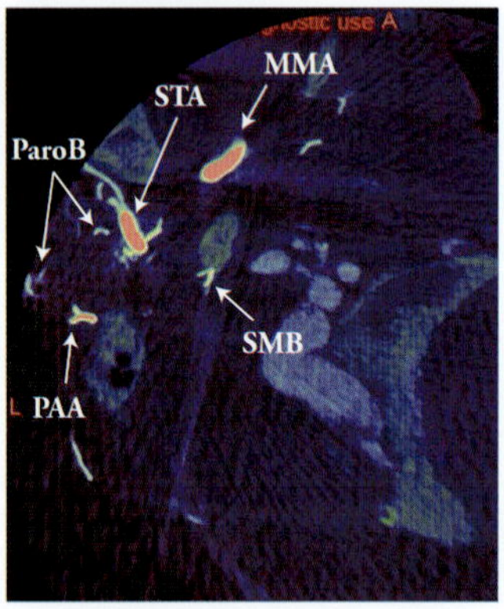
C-7　茎乳突孔レベル 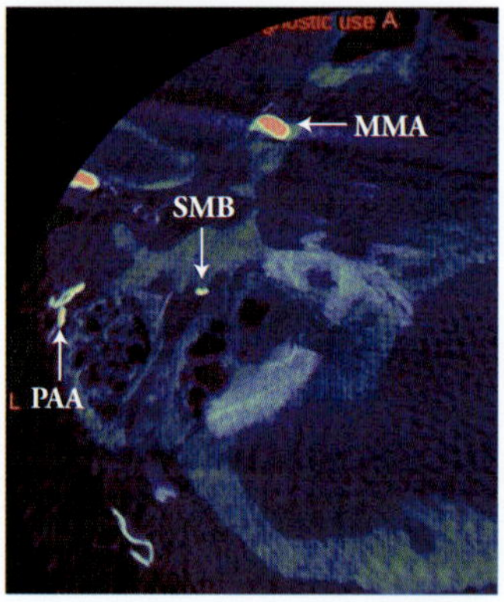
C-8　頸静脈孔レベル 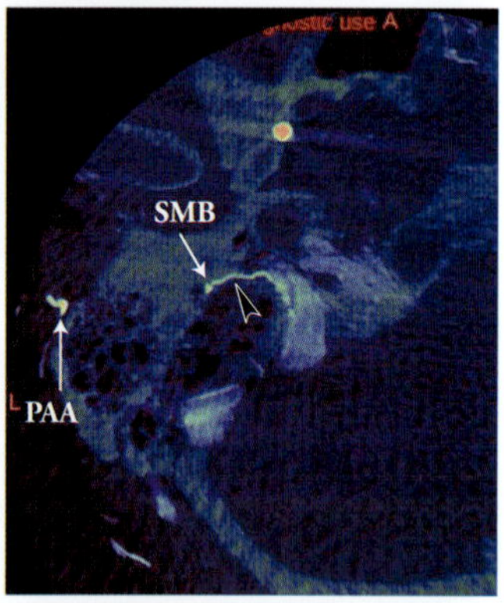
C-9　棘孔レベル 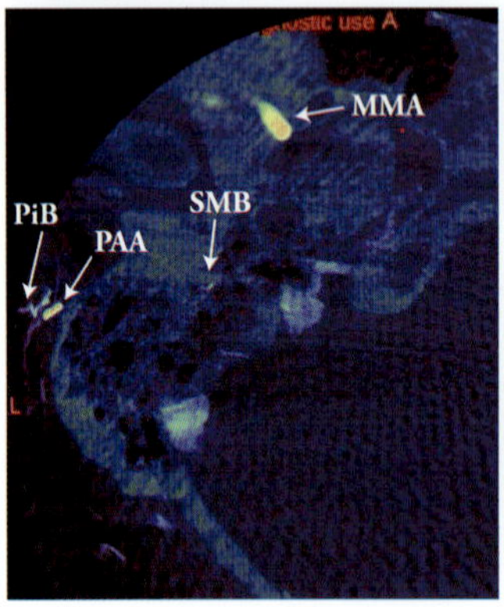
C-10　頸動脈管レベル 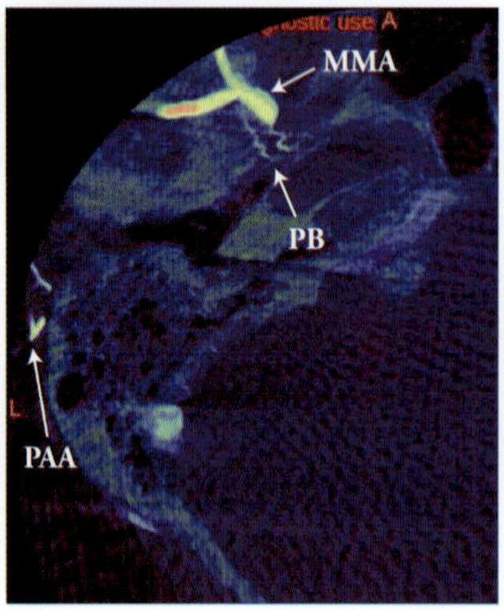
C-11　内耳道レベル 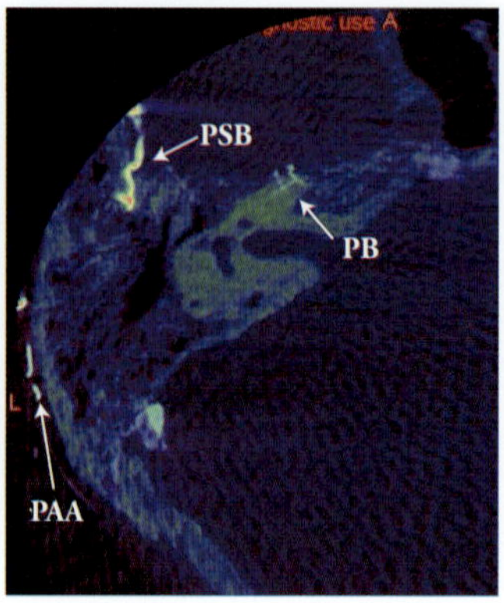
C-12　錐体上縁レベル

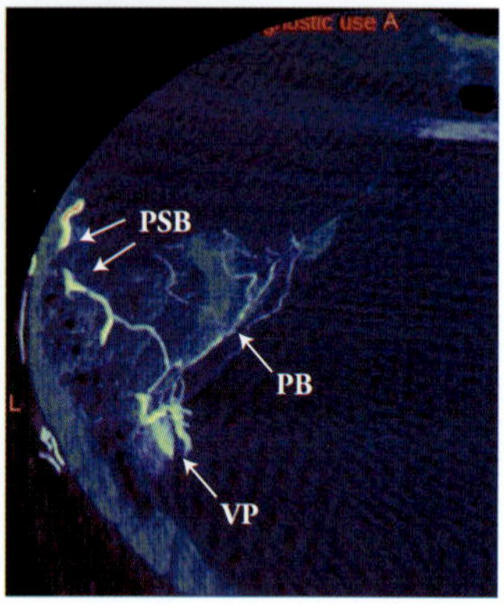

ECA：external carotid artery（外頸動脈）
MaxA：maxillary artery（顎動脈）
MB：mastoid branch（乳突枝）
MMA：middle meningeal artery（中硬膜動脈）
PAA：posterior auricular artery（後耳介動脈）
ParoB：parotid branch（耳下腺枝）
PB：petrosal branch（錐体枝）
PiB：branch to pinna（耳介枝）
PSB：petrosquamous branch（錐体鱗状部枝）
SMB：stylomastoid branch（茎乳突枝）
STA：superficial temporal artery（浅側頭動脈）
Sty：styloid process（茎状突起）
VP：venous pouch
▶：シャントの形成

1. 後耳介動脈　63

### D-1〜6　回転撮影矢状断再構成像

**D-1　茎状突起レベル**

**D-2　茎乳突孔レベル**

**D-3　浅側頭動脈起始レベル**

**D-4　耳下腺レベル**

**D-5　耳介枝分岐レベル**

**D-6　耳介レベル**

ECA：external carotid artery（外頸動脈）
IDA：inferior dental artery（下歯槽動脈）
MaxA：maxillary artery（顎動脈）
MB：mastoid branch（乳突枝）
MCB：muscular branch（筋枝）
MMA：middle meningeal artery（中硬膜動脈）
PAA：posterior auricular artery（後耳介動脈）

ParoB：parotid branch（耳下腺枝）
PiB：branch to pinna（耳介枝）
PSB：petrosquamous branch（錐体鱗状部枝）
SMB：stylomastoid branch（茎乳突枝）
STA：superficial temporal artery（浅側頭動脈）
VP：venous pouch

## 2. 浅側頭動脈　superficial temporal artery：STA
【参照図：図1(p.12)，2(p.19)，3-3(p.64)，3-4(p.66)】

　4章で述べるmaxillary artery（顎動脈，p.69）とともにexternal carotid artery（外頸動脈）の2本の終末枝であり，外頸動脈耳下腺部下顎骨頸部の背側で前内側に向かう顎動脈と別れて外側に起始し，頭皮の前3分の2と顔面の上半部を栄養する．分岐後側頭骨の頬骨突起後根を超えて耳介側頭神経とともに上外側に走行する．多くの場合S字状の屈曲を描き走行し，frontal branch（前頭枝）とparietal branch（頭頂枝）の2つの終末枝に分かれる．

### 2-1　浅側頭動脈の分枝

#### 1）transverse facial artery（TFA：顔面横動脈）（図3-3）

　superficial temporal artery（浅側頭動脈）の起始部付近から分岐し，頬骨に沿って耳下腺管の上方を水平に走行し，頬筋やmasseter muscle（咬筋）の表側を超えて前方に向かい顔面に供血する．external carotid artery（外頸動脈）から直接起始することもある．近位部からは耳下腺への分枝を出す．また顎関節や耳下腺管へも小枝を出して供血する．多くの場合，horizontal trunkとdescending branch（下行枝）の2本の分枝に分かれる．horizontal trunkは表層を前方に走行し顔面を栄養する．末梢側では浅側頭動脈の他の分枝やfacial artery（顔面動脈），infraorbital artery（眼窩下動脈）などと吻合する．descending branchは前下方に走行しmasseter muscleに分布する．maxillary artery（顎動脈）のmasseteric branch（咬筋枝）と吻合する．

#### 図3-3　顔面横動脈をfeederとする側頭動静脈奇形症例

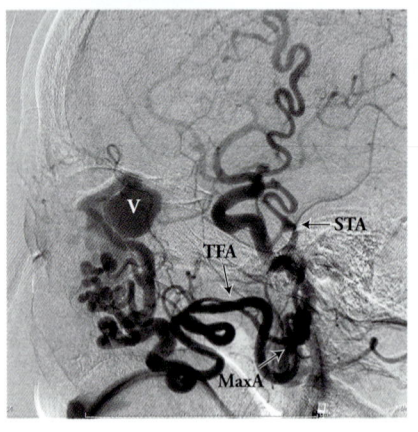

A　外頸動脈造影側面像　　B　外頸動脈造影3D-DSA側面像　　C　顔面横動脈造影側面像

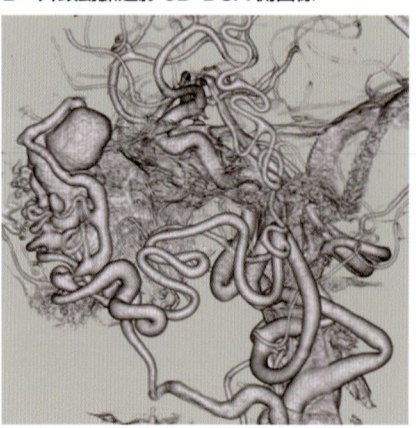

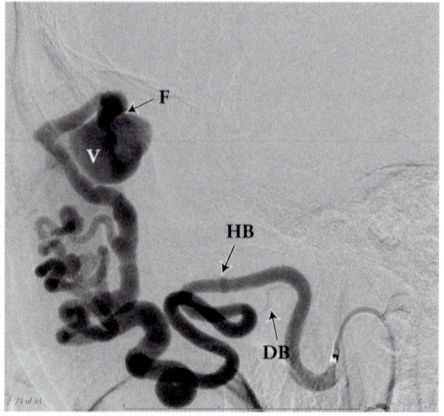

A〜D：顔面横動脈（TFA）は浅側頭動脈（STA）近位部から前方に分岐し，著明に拡張蛇行しながら前方に横走，上行した後に前側頭部で大きな静脈瘤（V）に直接シャントしている（C：F）．

DB：descending branch（下行枝）
F：fistula（瘻孔）
HB：horizontal branch（水平枝）
MaxA：maxillary artery（顎動脈）
STA：superficial temporal artery（浅側頭動脈）
TFA：transverse facial artery（顔面横動脈）
V：varix（静脈瘤）

2. 浅側頭動脈　65

D-1〜8　造影CT partial MIP 横断像
D-1　外頸動脈起始レベル
D-2　鼻翼レベル
D-3　下顎管開口レベル
D-4　浅側頭動脈起始レベル
D-5　鼻根レベル
D-6　頬骨弓レベル
D-7　眼窩レベル
D-8　眼窩上レベル

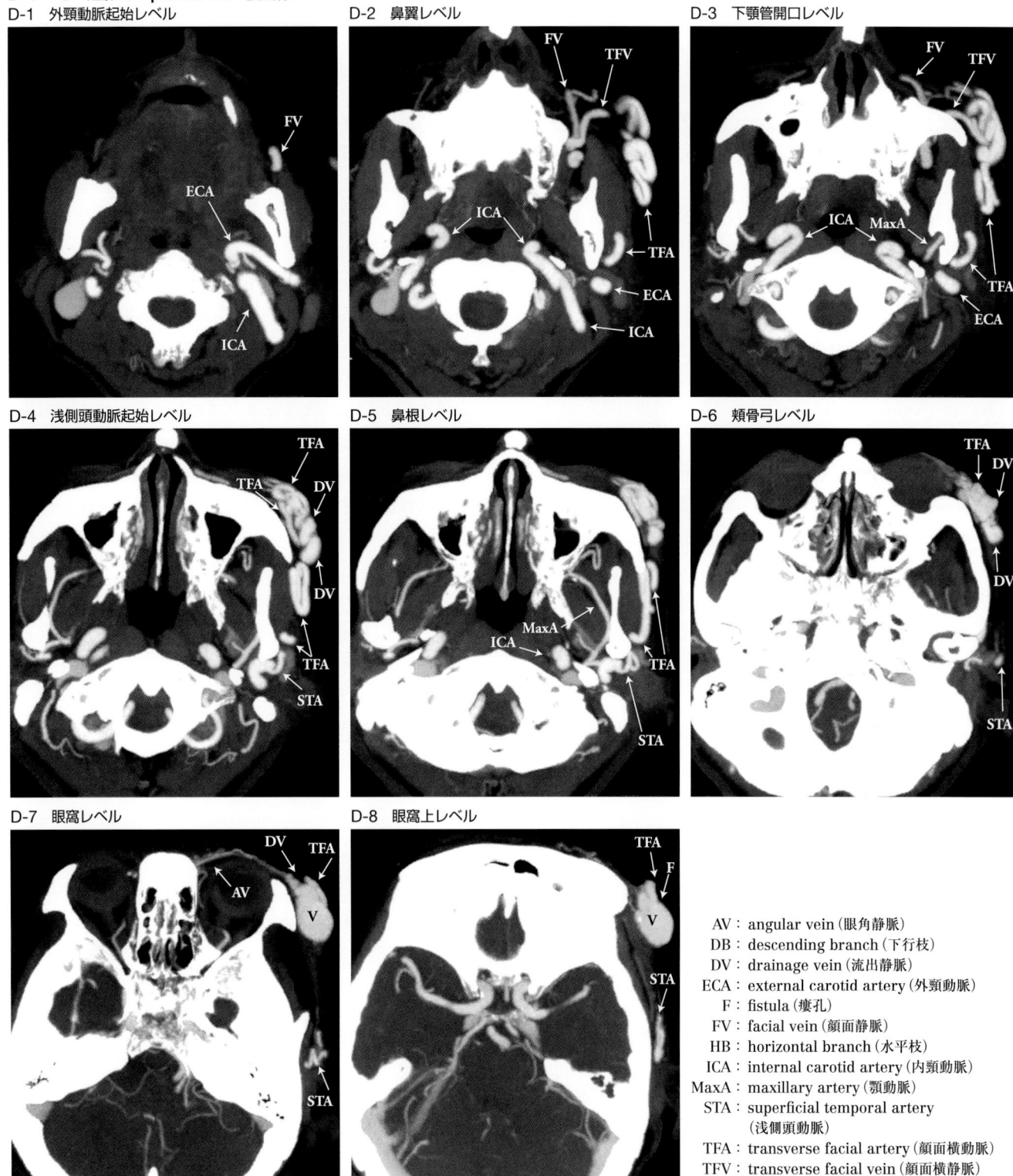

3　後耳介動脈・浅側頭動脈

AV：angular vein（眼角静脈）
DB：descending branch（下行枝）
DV：drainage vein（流出静脈）
ECA：external carotid artery（外頸動脈）
F：fistula（瘻孔）
FV：facial vein（顔面静脈）
HB：horizontal branch（水平枝）
ICA：internal carotid artery（内頸動脈）
MaxA：maxillary artery（顎動脈）
STA：superficial temporal artery（浅側頭動脈）
TFA：transverse facial artery（顔面横動脈）
TFV：transverse facial vein（顔面横静脈）
V：varix（静脈瘤）

### 2) parotid branch（ParoB：耳下腺枝）

posterior auricular artery（後耳介動脈）や transverse facial artery（顔面横動脈）とともに耳下腺に供血する分枝を出す．一般に血管造影上同定することは難しい．

### 3) anterior tympanic artery（ATA：前鼓室動脈）

前鼓室動脈は鼓膜や鼓室前部を栄養する小枝である．通常は maxillary artery（顎動脈）の起始より分枝するが，時に superficial temporal artery（浅側頭動脈）近位部からの分岐もみられる．詳細は「4章 顎動脈」（p.86 図4-12参照）を参照．

### 4) anterior auricular artery（前耳介動脈）

3分枝に分かれて耳介や外耳道を栄養する．posterior auriculor artery（後耳介動脈）と吻合しアーケードを形成する．

### 5) zygomatico-orbital artery（ZOA：頬骨眼窩動脈）

superficial temporal artery（浅側頭動脈）から単独または posterior deep temporal artery（後深側頭動脈）と共通幹で起始し，頬骨弓上縁に沿って前方に横走し，前側頭部や頬骨部に供血し眼窩外眼角に向かい，眼瞼枝を出して眼輪筋に供血する．また，同部にて ophthalmic artery（眼動脈）の分枝である palpebral artery（眼瞼動脈）や lacrimal artery（涙腺動脈），maxillary artery（顎動脈）の分枝である anterior deep temporal artery（前深側頭動脈）と吻合する．

### 6) posterior deep temporal artery（後深側頭動脈）

superficial temporal artery（浅側頭動脈）頬骨弓部にて同頭頂枝起始部より下方背側より分岐する．側頭筋後縁に沿って走行し同筋を栄養する．maxillary artery（顎動脈）の anterior deep temporal artery（前深側頭動脈）や middle deep temporal artery（中深側頭動脈）などと吻合を有する．また，時に顎動脈より起始する．

### 7) terminal branches

前方に走行して大きなカーブを描き次いで上背側に上行し，前頭部に分布する frontal branch（前頭枝）と superficial temporal artery（浅側頭動脈）の軸と連続し上行した後に背側に走行し頭頂部に分布する parietal branch（頭頂枝）である．頭皮に多数の分枝を出し，互いに吻合するとともに前方では ophthalmic artery（眼動脈）分枝の supraorbital artery（眼窩上動脈）などと，後方では occipital artery（後頭動脈）と，正中では対側の superficial

---

**図3-4** 浅側頭動脈，顔面動脈と眼窩上動脈の吻合を介する外頸動脈−眼動脈側副血行路（内頸動脈起始部狭窄症例）

左総頸動脈造影側面像

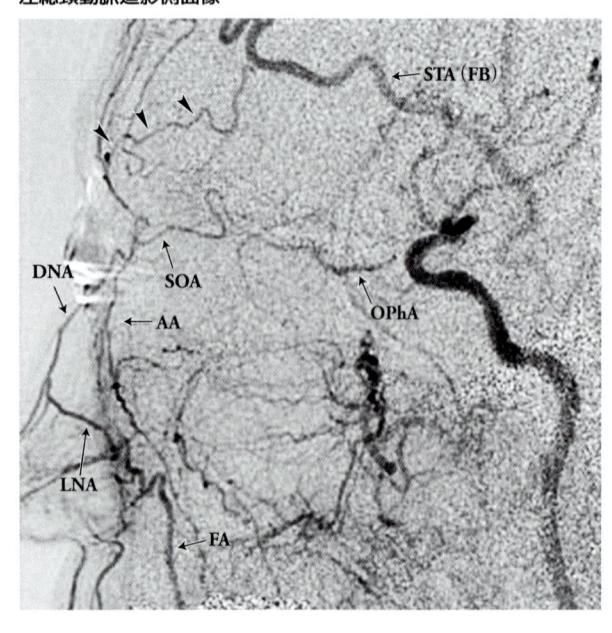

浅側頭動脈（STA）前頭枝（FB）から眼窩へ向かう小分枝（►）と眼窩上部を通り，前頭皮下に走行する眼窩上動脈（SOA）が吻合し，逆行性に眼動脈（OPhA）が描出される．また，同吻合には顔面動脈（FA）末梢の眼角動脈（AA）および外側鼻動脈（LNA）−鼻背動脈（DNA）も上行し，眼窩内側から眼窩上動脈に吻合する．

AA： angular artery（眼角動脈）
DNA： dorsal nasal artery（鼻背動脈）
FA： facial artery（顔面動脈）
FB： frontal branch（前頭枝）
LNA： lateral nasal artery（外側鼻動脈）
OPhA： ophthalmic artery（眼動脈）
SOA： supraorbital artery（眼窩上動脈）
STA： superficial temporal artery（浅側頭動脈）

temporal artery（浅側頭動脈）と吻合する（図 3-4）．また，小分枝が頭蓋の小孔を通って頭蓋内に入り，middle meningeal artery（中硬膜動脈）などの硬膜枝とも吻合する（図 3-5）．

## 図3-5 硬膜動脈と浅側頭動脈の transosseous anastomsis（上矢状静脈洞部硬膜動静脈瘻症例）

A　右外頸動脈造影正面像

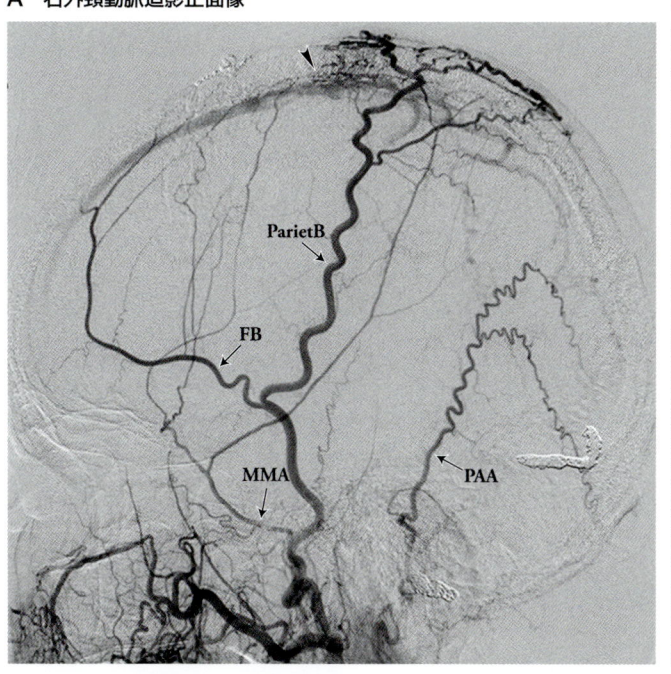

B　選択的浅側頭動脈分枝造影側面像

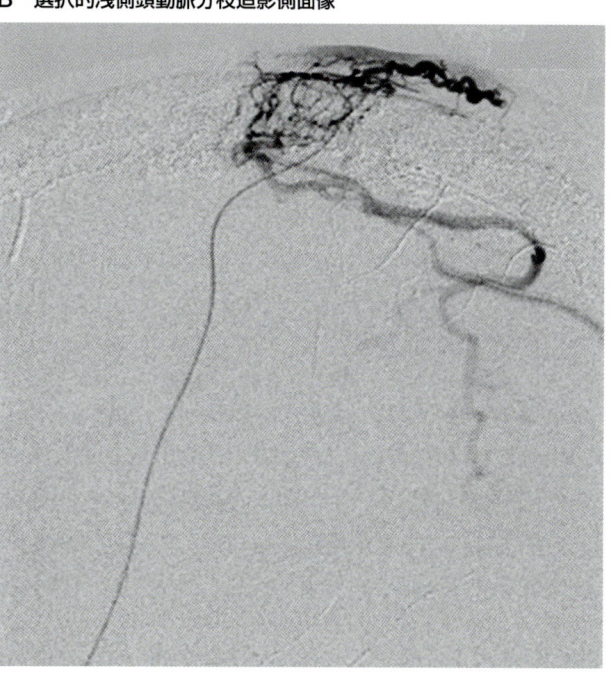

C　選択的中硬膜動脈分枝造影側面像

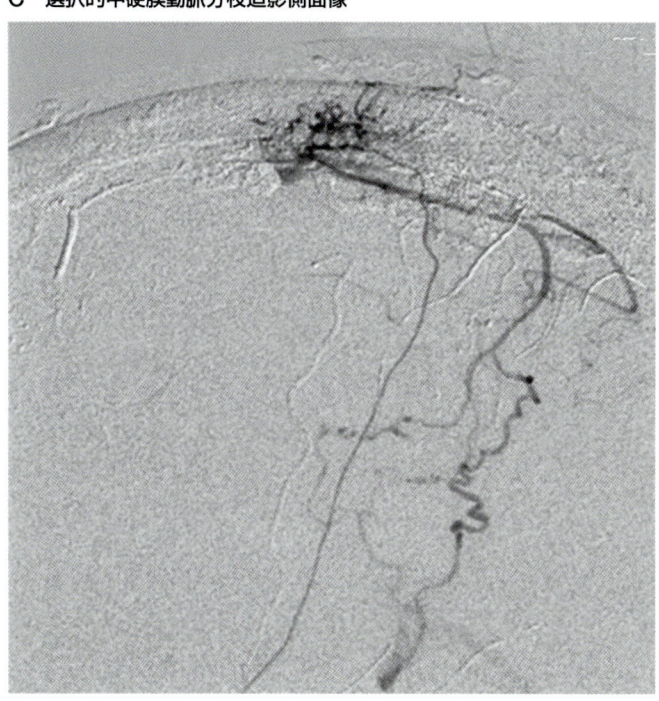

A～C：上矢状静脈洞部に右浅側頭動脈頭頂枝末梢および中硬膜動脈（MMA）の convexity branch からの多数の分枝を feeder とする硬膜動静脈瘻を認め，皮質静脈への逆流を伴う．末梢側にて中硬膜動脈末梢枝と浅側頭動脈分枝間に多数の吻合を認める（▶）．選択的浅側頭動脈分枝造影では多数の transosseous branches を介して頭蓋内硬膜動脈枝が描出されシャントへと連続する．選択的中硬膜動脈分枝造影では，シャントとともに逆行性に transosseous branch から浅側頭動脈分枝が一部描出されている．

FB：frontal branch（前頭枝）
MMA：middle meningeal artery（中硬膜動脈）
PAA：posterior auricular artery（後耳介動脈）
ParietB：parietal branch（頭頂枝）

外頸動脈

# 4章

# 顎動脈

**4.1** 中硬膜動脈 *middle meningeal artery*

**4.2** 副硬膜動脈 *accessory meningeal artery*

**4.3** 前鼓室動脈 *anterior tympanic artery*

**4.4** 下歯槽動脈 *inferior dental artery*

**4.5** 中深側頭動脈 *middle deep temporal artery*

**4.6** 前深側頭動脈 *anterior deep temporal artery*

**4.7** 頰動脈 *buccal artery*

**4.8** 咬筋動脈 *masseteric artery*

**4.9** 後上歯槽動脈 *posterior superior dental artery*

**4.10** 反回動脈 *recurrent arteries*

**4.11** 蝶口蓋動脈 *sphenopalatine artery*

**4.12** 下行口蓋動脈 *descending palatine artery*

**4.13** 眼窩下動脈 *infraorbital artery*

## はじめに

　maxillary artery（顎動脈）は external carotid artery（外頸動脈）の終枝であり，parotid gland（耳下腺）の深部にて下顎骨頸部のレベルで外頸より分岐する．この動脈は下顎骨頸部領域から翼口蓋窩尖部に至るまで，長い距離を走行し，その多数の分枝は側頭骨，下顎骨，周囲の軟部組織，耳下腺，鼻咽腔，副鼻腔，眼窩，さらに髄膜や脳神経などの広範囲かつ多種多様の組織を栄養する．その分布は複雑で，またそれらを責任動脈とする病態は多彩であり，臨床的に非常に重要な動脈である．

　顎動脈は外頸動脈から分岐後に，ramus mandibulae（下顎枝）と sphenomandibular ligament（蝶下顎靱帯：蝶形骨棘と下顎骨の下顎孔周囲を結ぶ靱帯）の間隙を走行し，lateral pterygoid muscle（外側翼突筋）の外側あるいは内側を走行し，pterygopalatine fossa（翼口蓋窩）の深部に至る．顎動脈はその走行部位に応じて3つの segment に分けられ，その存在部位と分枝は以下の通りである（図4-1）．

### 図4-1　顎動脈の走行と segment への分類，その分枝を示すシェーマ（側面図）

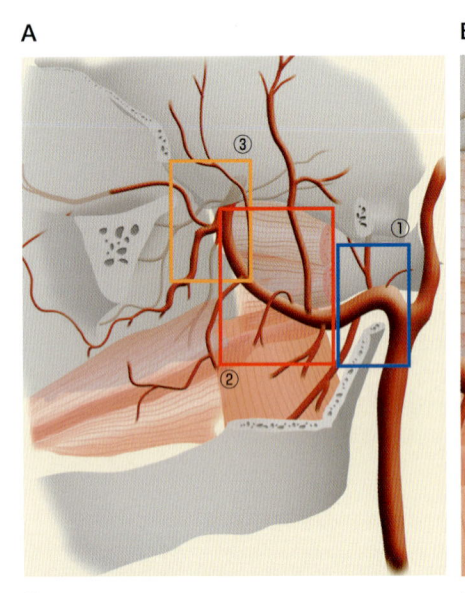

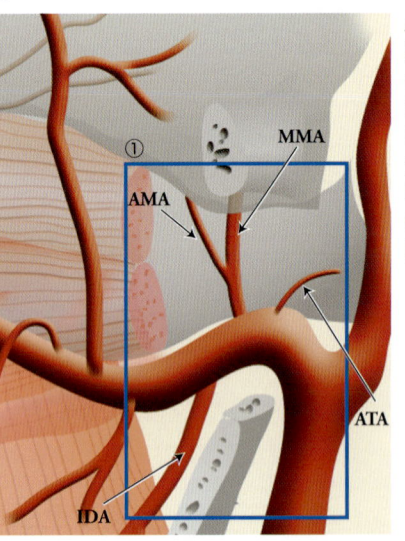

A：顎動脈は3つの segment に分類され，外頸動脈から上方に分岐後に前方に屈曲する①first segment（青枠部），②外側翼突筋を横切って前内側に向かう second segment（赤枠部），③翼口蓋窩に入って内側に向かう third segment（橙枠部）に分類される．
B：first segment からの分枝．
C：second segment からの分枝．
D：third segment からの分枝．

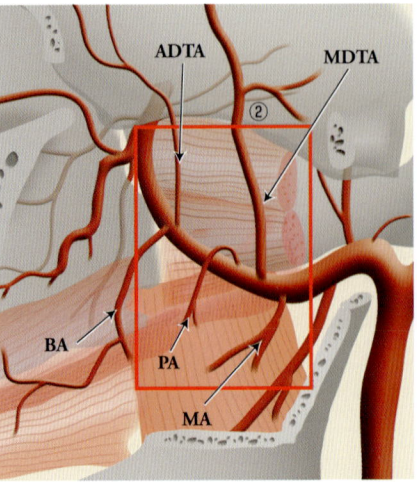

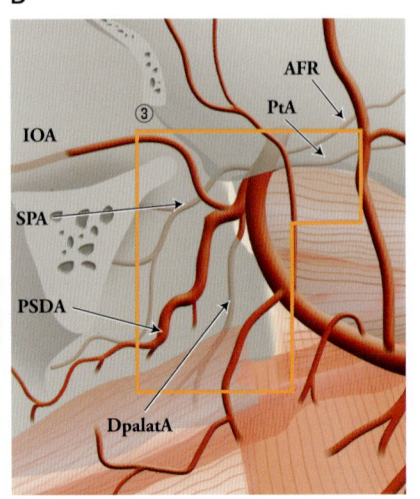

| | |
|---|---|
| ADTA： | anterior deep temporal artery（前深側頭動脈） |
| AFR： | artery of foramen rotundum（正円孔動脈） |
| AMA： | accessory meningeal artery（副硬膜動脈） |
| ATA： | anterior tympanic artery（前鼓室動脈） |
| BA： | buccal artery（頰動脈） |
| DpalatA： | descending palatine artery（下行口蓋動脈） |
| IDA： | inferior dental artery（下歯槽動脈） |
| IOA： | infraorbital artery（眼窩下動脈） |
| MA： | masseteric artery（咬筋動脈） |
| MDTA： | middle deep temporal artery（中深側頭動脈） |
| MMA： | middle meningeal artery（中硬膜動脈） |
| PA： | pterygoid artery（翼突動脈） |
| PSDA： | posterior superior dental artery（後上歯槽動脈） |
| PtA： | artery of pterygoid canal（Vidian artery）（翼突管動脈） |
| SPA： | sphenopalatine artery（蝶口蓋動脈） |

## 1) first segment (mandibular segment)

external carotid artery（外頸動脈）より上方に分岐し，すぐに水平方向にターンする．この segment は auriculotemporal nerve（耳介側頭神経）の尾側を顎静脈とともに走行し，頬骨深部で前方に方向を変える．この前方への方向転換部が second segment への移行部となる．

first segment からは，anterior tympanic artery（前鼓室動脈），middle meningeal artery（中硬膜動脈），accessory meningeal artery（副硬膜動脈），inferior dental artery（下歯槽動脈）が分岐する．

## 2) second segment (zygomatic [pterygoid] segment)

この segment では lateral pterygoid muscle（外側翼突筋）と交差しつつ，前内側方向に緩やかに屈曲し，infratemporal fossa（側頭下窩）を pterygopalatine fossa（翼口蓋窩）に向かって走行する．pterygopalatine fossa への入口部が third segment への移行部となる．

second segment からは，anterior deep temporal artery（前深側頭動脈），middle deep temporal artery（中深側頭動脈），masseteric artery（咬筋動脈），buccal artery（頬動脈），pterygoid artery（翼突動脈）が分岐する．

## 3) third segment (pterygopalatine segment)

この segment では pterygopalatine fossa（翼口蓋窩）へと水平方向に入り，上顎神経の尾側部分を maxillary vein（顎静脈）とともに蛇行しつつ走行する．この segment が maxillary artery（顎動脈）の終末部であり，翼口蓋窩尖部に至る．

third segment からは，posterior superior dental artery（後上歯槽動脈），infraorbital artery（眼窩下動脈），descending palatine artery（下行口蓋動脈），sphenopalatine artery（蝶口蓋動脈），pharyngeal artery（咽頭動脈），artery of the foramen rotundum（正円孔動脈），artery of pterygoid canal（Vidian artery）（翼突管動脈）が分岐する．

それらの segment の走行形態により，血管造影では first segment および second segment は側面像で，third segment は正面像で観察しやすい（図4-2）．

### 図4-2 外頸動脈造影の DSA 像による顎動脈分枝

A　外頸動脈造影 DSA 側面像　　B　外頸動脈造影 DSA 正面像

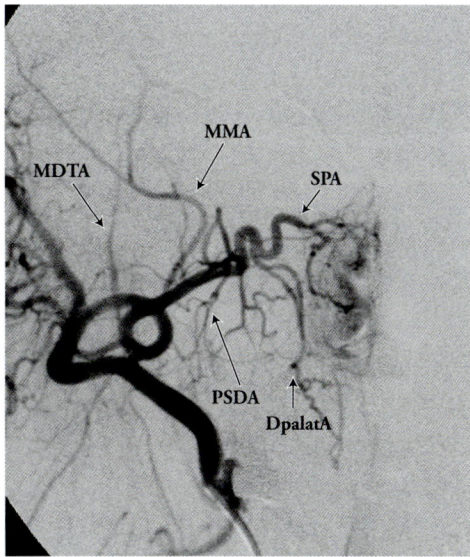

A，B：側面像（A）では顎動脈の first segment, second segment がよく観察でき，正面像（B）では third segment が観察しやすい．

ADTA：anterior deep temporal artery（前深側頭動脈）
AFR：artery of foramen rotundum（正円孔動脈）
AMA：accessory meningeal artery（副硬膜動脈）
BA：buccal artery（頬動脈）
DpalatA：descending palatine artery（下行口蓋動脈）
IDA：inferior dental artery（下歯槽動脈）
IOA：infraorbital artery（眼窩下動脈）
MDTA：middle deep temporal artery（中深側頭動脈）
MMA：middle meningeal artery（中硬膜動脈）
PSDA：posterior superior dental artery（後上歯槽動脈）
SPA：sphenopalatine artery（蝶口蓋動脈）

## 翼口蓋窩（pterygopalatine fossa）の解剖

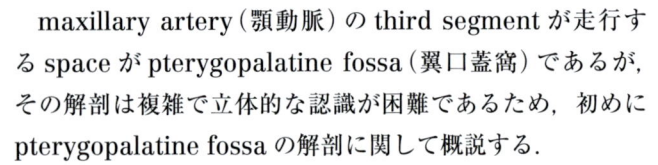

maxillary artery（顎動脈）のthird segmentが走行するspaceがpterygopalatine fossa（翼口蓋窩）であるが，その解剖は複雑で立体的な認識が困難であるため，初めにpterygopalatine fossaの解剖に関して概説する．

### 1）境界を形成する構造

前方は上顎骨体の後面，後方は蝶形骨翼状突起の根部と大翼の前面，内側は口蓋骨の垂直板，上方は蝶形骨体部で境界され，外側へはpterygomaxillary fissure（翼上顎裂）を介して側頭下窩に開口し，下面はgreater palatine canal（大口蓋管）を介して口蓋に開口している[11)12)]．

### 2）内部に存在する構造

このspaceはinfratemporal fossa（側頭下窩）の最内側部に位置する扁平なspaceであり，主に上顎骨の後面と蝶形骨の翼状突起より構成される．このspaceにはmaxillary artery（顎動脈）のthird segment以外に，maxillary vein（顎静脈），maxillary nerve（上顎神経），またそこからの枝とともに顔面神経からの副交感神経であるgreater petrosal nerve（大錐体神経）が合流して形成されるsphenopalatine ganglion（翼口蓋神経節）が存在する．

### 3）周囲の腔との交通部，および通過する顎動脈分枝（図4-3）

前方はinferior orbital fissure（下眼窩裂）を介して眼窩に至る．顎動脈分枝としては，infraorbital artery（眼窩下動脈）が通過する．内側はsphenopalatine foramen（蝶口蓋孔）を介して鼻腔に連続し，sphenopalatine artery（蝶口蓋動脈）が通過する．下方に開口する大口蓋管にはdescending palatine artery（下行口蓋動脈）が通過する．後面での交通路は，foramen rotundum（正円孔）を介して中頭蓋窩と交通し，pterygoid canal（Vidian canal，翼突管）を介してforamen lacerum（破裂孔）に，pharyngeal canal（咽頭管）を介して上咽頭腔に連続する．maxillary artery（顎動脈）分枝は，foramen rotundumをartery of foramen rotundum（正円孔動脈）が通過し，pterygoid canal（Vidian canal）をartery of pterygoid canal（Vidian artery，翼突管動脈）が，咽頭管をpharyngeal branch（咽頭枝）が通過し，それぞれ内頚動脈からのinferolateral trunk，accessory meningeal artery（副硬膜動脈）やinternal carotid artery（内頚動脈）からのartery of pterygoid canal（Vidan artery），ascending pharyngeal artery（上行咽頭動脈）のsuperior pharyngeal branch（上咽頭枝）との吻合を有する．

### 図4-3 翼口蓋窩を走行する顎動脈third segmentのシェーマ（外側上方から見た図）

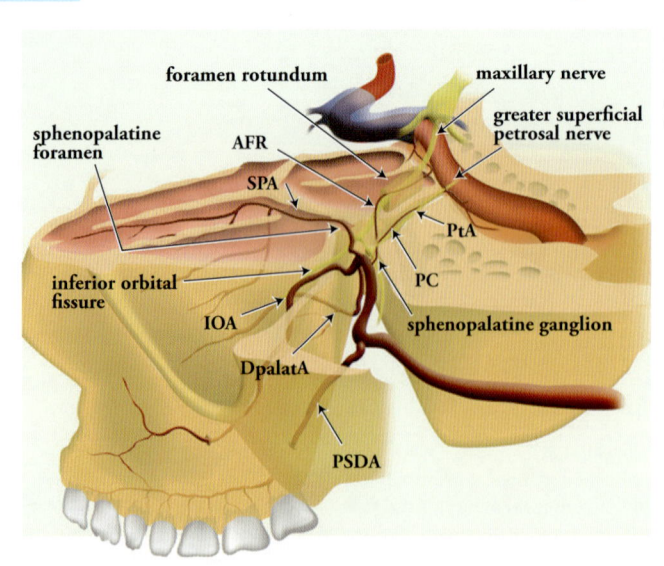

顎動脈third segmentは翼口蓋神経節と密接に関連して，翼口蓋窩を走行する．翼口蓋窩は上下に長いスリット状の狭いスペースであり，顎動脈の分枝は対応する交通路を介して，眼窩，鼻腔，鼻咽腔，海綿静脈洞，破裂孔，口蓋，口腔などに分布する．

AFR：artery of foramen rotundum（正円孔動脈）
DpalatA：descending palatine artery（下行口蓋動脈）
IOA：infraorbital artery（眼窩下動脈）
PC：pterygoid canal（Vidian canal）（翼突管）
PSDA：posterior superior dental artery（後上歯槽動脈）
PtA：artery of pterygoid canal（Vidian artery）（翼突管動脈）
SPA：sphenopalatine artery（蝶口蓋動脈）
foramen rotundum：正円孔
greater superficial petrosal nerve：大浅錐体神経
inferior orbital fissure：下眼窩裂
maxillary nerve：上顎神経
sphenopalatine foramen：蝶口蓋孔
sphenopalatine ganglion：蝶形骨口蓋神経節

# 顎動脈分枝

## 1) 顎動脈の分枝

Djindjian らは maxillary artery（顎動脈）の分枝を，その走行・分布形態により，

a) ascending cranial and intracranial branches,
b) ascending extracranial muscular branches,
c) descending branches,
d) anterior branches,
e) recurrent branches,
f) terminal branches

の6グループに分類している[6]．それらに所属する分枝は以下の通りである．

### a. ascending cranial and intracranial branches

anterior tympanic artery（前鼓室動脈），middle meningeal artery（中硬膜動脈），accessory meningeal artery（副硬膜動脈）

### b. ascending extracranial muscular branches

anterior deep temporal artery（前深側頭動脈），middle deep temporal artery（中深側頭動脈）

### c. descending branches

inferior dental artery（下歯槽動脈），pterygoid artery（翼突動脈），masseteric artery（咬筋動脈），buccal artery（頬動脈）

### d. anterior branches

posterior superior dental artery（後上歯槽動脈），infraorbital artery（眼窩下動脈），descending palatine artery（下行口蓋動脈）

### e. recurrent branches

pharyngeal artery（咽頭動脈），artery of the foramen rotundum（正円孔動脈），artery of the pterygoid canal（Vidian artery）（翼突管動脈）

### f. terminal branches

sphenopalatine artery（蝶口蓋動脈）

# 1. 中硬膜動脈 *middle meningeal artery*：MMA
【参照図：図2（p.19），図4-4〜4-18（p.74〜91）】

### 図4-4　顎動脈の走行と中硬膜動脈・副硬膜動脈の分枝パターン

A　superficial course

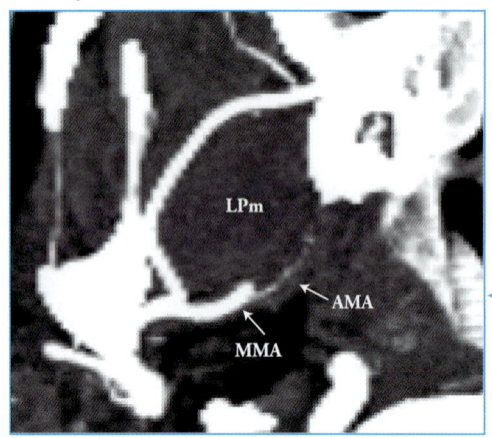

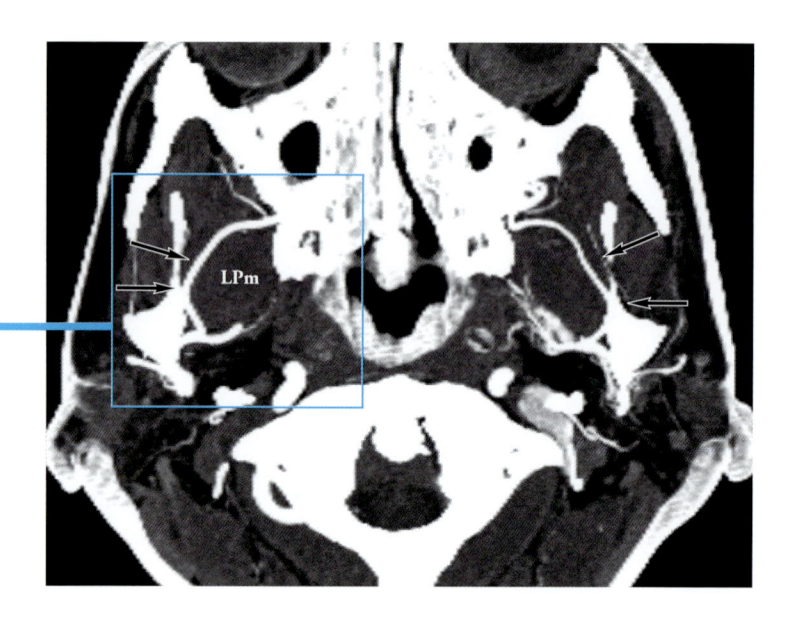

**superficial couse**：最も標準的なタイプで顎動脈 second segment（→）が外側翼突筋（LPm）の外側に走行する．顎動脈から中硬膜動脈（MMA）と副硬膜動脈（AMA）が共通幹を形成して起始する．

B　deep course

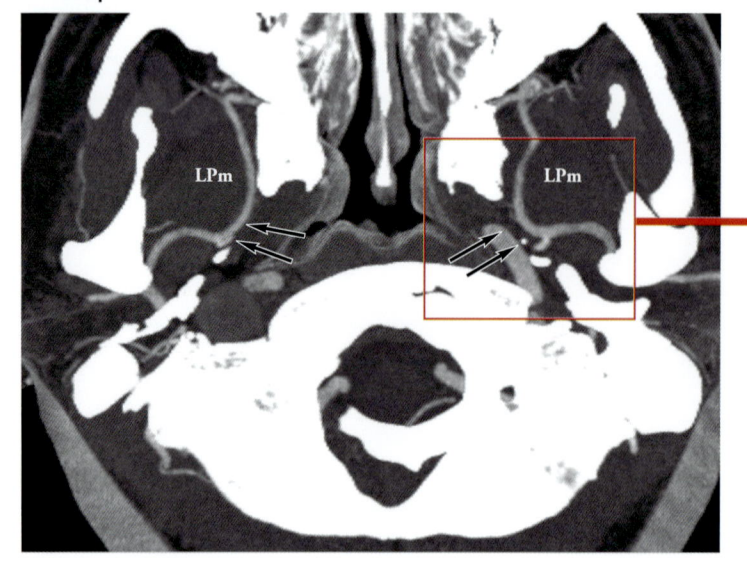

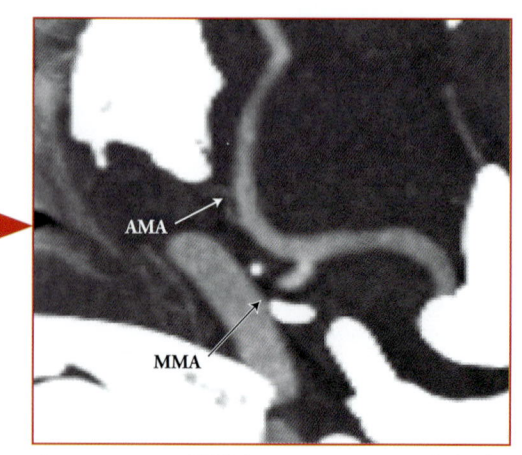

**deep course**：顎動脈 second segment（→）が外側翼突筋（LPm）の内側を走行する．中硬膜動脈（MMA）と副硬膜動脈（AMA）が別々に起始する．

AMA：accessory meningeal artery（副硬膜動脈）
LPm：lateral pterygoid muscle（外側翼突筋）
MMA：middle meningeal artery（中硬膜動脈）

中硬膜動脈は髄膜腫や硬膜動静脈瘻などの栄養血管となり，塞栓術の際の標的血管として用いられることが多いため，その血管解剖はきわめて重要である．通常は maxillary artery（顎動脈）から accessory meningeal artery（副硬膜動脈）と共通幹を形成し，上方向きに起始するが，顎動脈が lateral pterygoid muscle（外側翼突筋）の深部を走行するバリエーションでは副硬膜動脈と別々に起始する（図4-4）．頭蓋外を上行して foramen spinosum（棘孔）（図4-10）から頭蓋内に入り（extracranial segment），すぐに petrosal branch（錐体枝）や cavernous sinus branch（海綿静脈洞枝）など頭蓋底を走行する複数の分枝を出した後に great wing of sphenoid bone（蝶形骨大翼）の血管溝を外側前方に走行し（horizontal segment），petrosquamous suture（錐体鱗縫合）に達し，同縫合に沿って背側に走行する petrosquamous branch を分枝する．その後，本幹は蝶形骨大翼の屈曲に沿って同血管溝を上方し，pterion 直下に達する（temporal segment）．pterion 近傍で屈曲蛇行したのち（pterional segment），coronal suture の背側に沿って円蓋部を上向し（coronal segment），正中近傍で終末枝である paramedian arteries となり上矢状静脈洞に沿って前後に分布する（図4-5，4-6）[6]．

### 図4-5 中硬膜動脈の走行と segments（上矢状静脈洞部硬膜動静脈瘻症例）

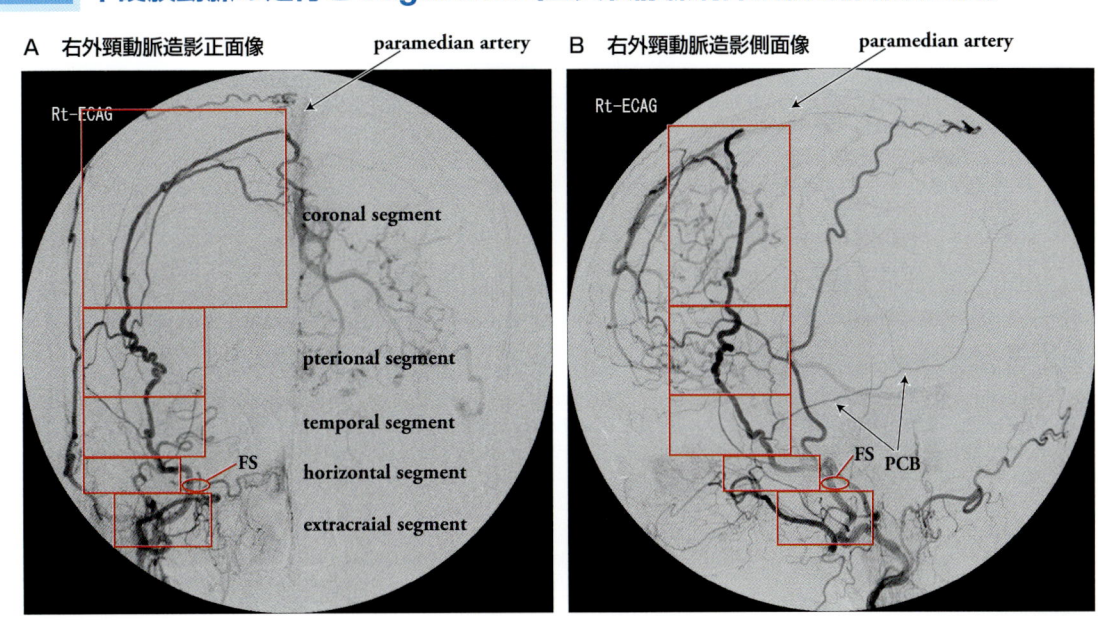

A 右外頸動脈造影正面像　B 右外頸動脈造影側面像

FS：foramen spinosum（棘孔）
PCB：posterior convexity branch

## 図4-6 中硬膜動脈の走行と segments（海綿静脈洞部硬膜動静脈瘻症例）

**A** 左外頸動脈造影正面像

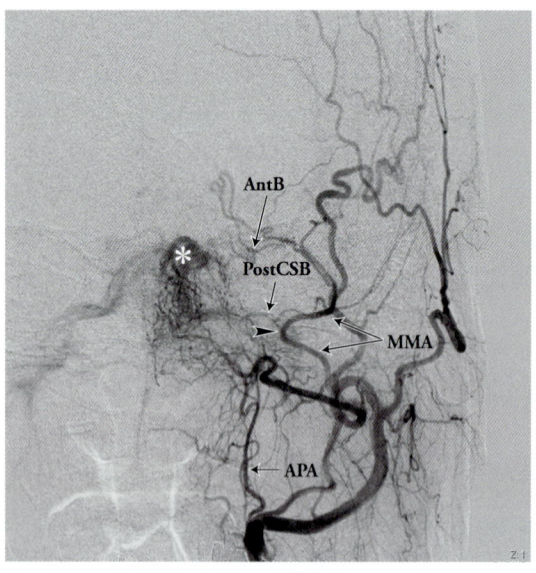

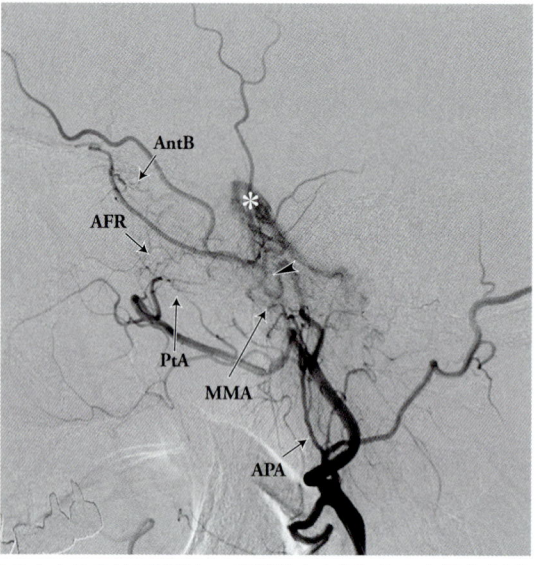

**B** 左外頸動脈造影側面像

**A〜E**：中硬膜動脈（MMA）は顎動脈 second segement から上方に向けて起始し，頭蓋外を上行したのち棘孔（FS）を通り頭蓋底に入る．同部にて外側に向きを変え（▶），横走した後，錐体鱗縫合に達し，本幹は前方に向きを変え蝶形骨大翼に沿って前上方に走行する．海綿静脈洞部には上行咽頭動脈（APA）や正円孔動脈（AFR），翼突管動脈（PtA）から供血される硬膜動静脈瘻（＊）を認める．また，中硬膜動脈の前枝（AntB）や，海綿静脈洞枝の後枝（PostCSB）も動静脈瘻に供血する．

| | | | |
|---|---|---|---|
| AFR： | artery of foramen rotundum（正円孔動脈） | MMA（c）： | middle meningeal artery coronal segment |
| AMA： | accessory meningeal artery（副硬膜動脈） | MMA（ex）： | middle meningeal artery extracranial segment |
| AntB： | anterior branch（前枝） | MMA（h）： | middle meningeal artery horizontal segment |
| AntCSB： | anterior cavernous sinus branch（海綿静脈洞枝の前枝） | MMA（p）： | middle meningeal artery pterional segment |
| APA： | ascending pharyngeal artery（上行咽頭動脈） | MMA（t）： | middle meningeal artery temporal segment |
| FO： | foramen ovale（卵円孔） | MSPA： | medial sphenopalatine artery（内側蝶口蓋動脈） |
| FOB： | foramen ovale branch（卵円孔枝） | PB： | petrosal branch（錐体枝） |
| FS： | foramen spinosum（棘孔） | PCB： | posterior convexity branch |
| HGB： | hypoglossal branch（舌下神経管枝） | PostCSB： | posterior cavernous sinus branch（海綿静脈洞枝の後枝） |
| IOA： | infraorbital artery（眼窩下動脈） | PSB： | petrosquamous branch（錐体鱗状部枝） |
| MaxA： | maxillary artery（顎動脈） | PtA： | artery of pterygoid canal（Vidian artery）（翼突管動脈） |
| MLB： | meningolacrimal branch | RecMB： | recurrent meningeal branch（反回髄膜枝） |
| MMA： | middle meningeal artery（中硬膜動脈） | | |

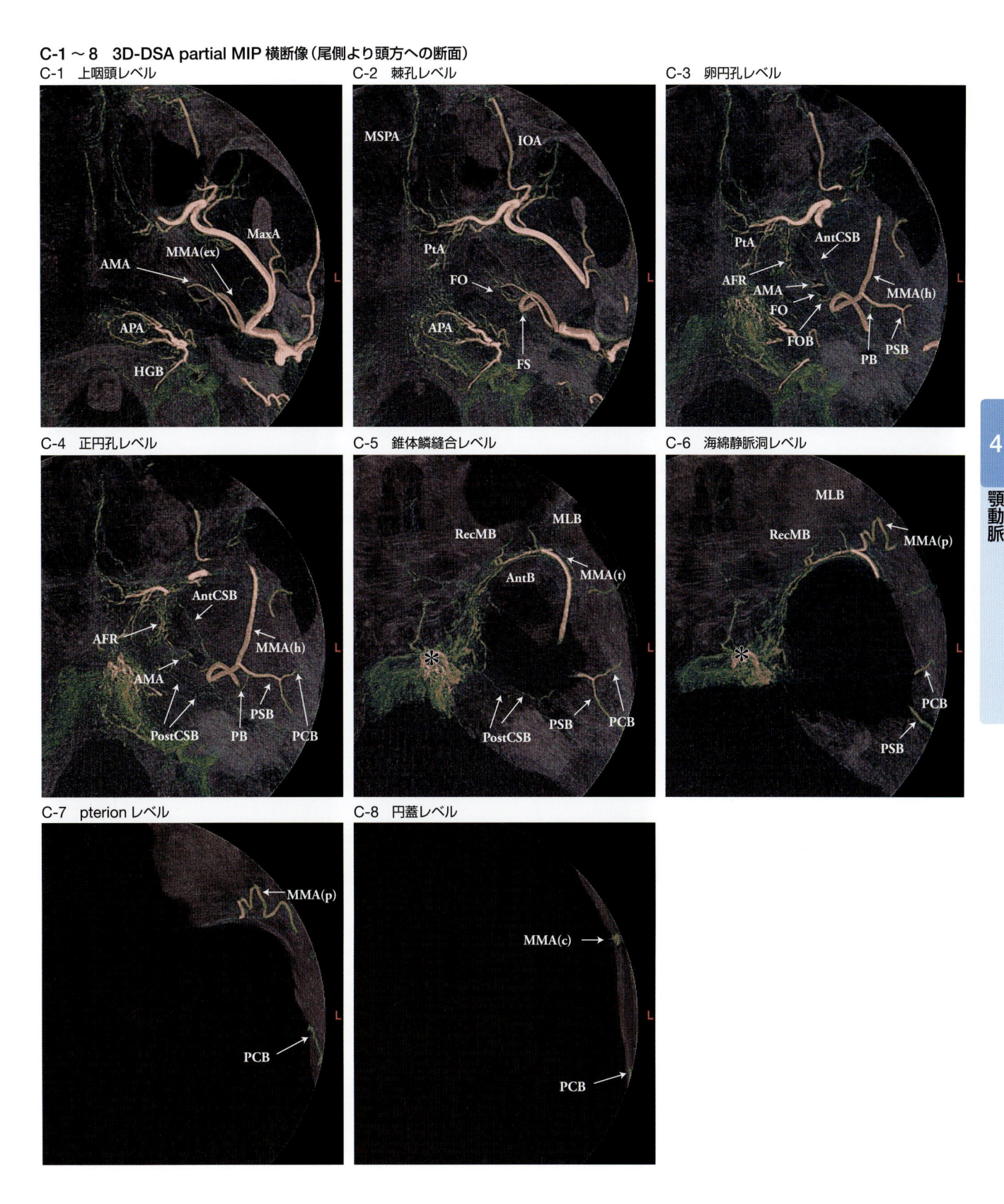

1. 中硬膜動脈

**C-1〜8 3D-DSA partial MIP 横断像（尾側より頭方への断面）**

C-1 上咽頭レベル
C-2 棘孔レベル
C-3 卵円孔レベル
C-4 正円孔レベル
C-5 錐体鱗縫合レベル
C-6 海綿静脈洞レベル
C-7 pterion レベル
C-8 円蓋レベル

（D，E は次ページ）

## 図 4-6（続き） 中硬膜動脈の走行と segments（海綿静脈洞部硬膜動静脈瘻症例）

### D-1～3　3D-DSA partial MIP 矢状断像（内側より外方へ）
D-1　棘孔レベル　　D-2　錐体鱗縫合レベル　　D-3　円蓋レベル

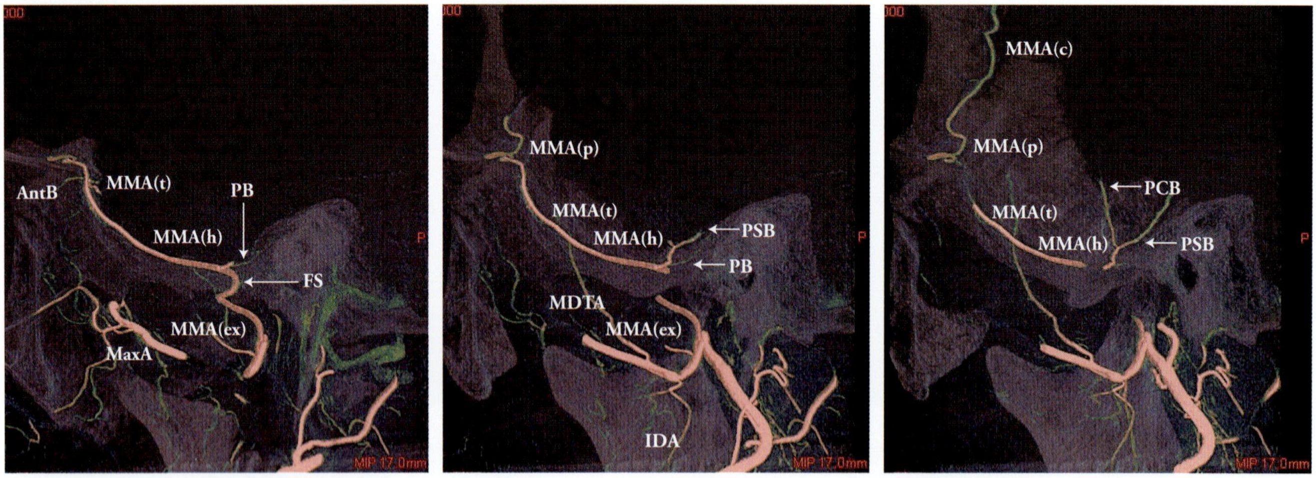

### E-1～3　3D-DS partial MIP 冠状断像（後方より前方へ）
E-1　棘孔レベル　　E-2　正円孔レベル　　E-3　眼窩後壁レベル

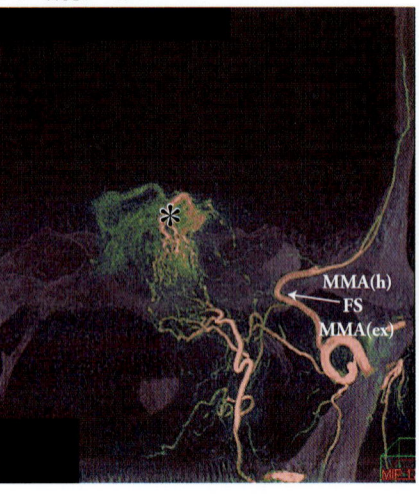

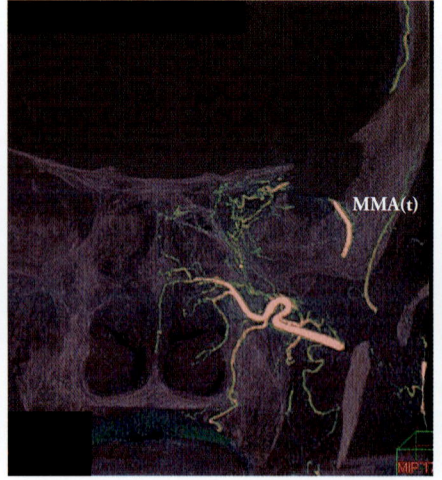

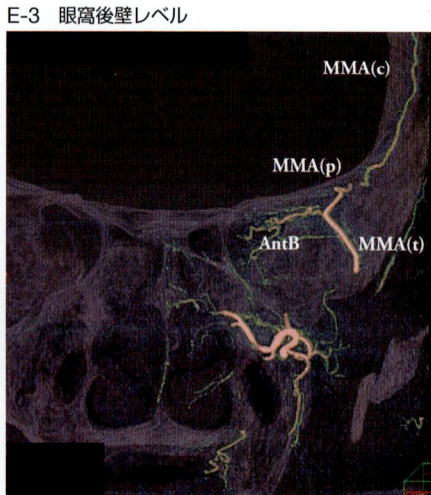

AntB：anterior branch（前枝）
FS：foramen spinosum（棘孔）
IDA：inferior dental artery（下歯槽動脈）
MaxA：maxillary artery（顎動脈）
MDTA：middle deep temporal artery（中深側頭動脈）
MMA(c)：middle meningeal artery coronal segment
MMA(ex)：middle memingeal artery extracranial segment
MMA(h)：middle meningeal artery horizontal segment
MMA(p)：middle meningeal artery pterional segment
MMA(t)：middle meningeal artery temporal segment
PB：petrosal branch（錐体枝）
PCB：posterior convexity branch
PSB：petrosquamous branch（錐体鱗状部枝）

## 1-1 中硬膜動脈の発生と起始部の変異

　頭頸部の動脈は腹側大動脈と背側大動脈および両者を結ぶ6対の大動脈弓のうち第1〜第4大動脈弓の発達と退縮により形成される．middle meningeal artery（中硬膜動脈）などの maxillary artery（顎動脈）の分枝の発生には第1大動脈弓の背側部の遺残である primitive mandibular artery や腹側部の遺残血管網，第2大動脈弓の腹側遺残血管網や背側部の遺残である hyoid artery から上方に分枝する stapedial artery（アブミ骨動脈）がその形成に大きく関与している．stapedial artery は，（ヒトの場合には）胎生期の脳血管の発達の一時期において見られる動脈であり，同血管を取り囲むようにしてアブミ骨（stapes）が形成される．中耳を上行し supraorbital division（のちの middle meningeal artery）と maxillo mandibular division（のちの inferior dental artery）に分かれ，各々眼窩と下顎に分布する．外頸動脈本幹が第3大動脈弓や第2大動脈弓腹側の遺残から形成される ventral pharyngeal artery などから形成され発達していくのに従って stapedial artery が退縮し，中硬膜動脈および顎動脈は external carotid artery（外頸動脈）の分枝となる（図4-7）[1)3)]．この際の中耳側の遺残が中硬膜動脈の petrosal branch（錐体枝）の superficial petrosal artery または superior tympanic artery となる．また，hyoid artery の遺残は caroticotympanic

### 図4-7　外頸動脈発生の模式図

A：胎生期第4〜5週頃より第2大動脈弓の背側部の遺残である hyoid artery から stapedial artery（アブミ骨動脈）が発達し，アブミ骨原基を貫いて頭側に進展し頭蓋底に達した後，supraorbital division と maxillomandibular division に分かれる．

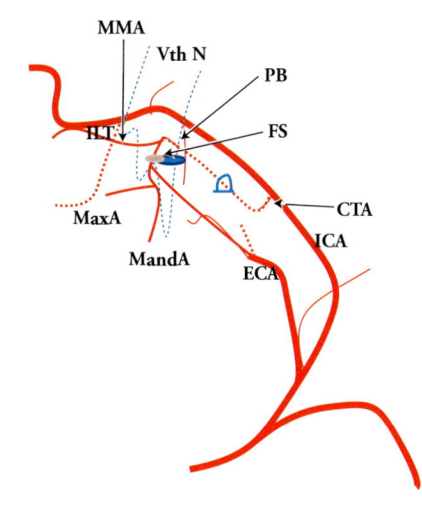

B：外頸動脈が第2大動脈弓の腹側部の遺残血管網をもとに第3大動脈弓から発達し maxillomandibular division と吻合することにより，外頸動脈系が形成され，stapedial artery（アブミ骨動脈）は退縮する．これにより中硬膜動脈は外頸動脈から顎動脈を介して供血されることになる．アブミ骨動脈の中硬膜動脈側は錐体枝（PB）となり hyoid artery は頸動脈鼓室動脈（CTA）として残り鼓室の供血に関与する．外頸動脈の発達によりアブミ骨動脈の下降枝と外頸動脈が吻合する．アブミ骨動脈の下降枝は図中に示すように三叉神経第三枝に沿って下降するので卵円孔を通る（この時にはまだ卵円孔/棘孔/Vesalius はそれぞれの孔[foramen]に分かれていない）．

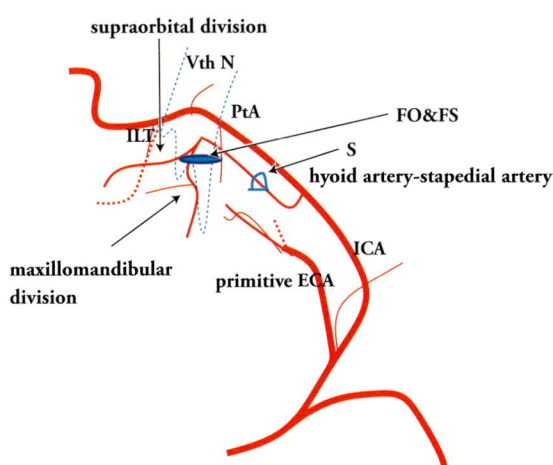

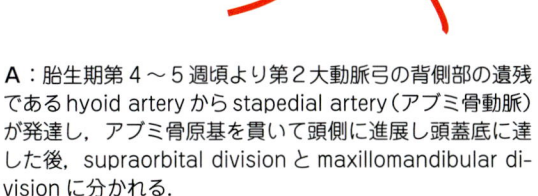

　CTA：caroticotympanic artery（頸動脈鼓室動脈）
　ECA：external carotid artery（外頸動脈）
　　FO：foramen ovale（卵円孔）
　　FS：foramen spinosum（棘孔）
　 ICA：internal carotid artery（内頸動脈）
　 ILT：inferolateral trunk
　MaxA：maxillary artery（顎動脈）
　MandA：mandibular artery（inferior dental artery）
　　　　　（下顎骨動脈[下歯槽動脈]）

　MMA：middle meningeal artery（中硬膜動脈）
　　PB：petrosal branch（錐体枝）
　　PtA：artery of pterygoid canal（Vidian artery）（翼突管動脈）
　　　S：stapes（アブミ骨）
　Vth N：Vth nerve（trigeminal nerve）（三叉神経）

artery（頸動脈鼓室動脈）となるが，血管造影では同定できない．稀に stapedial artery の遺残が見られ，その場合には中硬膜動脈が遺残した stapedial artery から分岐する[3]．この変異は intratympanic internal carotid artery という内頸動脈近位部の走行異常（aberrant internal carotid artery）に伴うことが多いとされる[13]．最も頻度が高い中硬膜動脈起始部の変異は，ophthamic artery（眼動脈）に起始する中硬膜動脈である（図4-8）．もともと上眼窩裂を通り眼窩に分布する中硬膜動脈（recurrent meningeal artery：反回髄膜動脈）と ophthamic artery の吻合が発達し，かつ外頸動脈との連続部が低形成となることにより起こる．時に内頸動脈錐体部付近から中硬膜動脈が起始する変異があり，おそらく primitive mandibular artery と stapedial artery の supraorbital division の吻合が発達遺残することによるものと思われる（図4-9）[14]．

### 図4-8 眼動脈より起始する中硬膜動脈（右中大脳動脈瘤合併症例）

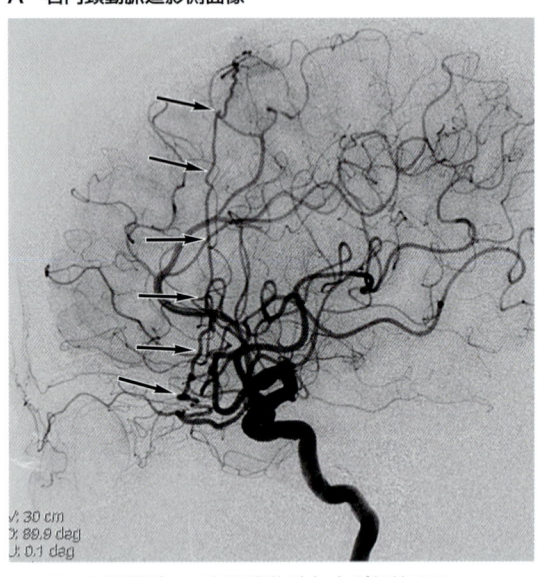

A 右内頸動脈造影側面像　　B 右内頸動脈 3D-DSA VR 像

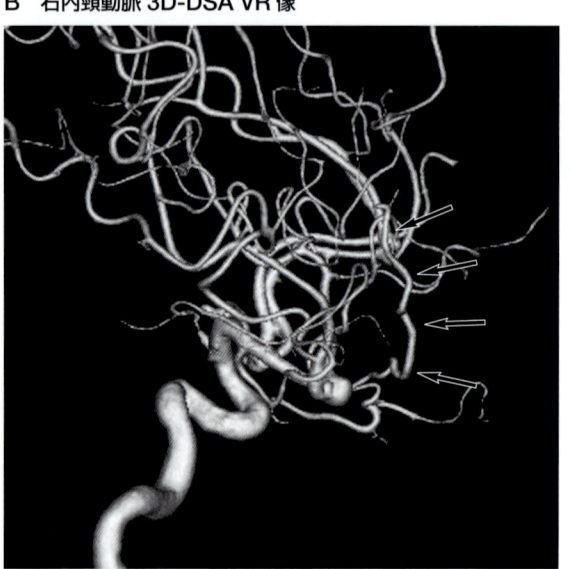

A，B：右眼動脈より中硬膜動脈（→）が起始する．

### 図4-9 内頸動脈錐体部より起始する中硬膜動脈

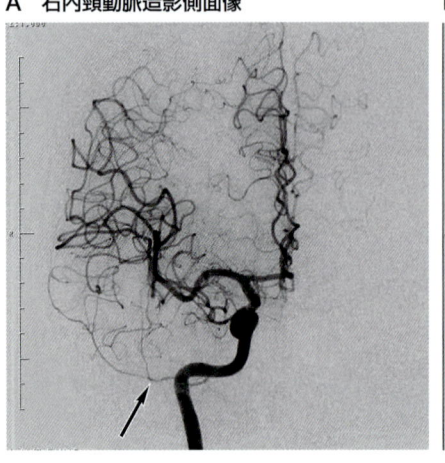

A 右内頸動脈造影側面像　　B 右内頸動脈造影側面像　　C 3D-DSA VR 像

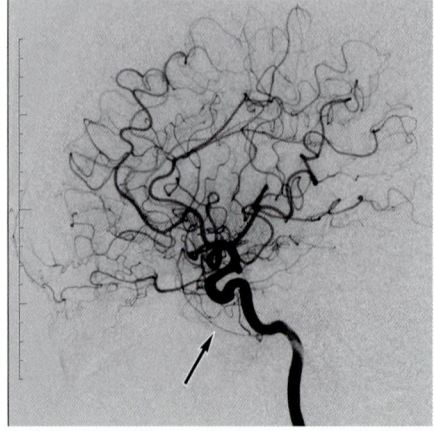

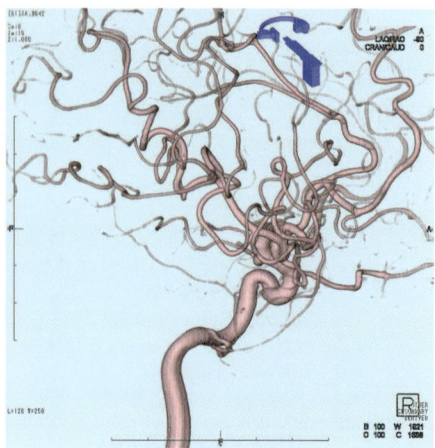

A〜C：中硬膜動脈（→）が翼突管動脈起始部近傍の内頸動脈錐体部より起始する．

**D** 右内頸動脈回転撮影横断再構成像（頸動脈管から破裂孔レベルの連続断面［頭側より尾側］）

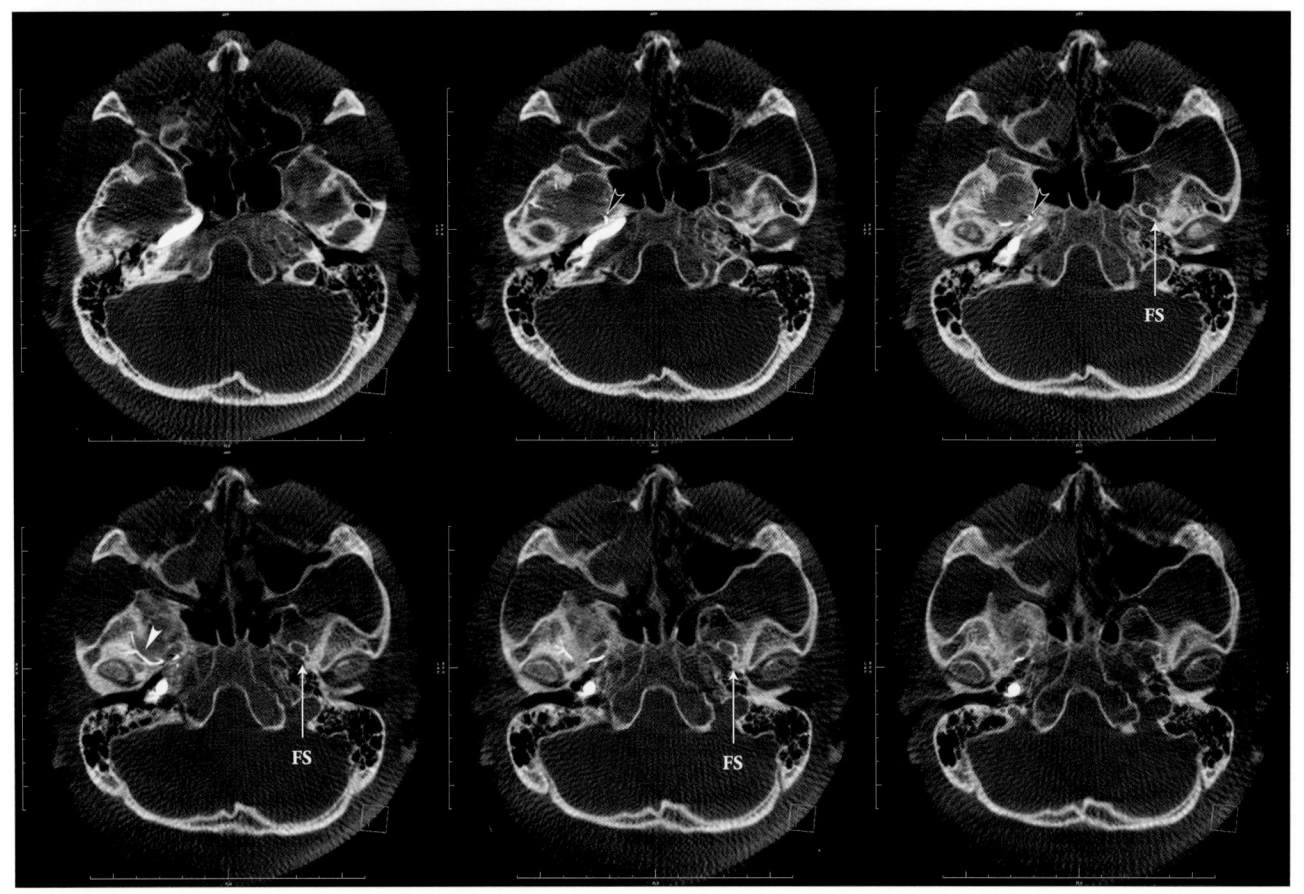

**D**：右内頸動脈より前下方に分枝する中硬膜動脈（▶）を認める．左側では棘孔（FS）が同定されるが，右側では同定しがたい．

FS：foramen spinosum（棘孔）

**E** 右内頸動脈回転撮影冠状断再構成像

E-1　棘孔レベル

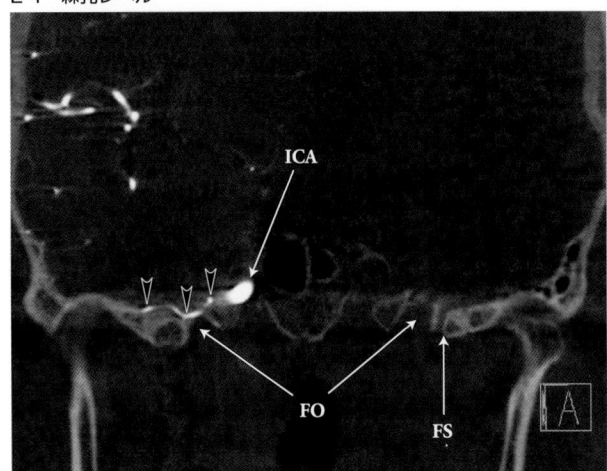

E-2　卵円孔レベル

**E**：右内頸動脈より前外方に分枝する中硬膜動脈（▶）を認め，右卵円孔（FO）上面を外側に走行する．
右側では棘孔（FS）が同定できない．

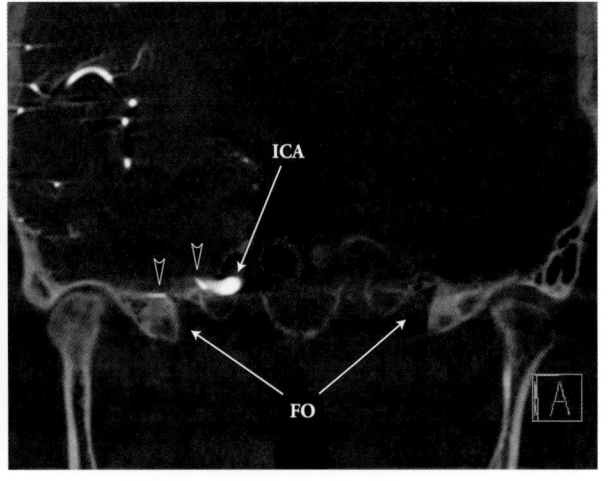

ICA：internal carotid artery（内頸動脈）
FO：foramen ovale（卵円孔）
FS：foramen spinosum（棘孔）

1．中硬膜動脈

## 1-2　中硬膜動脈の分枝

### 1) horizontal segment

#### a. anterior cavernous sinus branch（AntCSB）

　foramen spinosum（棘孔）から頭蓋内に入り，すぐに前内側向きに分枝し海綿静脈洞前部に達する．artery of foramen rotundum（正円孔動脈）や middle meningeal artery（中硬膜動脈）の anterior branch（前枝）などと吻合を有する（図 4-6）．

#### b. posterior cavernous sinus branch（PostCSB）

　horizontal segment から背側に分枝し錐体前上面に沿って内側に走行し海綿静脈洞背側に達する（図 4-6，4-10）．ascending pharyngeal artery（上行咽頭動脈）の middle/lateral clival artery（内/外側斜台動脈）や carotid branch（頸静脈枝）などと吻合を有する．

#### c. petrosal branch（PB）

　horizontal segment 近位部から背側に向けて分枝し，錐体近傍からテント，横静脈洞近位部外側から sigmoid sinus（S 状静脈洞）の硬膜を栄養する（図 4-6，4-11）．petrosal branch（錐体枝）のうち superficial petrosal artery は顔面神経管内を走行し，顔面神経を栄養するとともに occipital artery（後頭動脈）や posterior auricular artery（後耳介動脈）より分枝し，stylomastoid canal（茎乳突管）を通り上行する stylomastoid artery（茎乳突孔動脈）と吻合する（図 4-11，4-12）．また，同様に petrosal branch のひとつである superior tympanic artery や caroticotympanic artery（頸動脈鼓室動脈），ascending pharyngeal artery（上行咽頭動脈）の分枝である inferior tympanic artery（下鼓室動脈）や accessory meningeal artery（副硬膜動脈）の耳管枝，anterior deep temporal artery（前下小脳動脈）の分枝である subarcuate artery（弓下窩動脈）などの中耳に分布する他の動脈分枝と潜在的な吻合を有する．これらの潜在的吻合は経動脈塞栓術の際の危険因子として重要である．

#### d. petrosquamous branch（PSB）

　horizontal segment 遠位部より分枝し，錐体鱗縫合に沿って背側に走行し，テント外側部から側頭部硬膜，横静脈洞とS状静脈洞の硬膜に分布する．血管造影側面像では前述［1］-c.］の petrosal branch（錐体枝）との分離が難しい場合があるが，petrosal branch よりも遠位側から起始するため正面像にて分離同定可能である（図 2-1，4-11，4-13）．しばしば後述［2］-a.］の posterior convexity branch と共通幹を形成して起始する．

### 2) temporal segment

#### a. posterior convexity branch（PCB）

　複数存在し，起始部も horizontal segment から petrosquamous branch と共通幹で分岐する場合や，temporal segment や coronal segment から起始するものもある（図 4-6，4-11，4-13）．側頭から頭頂，後頭部の硬膜や上矢状静脈洞近位側から横静脈洞の硬膜に分布する．塞栓術の際に最も安全に塞栓することが可能な分枝であるが，上小脳動脈や後大脳動脈末梢から硬膜に分枝する小分枝と吻合を有する場合があり，病変が pial artery の硬膜枝からも供血されている症例では塞栓術の際に注意を要する．

#### b. anterior branch

　temporal segment から内側に分枝し，蝶形骨小翼に沿って内側に走行し，海綿静脈洞前部に達する cavernous sinus branch や眼窩内の lacrimal artery（涙腺動脈）と吻合する meningolacrimal artery（cranio-orbital foramen，canal of Hyrtl を通る），ophthalmic artery（眼動脈）と吻合する recurrent meningeal artery（反回髄膜動脈，上眼窩裂を通る）などがあり，各々共通幹を形成し起始することが多い（図 4-6，4-14，4-15）．これら眼窩内分枝との吻合は内頸動脈閉塞や狭窄の際に collateral となることや，anterior branch（前枝）の塞栓術の際に塞栓物質の ophthalmic artery への migration の原因となりうるため重要である（図 4-14，4-15，4-16，4-17）．

### 3) pterional segment-coronal segment

　前述 2)-a. のごとく複数の posterior convexity branch が分枝する．また coronal segment からは前頭蓋底や前円蓋部の硬膜に分布する複数の anterior branch（前枝）が分枝する．これらの分枝の末梢は硬膜を栄養するとともに，他の硬膜動脈や superficial temporal artery（浅側頭動脈）や occipital artery（後頭動脈）から骨を貫き硬膜を栄養する transosseous branch（末梢小分枝）との吻合を有する．前頭蓋底に分布する anterior branch は ethmoidal artery（篩骨動脈）と吻合する．終末枝は前・後 paramedian arteries であり，上矢状静脈洞に沿って前方または後方に走行し，anterior や posterior falcine artery と吻合する（図 4-18）．また，これらの終末枝は大脳鎌にて前・後大脳動脈の髄膜枝と潜在的な吻合を有する[15]．

## 図4-10 中硬膜動脈海綿静脈洞への分枝（右海綿静脈洞部硬膜動静脈瘻症例）

**A** 右外頸動脈造影正面像

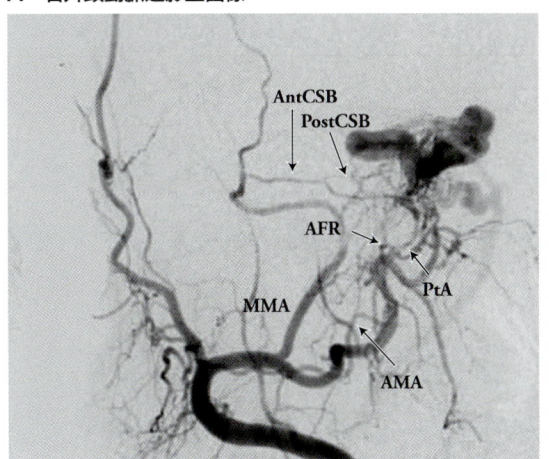

**B** 右外頸動脈造影側面像

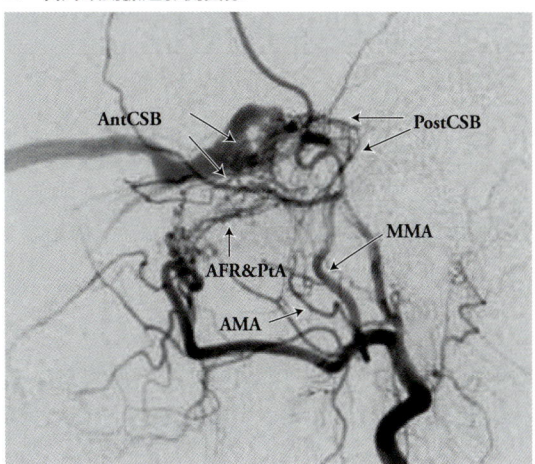

**C-1～11** 右外頸動脈回転撮影横断再構成像
C-1 副硬膜動脈起始レベル　　C-2 中硬膜動脈起始レベル 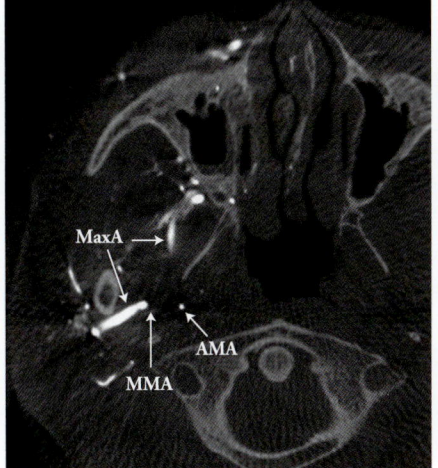　　C-3 眼窩下孔レベル

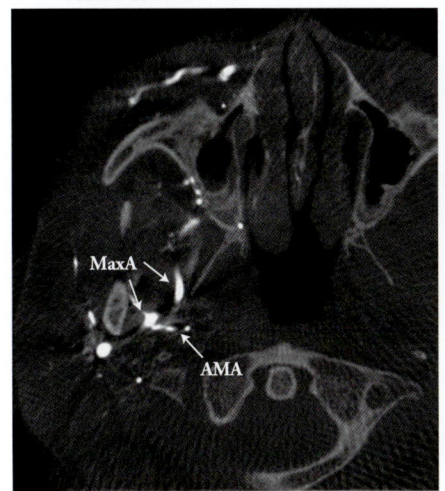

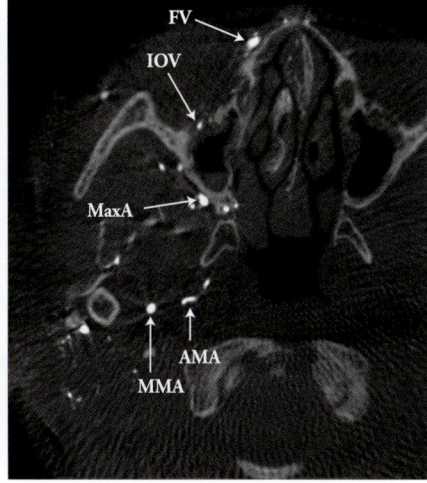

**A～C**：顎動脈（MaxA）は deep course を通り，副硬膜動脈（AMA）と中硬膜動脈（MMA）は別々に分枝する．
中硬膜動脈は棘孔（FS）を，副硬膜動脈は卵円孔（FO）を通り頭蓋内に入り，各々海綿静脈洞部の硬膜動静脈瘻（C-11；＊）に供血する．中硬膜動脈からの feeder として前枝（AntB）は蝶形骨前縁を内側に走行し，海綿静脈洞前外方に向かい正円孔動脈（AFR）や翼突管動脈（PtA）からの feeder と吻合する．一方，海綿静脈洞枝の後枝（PostCSB）は錐体骨に沿って内側に走行し海綿静脈洞部後部に向かう．

AntCSB：anterior cavernous sinus branch（海綿静脈洞枝の前枝）
AFR：artery of foramen rotundum（正円孔動脈）
AMA：accessory meningeal artery（副硬膜動脈）
AV：angular vein（眼角静脈）
FV：facial vein（顔面静脈）
IOV：inferior ophthalmic vein（下眼静脈）
MaxA：maxillary artery（顎動脈）
MMA：middle meningeal artery（中硬膜動脈）
PostCSB：posterior cavernous sinus branch（海綿静脈洞枝の後枝）
PtA：artery of pterygoid canal（Vidian artery）（翼突管動脈）

（C-4～11 は次ページ）

## 図 4-10（続き） 中硬膜動脈海綿静脈洞への分枝（右海綿静脈洞部硬膜動静脈瘻症例）

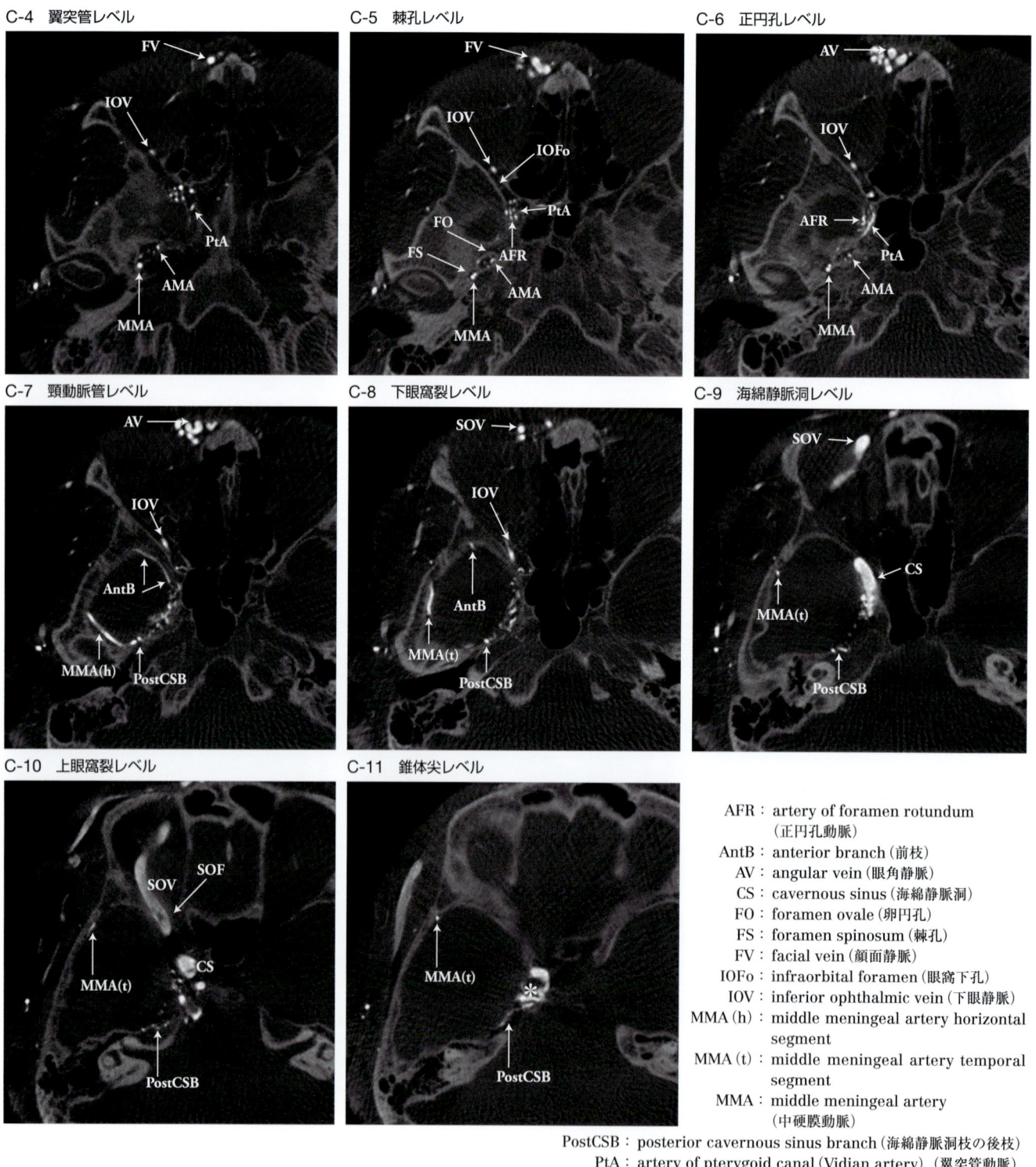

C-4 翼突管レベル

C-5 棘孔レベル

C-6 正円孔レベル

C-7 頸動脈管レベル

C-8 下眼窩裂レベル

C-9 海綿静脈洞レベル

C-10 上眼窩裂レベル

C-11 錐体尖レベル

AFR：artery of foramen rotundum（正円孔動脈）
AntB：anterior branch（前枝）
AV：angular vein（眼角静脈）
CS：cavernous sinus（海綿静脈洞）
FO：foramen ovale（卵円孔）
FS：foramen spinosum（棘孔）
FV：facial vein（顔面静脈）
IOFo：infraorbital foramen（眼窩下孔）
IOV：inferior ophthalmic vein（下眼静脈）
MMA(h)：middle meningeal artery horizontal segment
MMA(t)：middle meningeal artery temporal segment
MMA：middle meningeal artery（中硬膜動脈）
PostCSB：posterior cavernous sinus branch（海綿静脈洞枝の後枝）
PtA：artery of pterygoid canal（Vidian artery）（翼突管動脈）
SOF：superior orbital fissure（上眼窩裂）
SOV：superior ophthalmic vein（上眼静脈）
＊：動静脈瘻

## 図4-11 中硬膜動脈錐体枝，錐体鱗状部枝と茎乳突孔動脈（横S状静脈洞部硬膜動静脈瘻症例）

**A** 右外頸動脈造影側面像

**B** 選択的中硬膜動脈造影

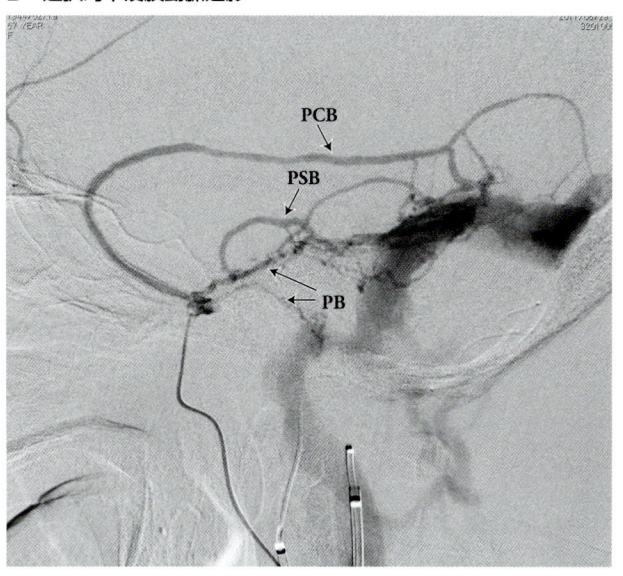

A，B：横・S状静脈洞移行部のシャントには中硬膜動脈の posterior convexity branch（PCB），錐体鱗状部枝（PSB）および錐体枝（PB）の一部が主に供血する．またS状静脈洞および頸静脈孔近傍のシャントには錐体枝（PB）と後耳介動脈（PAA）からの茎乳突孔動脈（SMA）やその他の分枝が供血する．

**C** 右外頸動脈造影側面像

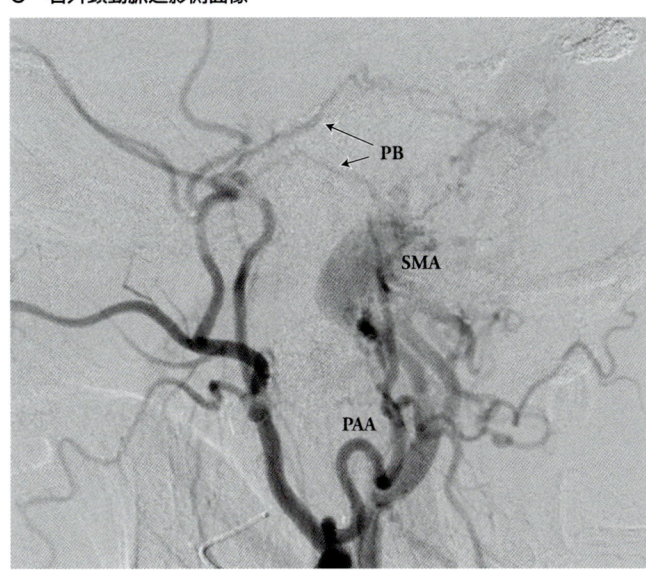

C：横S状静脈洞移行部のシャントの選択的経静脈塞栓および中硬膜動脈 posterior convexity branch と錐体鱗状部枝の経動脈塞栓術後．中硬膜動脈の錐体枝（PB）と茎乳突孔動脈（SMA）から供血されるS状静脈洞近位部のシャントが残存している．

PAA： posterior auricular artery（後耳介動脈）
PCB： posterior convexity branch
PB： petrosal branch（錐体枝）
PSB： petrosquamous branch（錐体鱗状部枝）
SMA： stylomastoid artery（茎乳突孔動脈）

（D，Eは次ページ）

## 図 4-11（続き）　中硬膜動脈錐体枝，錐体鱗状部枝と茎乳突孔動脈（横 S 状静脈洞部硬膜動静脈瘻症例）

### D-1～3　3D DSA partial MIP 横断像
D-1　棘孔レベル
D-2　中耳腔レベル
D-3　顔面神経管レベル

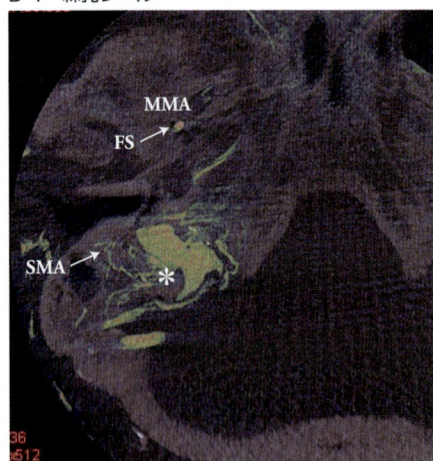

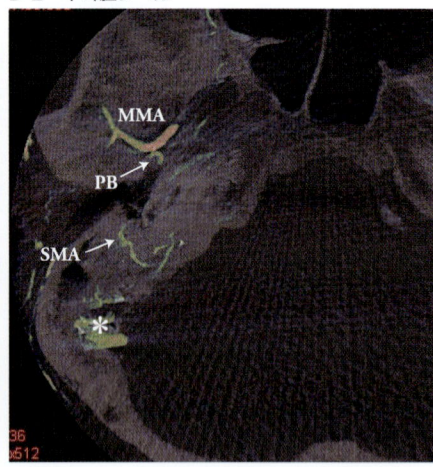

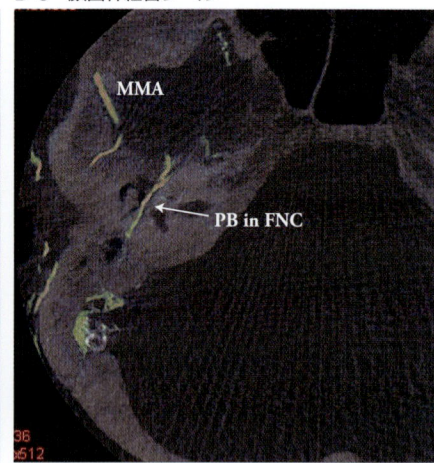

### E-1～2　3D DSA partial MIP 斜矢状断像
E-1　顔面神経管レベル
E-2　茎乳突孔レベル

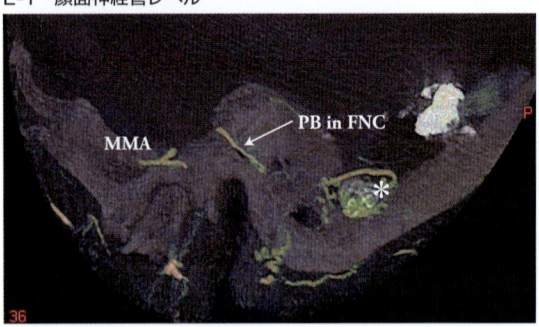

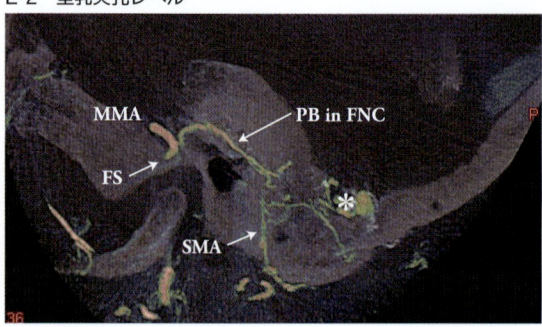

**D, E**：温存した中硬膜動脈の錐体枝（PB, superficial petrosal branch）が顔面神経管（FNC）を通り茎乳突孔動脈（SMA）と吻合し動静脈瘻に供血している．

FNC：facial nerve canal（顔面神経管）
FS：foramen spinosum（棘孔）
MMA：middle meningeal artery（中硬膜動脈）
PB：petrosal branch（錐体枝）
SMA：stylomastoid artery（茎乳突孔動脈）
＊：シャント部

## 図4-12　鼓室近傍での動脈の潜在的吻合

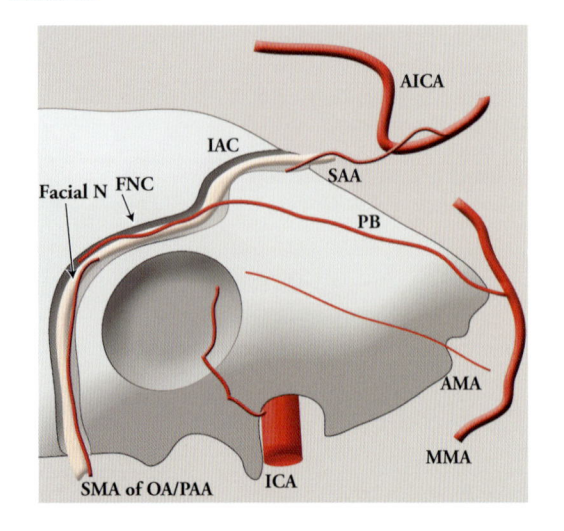

AICA：anterior inferior cerebellar artery（前下小脳動脈）
AMA：accessory meningeal artery（副硬膜動脈）
FNC：facial nerve canel（顔面神経管）
Facial N：facial nerve（顔面神経）
IAC：internal auditory canal
ICA：internal carotid artery（内頸動脈）
MMA：middle meningeal artery（中硬膜動脈）
OA：occipital artery（後頭動脈）
PAA：posterior auricular artery（後耳介動脈）
PB：petrosal branch（錐体枝）
SAA：subarcuate artery（弓下窩動脈）
SMA：stylomastoid artery（茎乳突孔動脈）

## 図4-13 錐体枝と錐体鱗状部枝, posterior convexity branch
### (右横S状静脈洞部硬膜動静脈瘻症例)

**A** 右外頸動脈造影側面像

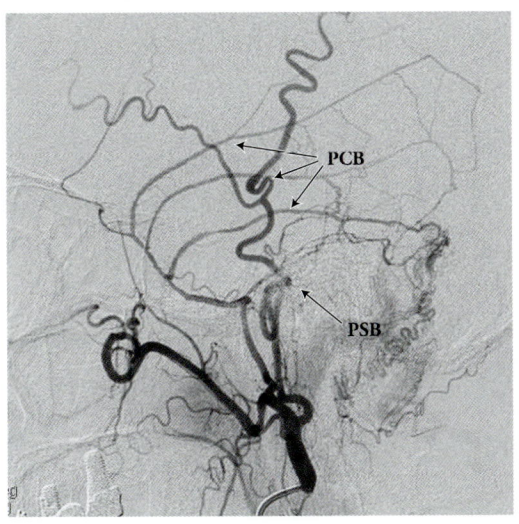

**B** 右外頸動脈造影正面像

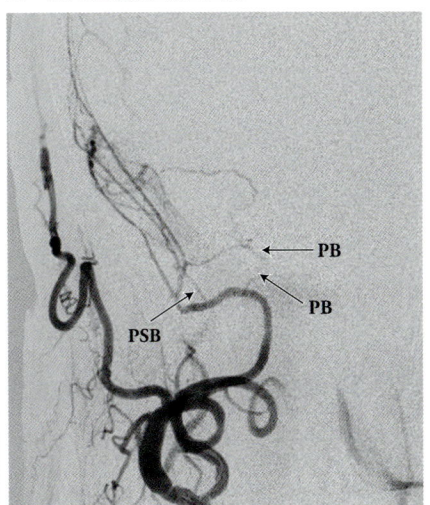

**C-1〜4** 右外頸動脈回転撮影横断再構成像

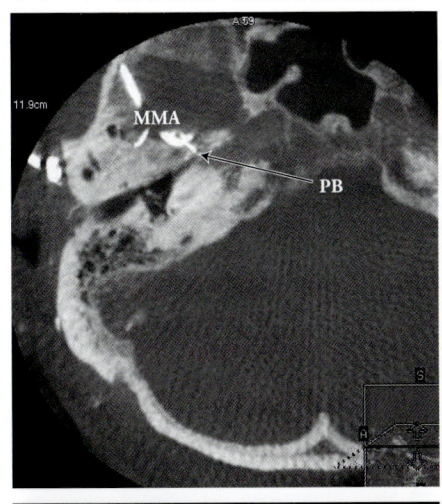

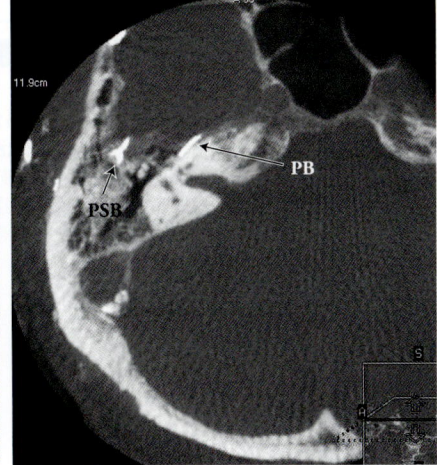

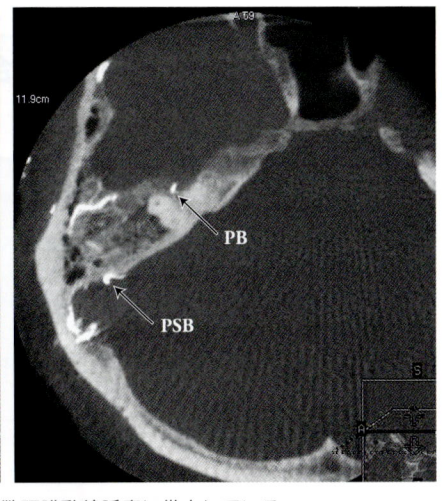

A〜C：中硬膜動脈より後方へ向かう分枝が多数硬膜動静脈瘻に供血している．側面像（A）では錐体枝（PB）と錐体鱗状部枝（PSB）が重なるため両者の区別が困難であるが，正面像（B）では錐体枝（PB）は中硬膜動脈が棘孔から頭蓋底に入ったのちすぐに分枝するため，水平部遠位側から起始する錐体鱗状部枝（PSB）と分離同定可能である．中硬膜動脈さらに遠位側（temporal segment）からは多数の posterior convexity branch（PCB）が分枝し，動静脈瘻に供血する．

MMA：middle meningeal artery（中硬膜動脈）
 PB：petrosal branch（錐体枝）
PCB：posterior convexity branch
PSB：petrosquamous branch（錐体鱗状部枝）

（D，Eは次ページ）

### 図 4-16（続き）　眼動脈から起始する中硬膜動脈分枝（右円蓋部髄膜腫症例）

**E-1～4**　左内頸動脈 3D-DSA partial MIP 横断像（眼窩上縁～視神経管レベル）

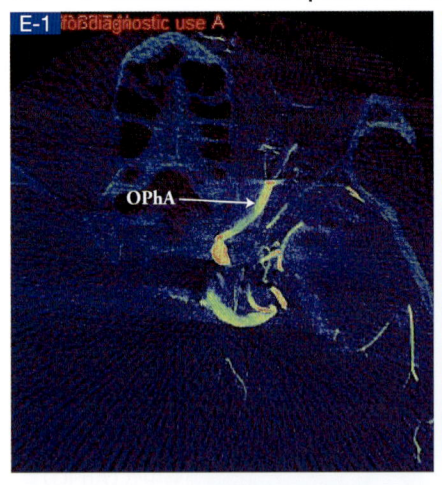

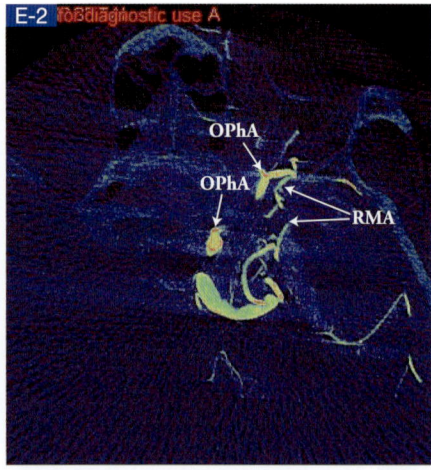

**F**　左内頸動脈 3D-DSA partial MIP 冠状断像

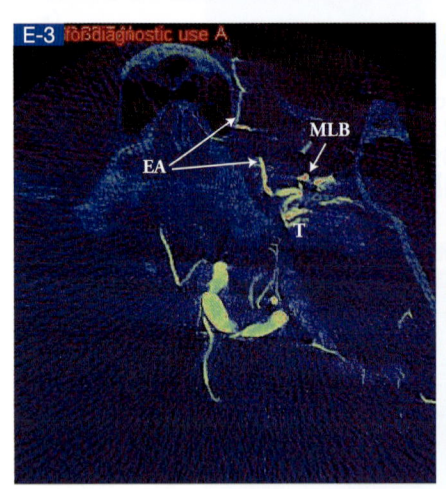

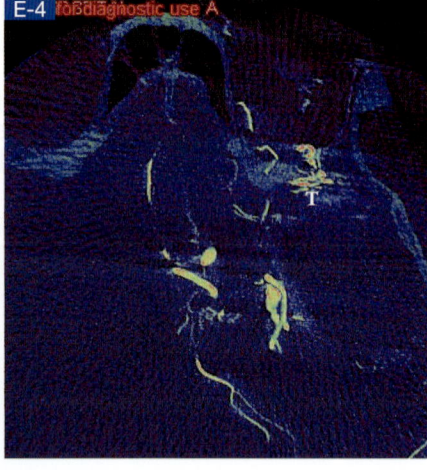

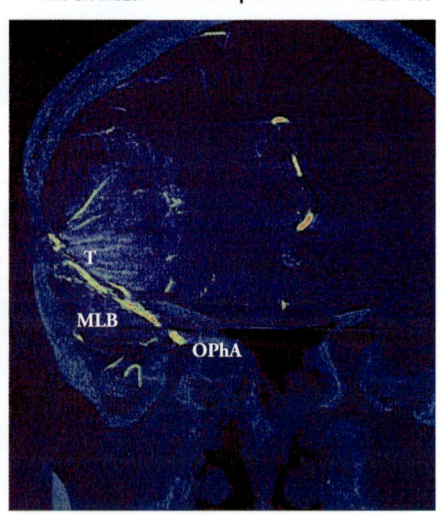

E, F：眼動脈（OPhA）が拡張し，反回髄膜動脈（RMA）および meningolacrimal branch（MLB）が feeder となり腫瘍（T）に供血する．

- EA：ethmoidal artery（篩骨動脈）
- MLB：meningolacrimal branch
- OPhA：ophthalmic artery（眼動脈）
- RMA：recurrent meningeal artery（反回髄膜動脈）
- T：tumor（腫瘍）

## 図4-17 眼動脈より分枝する反回髄膜動脈より供血される中頭蓋底部髄膜腫

A 内頸動脈造影側面像

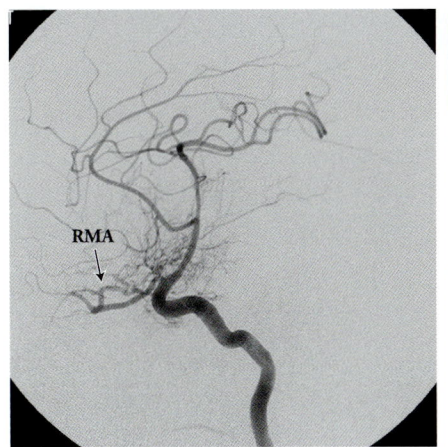

B 選択的反回髄膜動脈動脈造影側面像

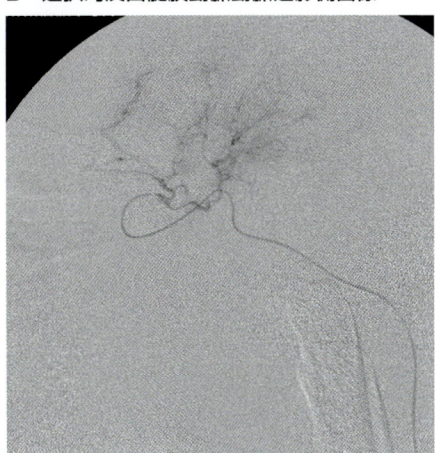

C 塞栓術後,内頸動脈造影側面像

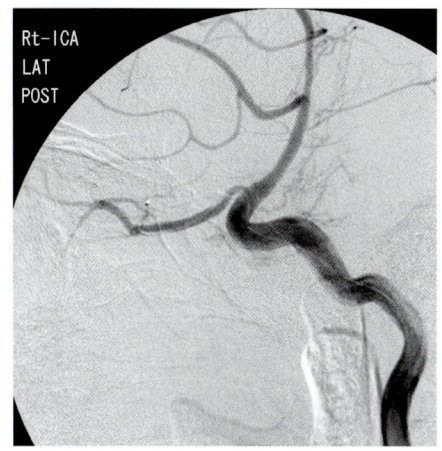

A:反回髄膜動脈(RMA)は拡張し,多数の新生血管の造生と濃染を認める.

B:同部よりPVA細粒にて塞栓を行った.

C:濃染像は消失し眼動脈は保たれている.

RMA:recurrent meningeal artery(反回髄膜動脈)

## 図4-18 前大脳鎌動脈と中硬膜動脈終末枝の吻合(傍矢状部髄膜腫症例)

A 中硬膜動脈造影側面像

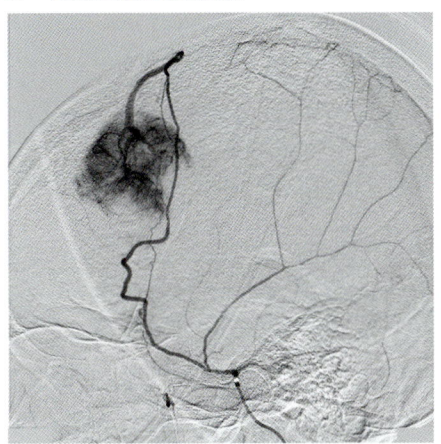

B 選択的塞栓術中,造影側面像

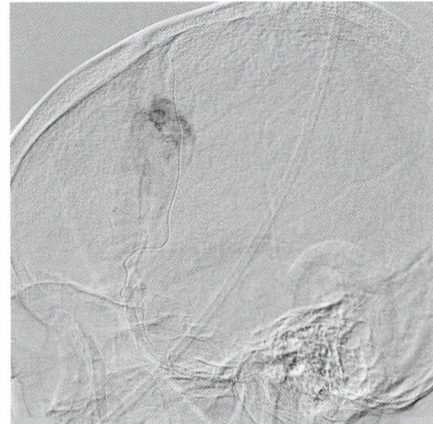

C 塞栓術後,中硬膜動脈造影側面像

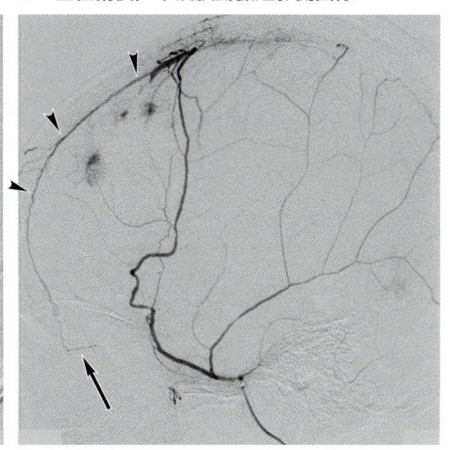

A:前枝末梢が拡張し,末梢より顕著な新生血管の増生と濃染像を認める.

B:拡張したfeeding arteryにマイクロカテーテルを挿入し20% NBCA-lipidolを用いて塞栓術を施行した.

C:腫瘍濃染は著明に減少している.術前には認めなかった中硬膜動脈と前大脳鎌動脈(▶)の吻合を介して眼動脈末梢(→)が描出されている.

## 2. 副硬膜動脈　accessory meningeal artery：AMA
【参照図：図2(p.19), 図4-19～21(p.92～97)】

　主に咽頭や耳管を栄養する小動脈であるが，foramen ovale（卵円孔）または時にforamen Vesaliusを通って頭蓋内に入り周囲硬膜や三叉神経節を栄養する．middle meningeal artery（中硬膜動脈）の頭蓋外近位部から前上方に向けて起始するが，中硬膜動脈の項（p.74, 75）で前述したようにmaxillary artery（顎動脈）から直接起始することもしばしば見られる．accessory meningeal artery（副硬膜動脈）は前上方に走行し前枝と後枝に分かれる．前枝は耳管に沿って前方に走行し，耳管咽頭隆起に達し周囲の粘膜や骨，口蓋帆張筋を栄養するとともに，internal carotid artery（内頸動脈）から分枝するVidial arteryや顎動脈末梢からのrecurrent arteries（反回動脈枝）のうちartery of pterygoid canal（Vidian artery，翼突管動脈）やpharyngeal artery（咽頭動脈，pterygovaginal artery），ascending pharyngeal artery（上行咽頭動脈）のpharyngeal branch（咽頭枝）などと吻合する[16]．後枝は上行し三叉神経第3枝（下顎神経）に沿ってforamen ovale（またはforamen vesalius）を通って頭蓋内に入り，cavernous sinus（海綿静脈洞）周囲の硬膜や三叉神経節，錐体前上面の骨を栄養する．後枝はcavernous sinus外下側にて中硬膜動脈の海綿静脈洞枝やrecurrent meningeal artery（反回髄膜枝），内頸動脈のinferolateral trunk，顎動脈からの反回枝の1つであるartery of foramen rotundum（正円孔動脈）などと吻合しネットワークを形成するとともに，錐体近傍では内頸動脈のmeningohypophyseal trunkや中硬膜動脈の錐体枝，前下小脳動脈のsubarcuate arteryなどとの潜在的な吻合を有する[17]．本動脈は海綿静脈洞部硬膜動静脈瘻のfeeding arteryとなることが多いが，前述のように三叉神経節を栄養することに加え，頭蓋内外で他の分枝と豊富なネットワークを有することから塞栓術などの血管内治療を行う場合には十分な注意が必要である（図4-22）．

### 図4-19　副硬膜動脈とinferolateral trunk，眼動脈を介する外頸内頸吻合の画像解剖（左内頸動脈起始部閉塞症例）

A　左総頸動脈造影正面像

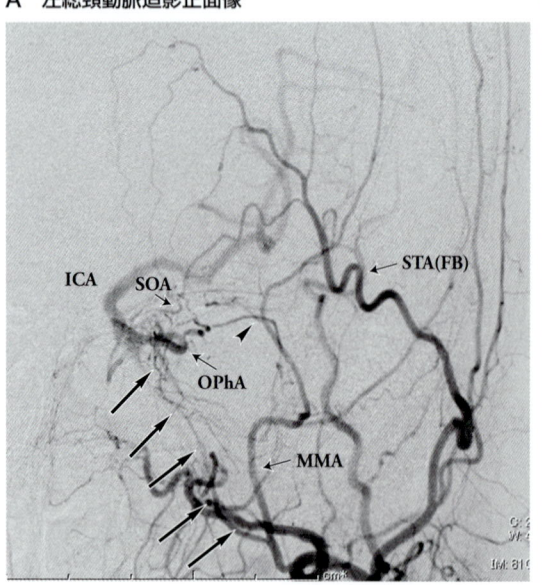

B　左総頸動脈造影側面像

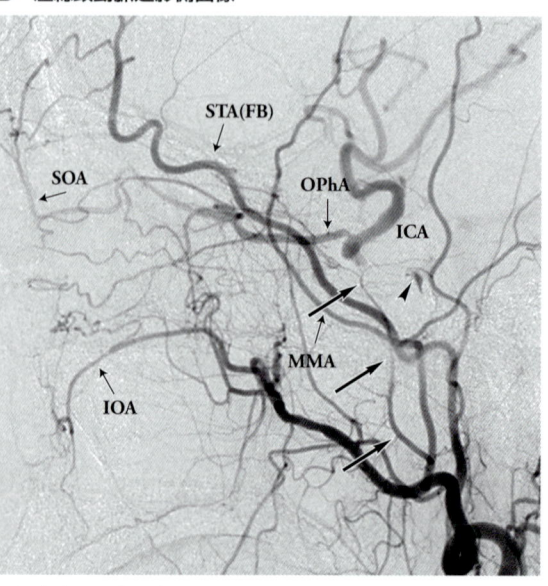

A, B：副硬膜動脈（→）が中硬膜動脈頭蓋外近位部から分岐し前内上方に走り卵円孔（FO）を通り中頭蓋窩に入り，inferolateral trunkと吻合し内頸動脈海綿静脈洞部につながる．また浅側頭動脈前頭枝（STA[FB]）や眼窩下動脈（IOA）から眼動脈（OPhA）の眼窩上動脈（SOA）やlacrimal artery（涙腺動脈）などの分枝を介した表在性の吻合路を介する外頸動脈―内頸動脈の側副血行も見られる．

## 2. 副硬膜動脈

**C-1〜8　回転血管撮影横断再構成像（顎動脈起始部レベルから上眼窩裂レベルにかけての連続断面）**

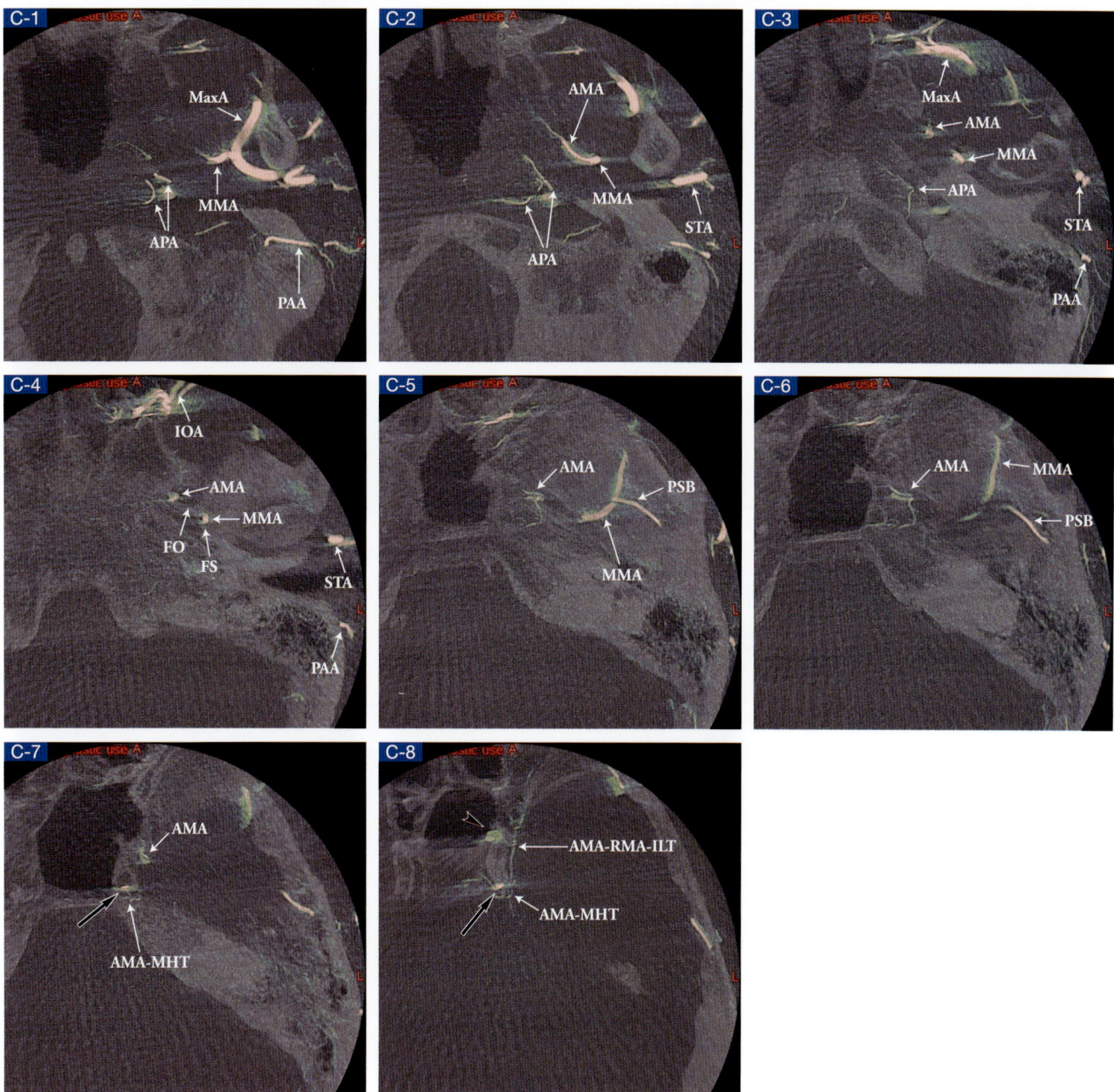

A、Bの矢頭（▶）およびCの矢印（→）はmeningohypophyseal trunk（MHT）を介する内頸動脈の部分的な造影を示す．
Cの矢印（→）はBの矢頭（▶）とともにmeningohypophyseal trunk（MHT）を介する内頸動脈の造影を示す．Cの矢頭（▶）はinferolateral trunk（ILT）を介する内頸動脈の造影を示す．

| | |
|---|---|
| AMA： accessory meningeal artery（副硬膜動脈） | IOA： infraorbital artery（眼窩下動脈） |
| AMA-MHT： anastomosis between AMA and MHT（AMA-MHT間の吻合） | MaxA： maxillary artery（顎動脈） |
| AMA-RMA-ILT： anastomosis between AMA, RMA and ILT（AMA-RMA-ILT間の吻合） | MHT： meningohypophyseal trunk |
| APA： ascending pharyngeal artery（上行咽頭動脈） | MMA： middle meningeal artery（中硬膜動脈） |
| FB： frontal branch（前頭枝） | OPhA： ophthalmic artery（眼動脈） |
| FO： foramen ovale（卵円孔） | PAA： posterior auricular artery（後耳介動脈） |
| FS： foramen spinosum（棘孔） | PSB： petrosquamous branch（錐体鱗状部枝） |
| ICA： internal carotid artery（内頸動脈） | RMA： recurrent meningeal artery（反回髄膜動脈） |
| ILT： inferolateral trunk | SOA： supraorbital artery（眼窩上動脈） |
| | STA： superficial temporal artery（浅側頭動脈） |

（Dは次ページ）

**図 4-19（続き）** 副硬膜動脈と inferolateral trunk，眼動脈を介する外頸内頸吻合の画像解剖（左内頸動脈起始部閉塞症例）

**D-1～4　回転血管撮影冠状断再構成像**

D-1　卵円孔レベル

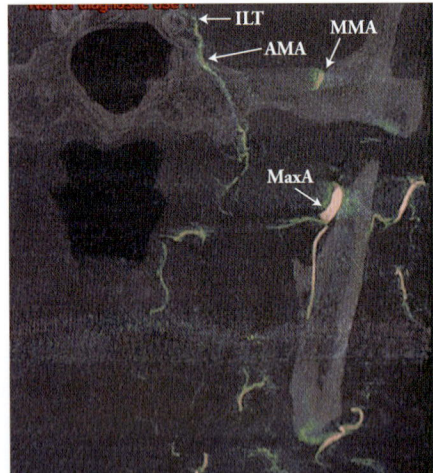

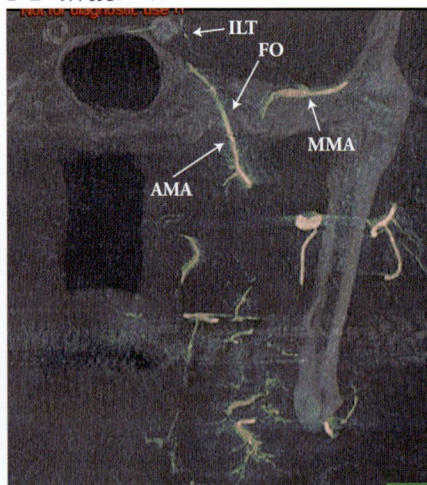

D-2　卵円孔レベル

D-3　棘孔レベル

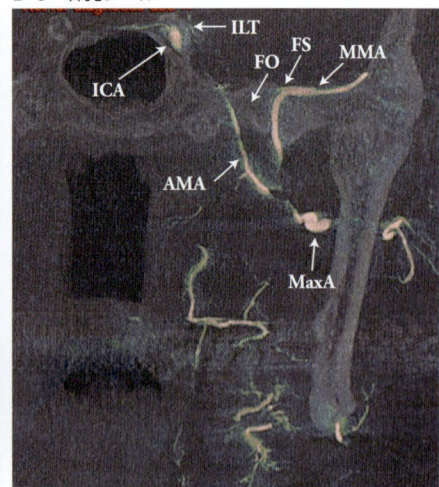

D-4　棘孔レベル

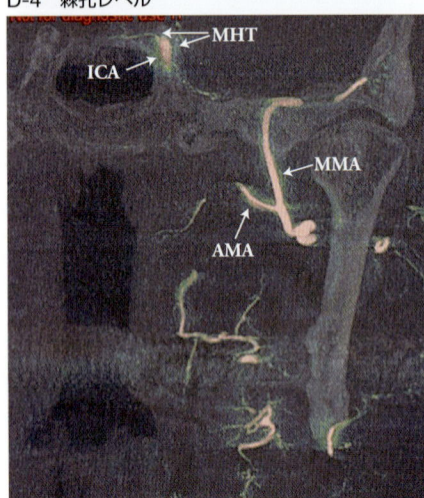

AMA：accessory meningeal artery（副硬膜動脈）
FO：foramen ovale（卵円孔）
FS：foramen spinosum（棘孔）
ICA：internal carotid artery（内頸動脈）
ILT：inferolateral trunk
MaxA：maxillary artery（顎動脈）
MHT：meningohypophyseal trunk
MMA：middle meningeal artery（中硬膜動脈）

## 図4-20 副硬膜動脈の画像解剖（上錐体静脈洞部硬膜動静脈瘻症例）

A 左外頸動脈造影側面像

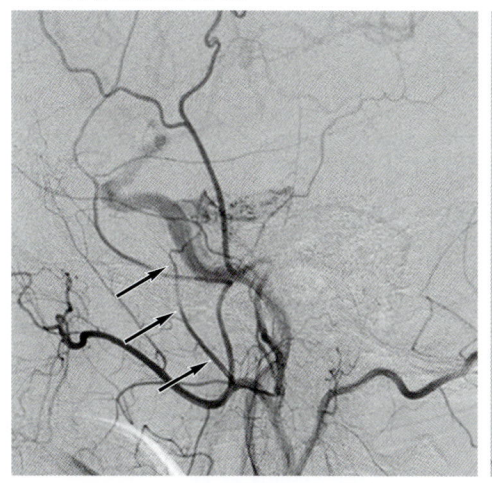

B 左椎骨動脈造影側面像

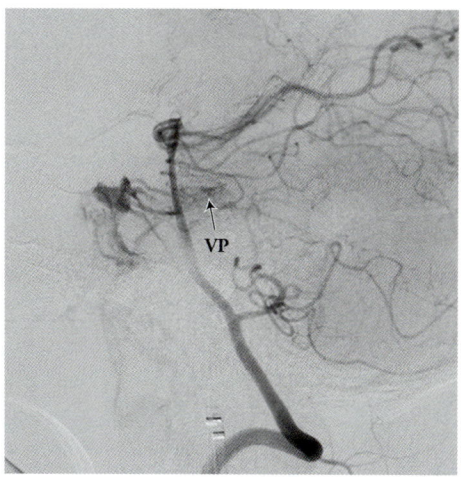

C 左外頸動脈造影回転撮影横断再構成像

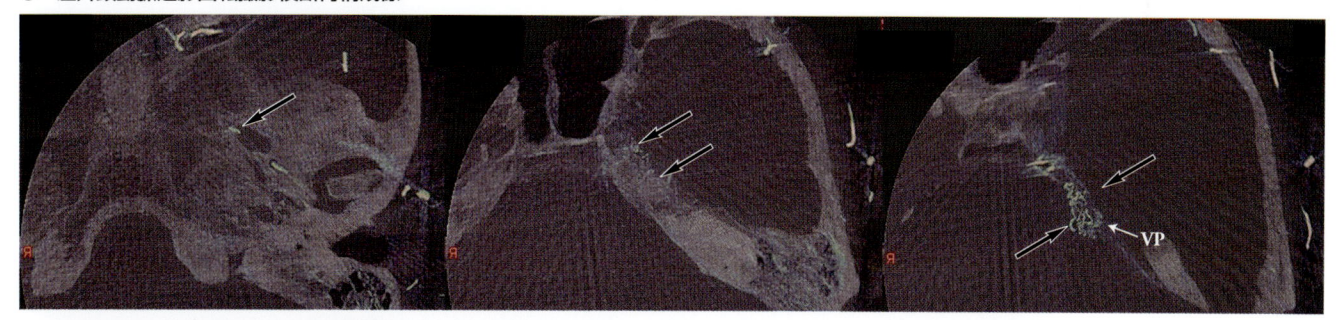

D 左椎骨動脈造影回転撮影横断再構成像

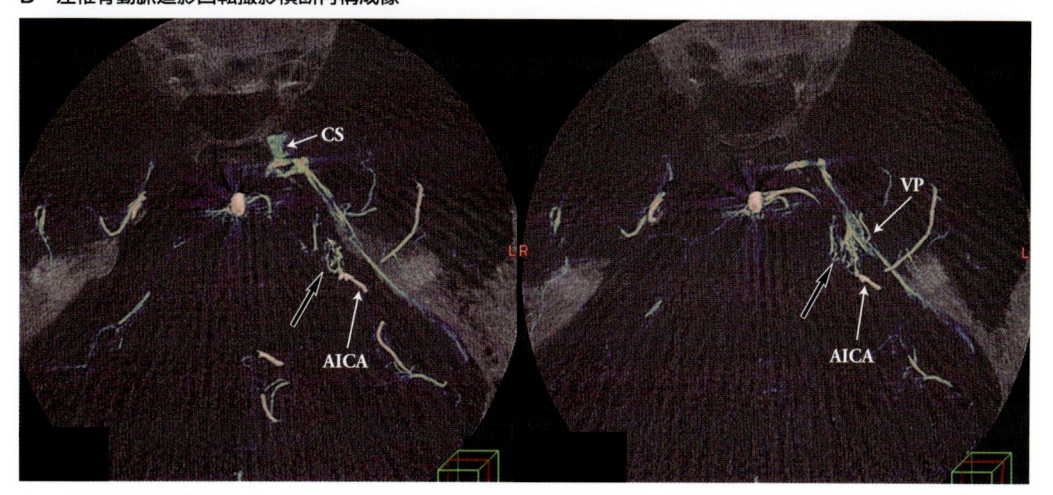

A〜D：副硬膜動脈（A, C；→）は上行し卵円孔を通り頭蓋内に入り，後内側に向かい錐体尖の上面で多数の小分枝を出し上錐体静脈洞近傍の venous pouch（VP）にシャントする．椎骨動脈造影では前下小脳動脈（AICA）からの多数の硬膜枝（D；→）が同じ venous pouch（VP）にシャントし上錐体静脈洞から海綿静脈洞（CS）およびS状静脈洞へと還流する硬膜動静脈瘻を認める．
このことから副硬膜動脈と前下小脳動脈には潜在的な吻合が存在することが推察される．

AICA：anterior inferior cerebellar artery（前下小脳動脈）
CS：cavernous sinus（海綿静脈洞）
VP：venous pouch

## 図4-21 副硬膜動脈とその潜在的な吻合の画像解剖（海綿静脈洞部硬膜動静脈瘻症例）

**A** 左外頸動脈造影正面像

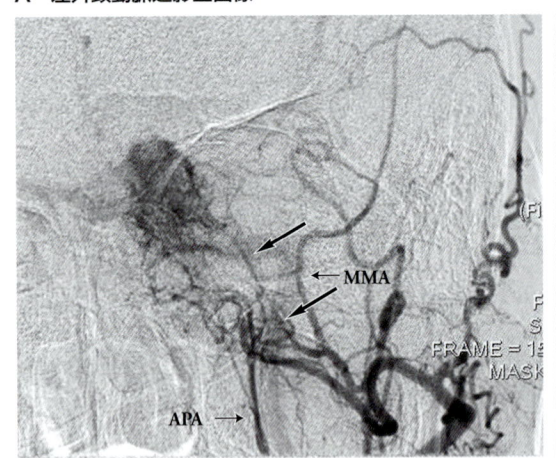

**B** 左外頸動脈造影側面像

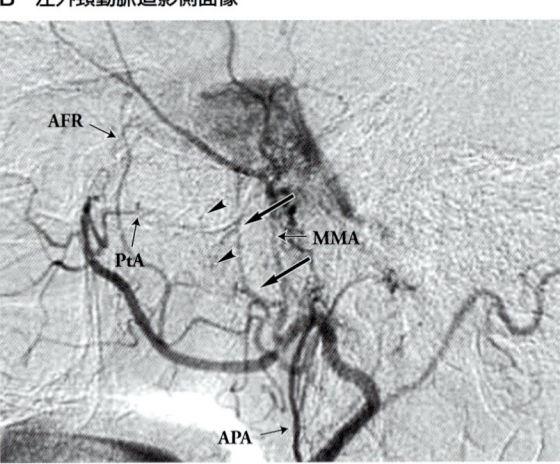

A〜F：副硬膜動脈（AMA）は中硬膜動脈近位部より分岐し，前上方に走行して前枝（AntB, B；→）と後枝（PostB, A, B；→）に分かれ両者ともに上行し，前枝は foramen Vesalius を通り（FVes），後者は卵円孔（FO）を通り海綿静脈洞部に達し硬膜動静脈瘻に供血する．
その他，顎動脈末梢より翼突管動脈（PtA）や正円孔動脈（AFR），上行咽頭動脈の頸動脈枝（CB）なども硬膜動静脈瘻に供血する．このうち翼突管動脈と副硬膜動脈前枝，上行咽頭動脈咽頭枝は翼突管部で吻合を有する．また，正円孔動脈と副硬膜動脈後枝は海綿静脈洞外側で吻合する．

| | |
|---|---|
| AFR： artery of foramen rotundum（正円孔動脈） | FVes： foramen Vesalius |
| AMA V： AMA branch through the Vesalius canal（Vesalius 管を通る AMA 枝） | IOA： infraorbital artery（眼窩下動脈） |
| AMA： accessory meningeal artery（副硬膜動脈） | MaxA： maxillary artery（顎動脈） |
| AntB： anterior branch（前枝） | MMA： middle meningeal artery（中硬膜動脈） |
| APA： ascending pharyngeal artery（上行咽頭動脈） | NMB： neuromeningeal branch（神経髄膜枝） |
| CB： carotid branch（頸動脈枝） | OA： occipital artery（後頭動脈） |
| CB APA： carotid branch of the ascending pharyngeal artery（上行咽頭動脈内頸動脈枝） | PhA： pharyngeal artery（咽頭動脈） |
| FO： foramen ovale（卵円孔） | PostB： posterior branch（後枝） |
| FS： foramen spinosum（棘孔） | PtA： artery of pterygoid canal（Vidian artery）（翼突管動脈） |
| | SPhB： superior pharyngeal branch（上咽頭枝） |

2. 副硬膜動脈　97

## C-1〜4　左外頸動脈造影回転撮影横断再構成像

### C-1　上咽頭副硬膜動脈前後枝分岐レベル
### C-2　foramen Vesalius レベル
### C-3　翼突管レベル
### C-4　正円孔レベル

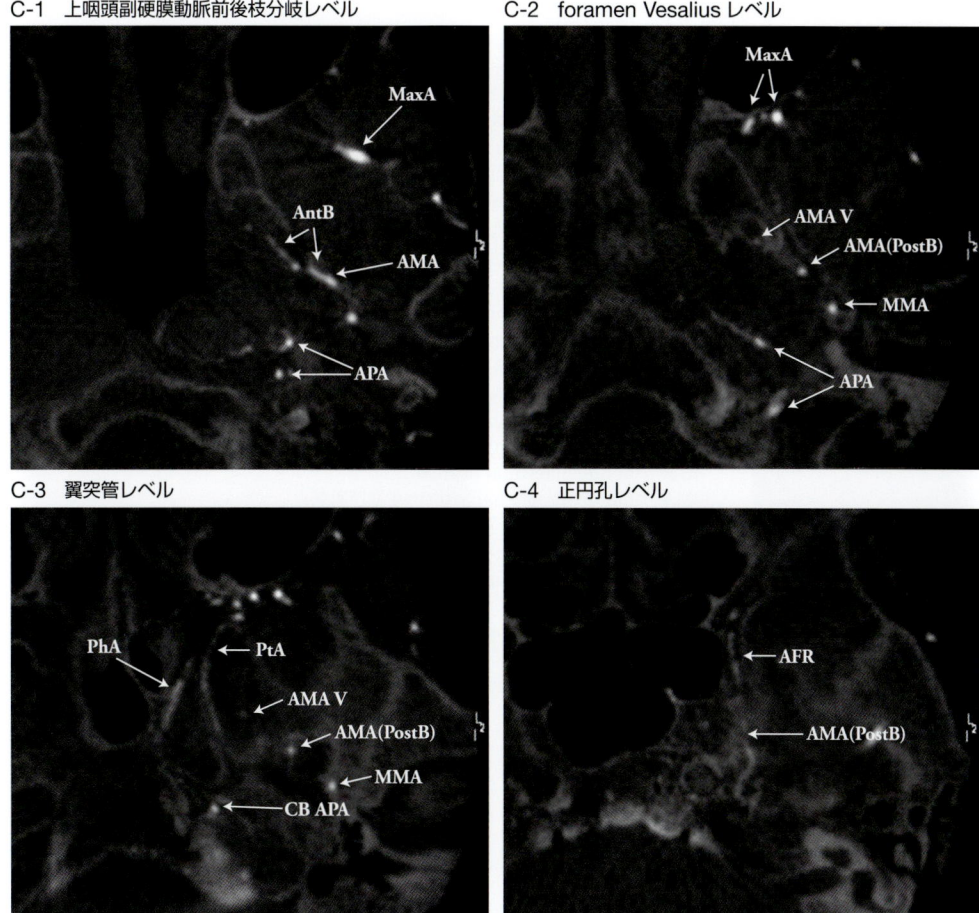

### D　左外頸動脈造影回転撮影斜冠状断再構成像（卵円孔レベル）

### E　左外頸動脈造影回転撮影矢状断再構成像（翼突管レベル）

### F　副硬膜動脈，翼突管動脈，上行咽頭動脈咽頭枝，内頸動脈の潜在的吻合図

4　顎動脈

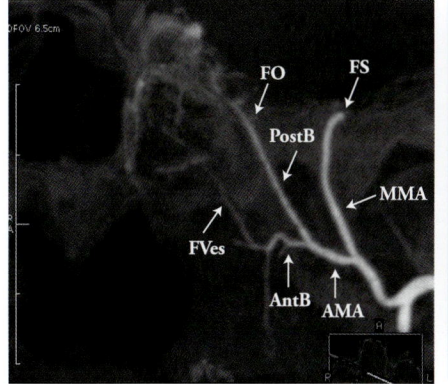

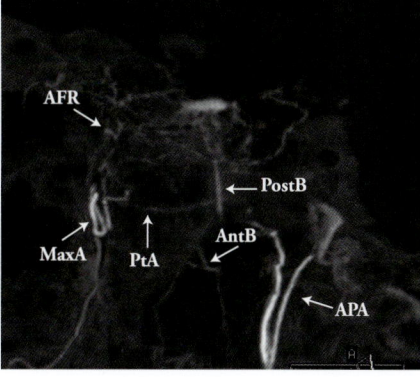

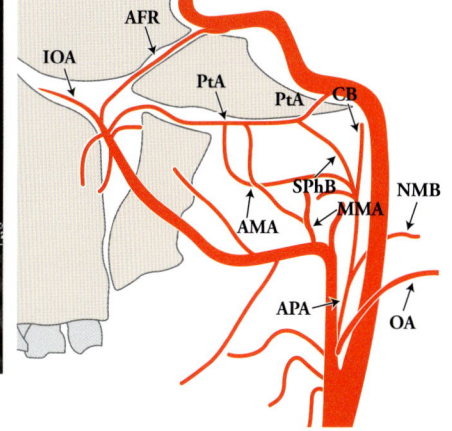

### 図4-22 海綿静脈洞外側部における潜在的な吻合路の模式図

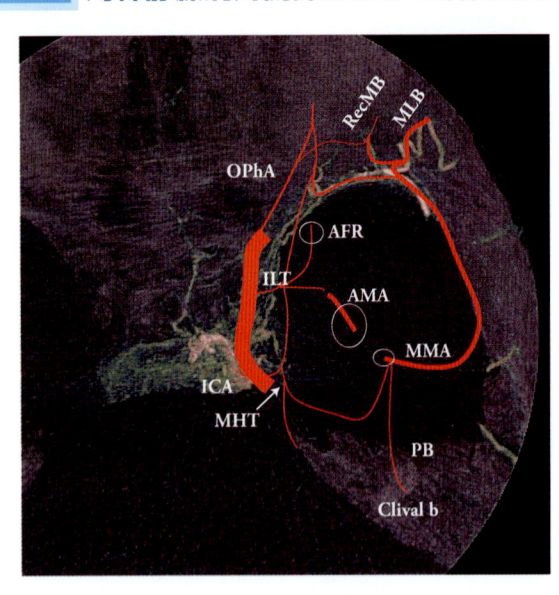

前方では眼動脈（OPhA）と中硬膜動脈（MMA）が反回髄膜枝（RecMB，上眼下裂を通る）および meningolacrymal branch（MLB，cranio-orbital foramen を通る）にて吻合する．反回髄膜枝は海綿静脈洞外側を走行し，内頸動脈から外側に起始する inferolateral trunk（ILT）と吻合する．前下方から正円孔動脈（AFR）が正円孔を通り，外側下方から副硬膜動脈後枝（AMA）が卵円孔を通って頭蓋内に入り同部に吻合する．また後方では中硬膜動脈（MMA）の海綿静脈洞枝や副硬膜動脈の錐体枝，上行咽頭動脈の斜台枝（Clival b）が meningohypophyseal trunk（MHT）と吻合するとともに前方では inferolateral trunk とも潜在的吻合を有する．

| | |
|---|---|
| AFR: | artery of foramen rotundum（正円孔動脈） |
| AMA: | accessory meningeal artery（副硬膜動脈） |
| Clival b: | clival branch（斜台枝） |
| ICA: | internal carotid artery（内頸動脈） |
| ILT: | inferolateral trunk |
| MHT: | meningohypophyseal trunk |
| MLB: | meningolacrimal branch |
| MMA: | middle meningeal artery（中硬膜動脈） |
| OPhA: | ophthalmic artery（眼動脈） |
| PB: | petrosal branch（錐体枝） |
| RecMB: | recurrent meningeal branch（反回髄膜枝） |

## 3. 前鼓室動脈　anterior tympanic artery : ATA
【参考図：図2（p.19），4-23（p.99），4-24（p.103）】

　前鼓室動脈は maxillary artery（顎動脈）の起始部から分岐する分枝である．顎動脈から分岐後に顎関節の背側を下顎枝に沿って上行し，末梢でさらに anterior branch（前枝）と posterior branch（後枝）に分岐する．anterior branch は顎関節の背側部に分布し，posterior branch は petrotympanic fissure（錐体鼓室裂）を介して鼓室に入って鼓膜や鼓室前部，外耳道を栄養する[18]（図4-23）．前鼓室動脈は非常に微細な分枝であり，血管造影でも正常例で同定できる機会は非常に少ない．血管内治療において，本病変の責任動脈として関与する症例はほとんどないが，過去に mastoidectomy（乳突洞削開術）後の動脈性出血の責任動脈となり，起始部を含めた parent artery（親動脈）に対して塞栓術が施行された例が報告されている[19]．

### 図4-23　前鼓室動脈の画像解剖（左中硬膜動静脈路瘻症例）

**A** DSA（外頸動脈造影側面像）

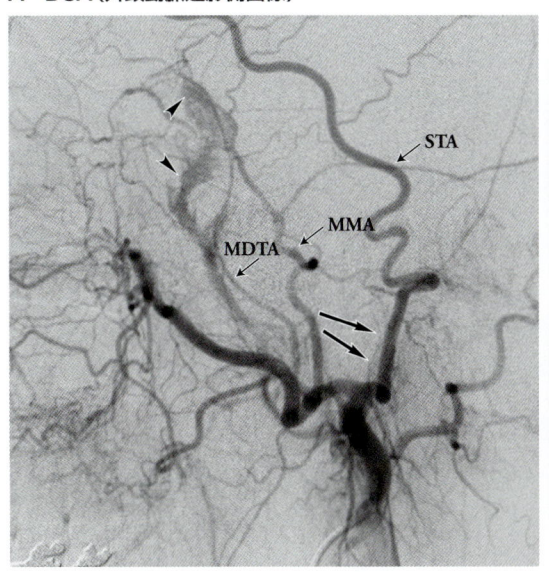

**B** 3D-DSA volume rendering像（posteromedial oblique view）

**A**：左中硬膜動静脈路瘻（►）が描出されている．顎動脈起始部より上方に向かって分岐する微細な分枝を認め（→），前鼓室動脈と思われる．

**B**：顎動脈起始部より分岐する前鼓室動脈（ATA）が描出される．

　ATA： anterior tympanic artery（前鼓室動脈）
　AMA： accessory meningeal artery（副硬膜動脈）
　MDTA： middle deep temporal artery（中深側頭動脈）
　MMA： middle meningeal artery（中硬膜動脈）
　STA： superficial temporal artery（浅側頭動脈）

（C，D は次ページ）

### 図 4-23（続き） 前鼓室動脈の画像解剖（左中硬膜動静脈路瘻症例）

**C-1～9　3D-DA 横断像（外耳道から側頭骨下縁にかけての連続断面）**

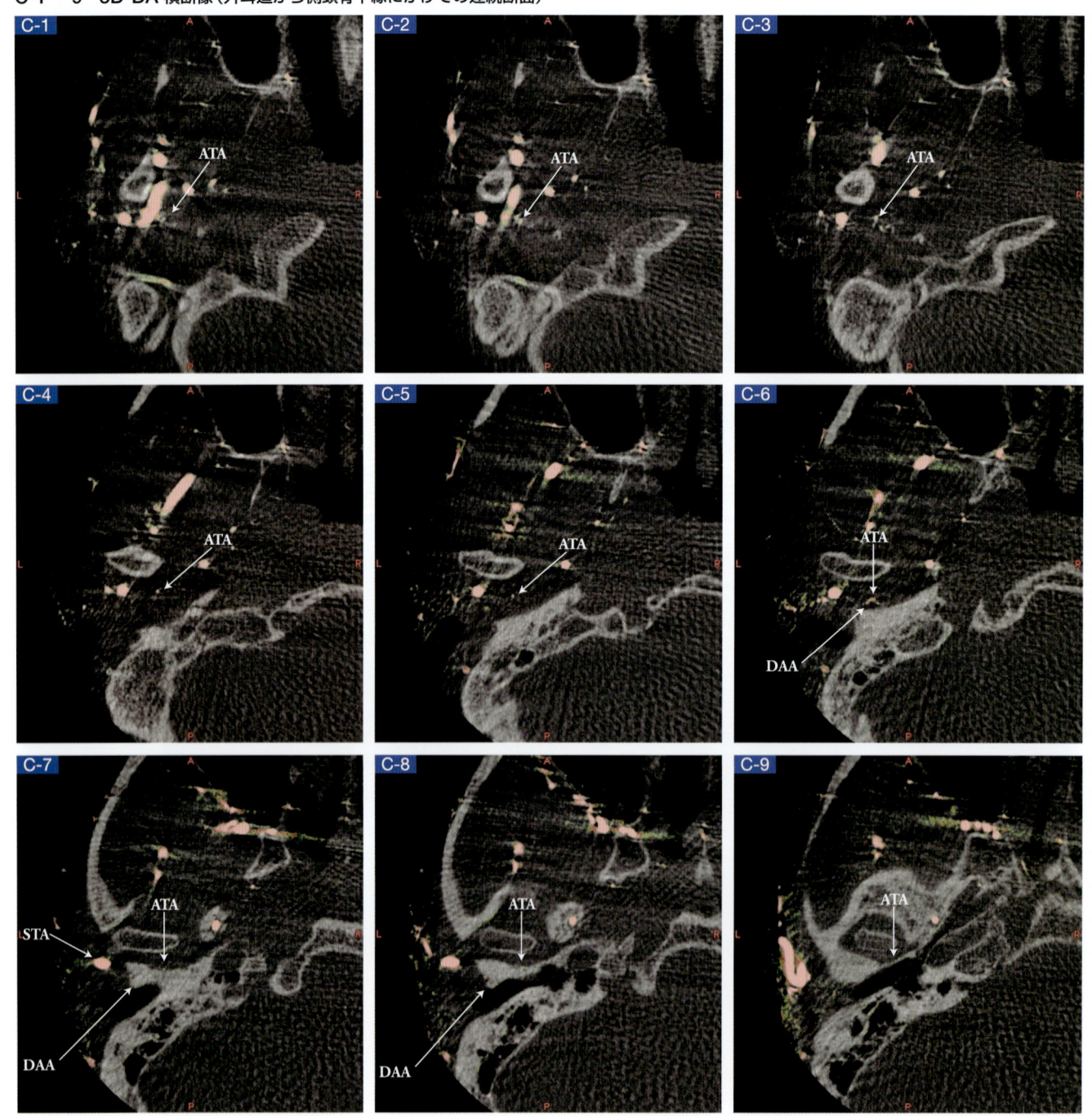

C：前鼓室動脈（ATA）は，顎動脈起始部より分岐後に下顎頸部背側を上行し，錐体鼓室裂に向かって側頭前縁に沿って走行する（fissure 流入部は同定不能）．深耳介動脈（DAA）と共通幹を形成しており，途中で DAA が外側に分岐し，外耳道に分布する．

ATA： anterior tympanic artery（前鼓室動脈）
DAA： deep auricular artery（深耳介動脈）
STA： superficial temporal artery（浅側頭動脈）

**D-1〜5　3D-DA 矢状断像（外耳道から中耳腔にかけての連続断面）**

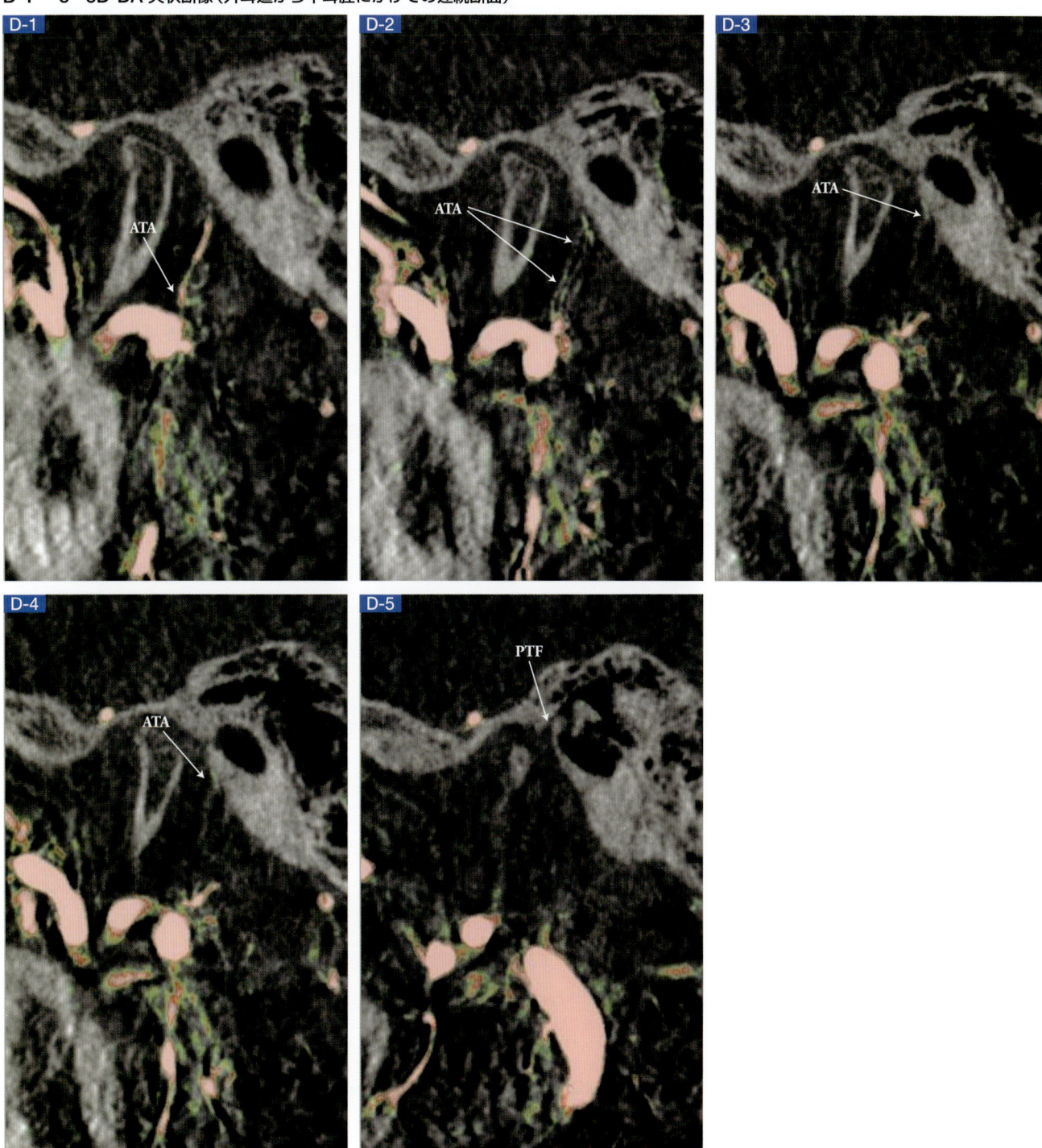

**D**：前鼓室動脈（ATA）が下顎骨背側を上行している．

ATA：anterior tympanic artery（前鼓室動脈）
PTF：petrotympanic fissure（錐体鼓室裂）

## 3-1　前鼓室動脈のバリエーションと発生

　anterior tympanic artery（前鼓室動脈）には起始部のバリエーションが報告されている[18]．maxillary artery（顎動脈）の first segment（mandibular segment）の近位より起始するパターンが最も多いが，それにも前鼓室動脈が単独分岐するものや duplication があるものが存在し，それらも first segment から直接分岐する場合や auricular artery（深耳介動脈）と共通幹を形成する場合がある．また，顎動脈以外にも middle meningeal artery（中硬膜動脈）や superficial temporal artery（浅側頭動脈）からの分岐の症例も見られる．一般的に中硬膜動脈から分岐する鼓室動脈は，superior tympanic artery（上鼓室動脈）と称される．

　それらの起始のバリエーションについての血管造影，血管内治療における臨床的意義は少ないが，顎動脈の発生との関連において重要である（p.74「中硬膜動脈」の項も参照）．external carotid artery（外頸動脈）の発生には，胎生期の腹側大動脈，背側大動脈，第 1～3 原始大動脈弓が大きく関与している（図 4-24）．胎長 4～5mm の stage までに退縮する第 1，2 原始大動脈弓のうち，第 2 大動脈弓から形成される hyoid artery（舌骨動脈）より stapedial artery（アブミ骨動脈）が発達し，その supra-orbital division（のちの中硬膜動脈），maxillo-mandibular division（のちの顎動脈）と第 3 動脈弓の腹側より発達する ventral pharyngeal artery との吻合により，stapedial artery の近位側が退縮し，成人型の外頸動脈が形成される[1]．stapedial artery の supraorbital division 側の遺残が superior tympanic artery（上鼓室動脈）であり，maxillo-mandibular division 側の遺残が anterior tympanic artery（前鼓室動脈）となる．ventral pharyngeal artery と stapedial artery の吻合形態により鼓室動脈起始部のバリエーションが生じると考えられる．

## 3. 前鼓室動脈

### 図4-24 外頸動脈と顎動脈の発生のシェーマ

**A**：胎生期の体長4〜5mmまでの時期に、第1、2原始大動脈弓は退縮する。

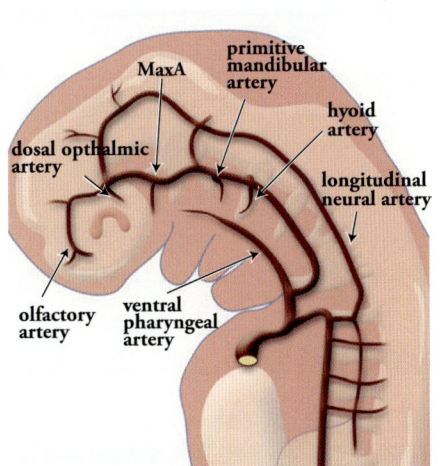

**B**：第1大動脈弓の背側の遺残から primitive mandibular artery が、第2大動脈弓の背側の遺残から hyoid artery が発達する。

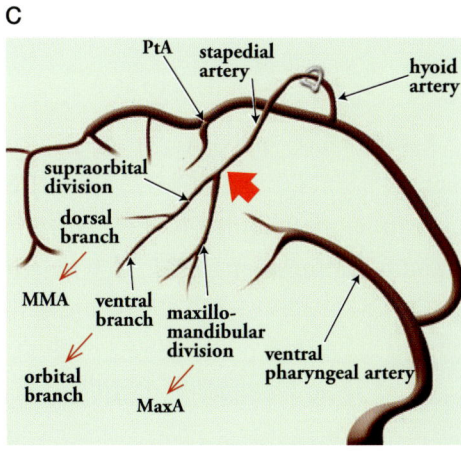

**C**：hyoid artery からは stapedial artery が発達し、その supra-orbital division（のちの中硬膜動脈）、maxillo-mandibular division（のちの顎動脈）と第3動脈弓の腹側より発達する ventral pharyngeal artery との吻合により、stapedial artery の近位側が退縮し、成人型の外頸動脈が形成される。

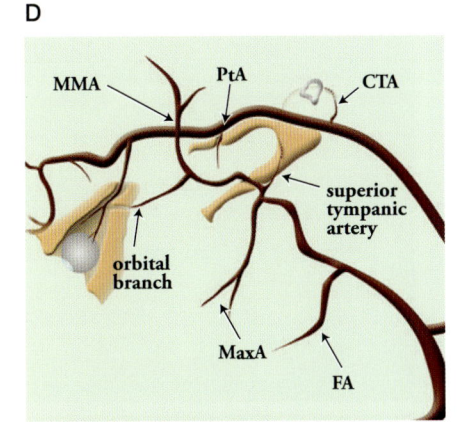

**D**：stapedial artery の supraorbital division 側の遺残が上鼓室動脈（superior tympanic artery）となる。

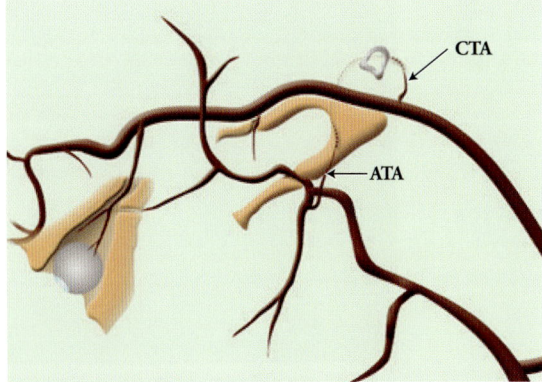

**E**：stapedial artery の maxillo-mandibular division 側の遺残が前鼓室動脈となる。

ATA：anterior tympanic artery（前鼓室動脈）
CTA：caroticotympanic artery（頸動脈鼓室動脈）
FA：facial artery（顔面動脈）
MaxA：maxillary artery（顎動脈）
MMA：middle meningeal artery（中硬膜動脈）
PtA：artery of pterygoid canal (Vidian artery)（翼突管動脈）
stapedial artery：アブミ骨動脈

## 4. 下歯槽動脈 *inferior dental artery*:IDA
【参照図：図2（p.19），4-25（p.104），4-26（p.106）】

　下歯槽動脈は，maxillary artery（顎動脈）の first segment より分岐し，下歯槽神経，下歯槽静脈と併走して下行し，ramus mandibulae（下顎枝）の内側面中央に存在する mandibular foramen（下顎孔）より mandibular canal（下顎管）に入る．この下顎孔に至るまでを first（extramandibular）segment，下顎管に入った末梢側を second（intramandibular）segment と分けられる[6]．first segment は下顎の運動に合わせて可動性に富み，翼突筋や mylohyoid musul（顎舌骨筋），舌神経に分枝を送る．second segment は下顎管の中を走行し，オトガイ孔より下顎部正

### 図4-25　正常下歯槽動脈の画像解剖（歯肉血管腫症例）

A　DSA（総頸動脈造影側面像）

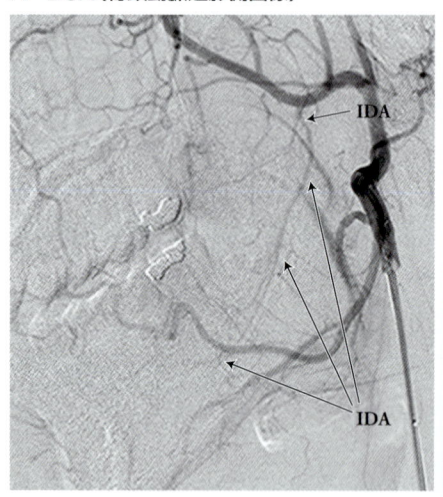

B-1～4　3D-DA 横断像（下顎枝から下顎体上縁にかけての連続断面）

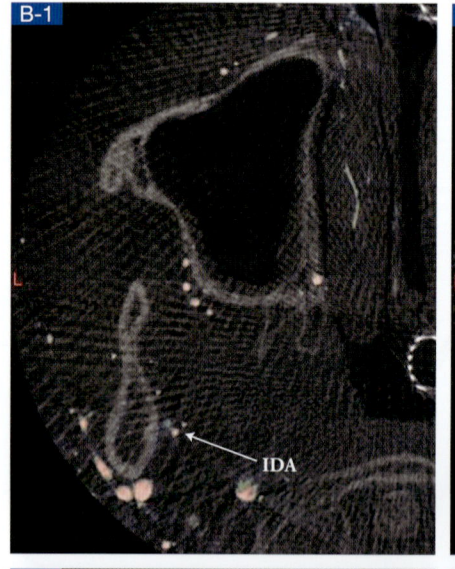

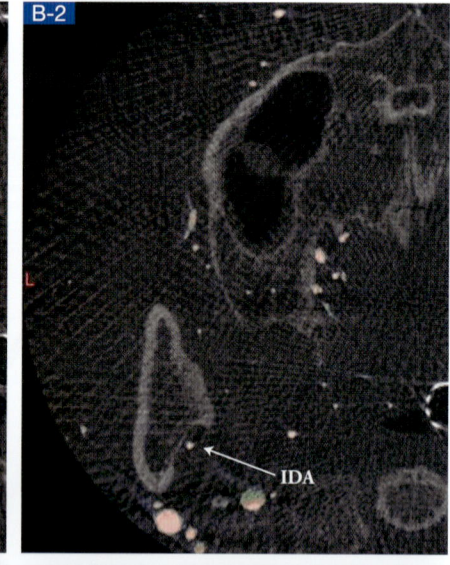

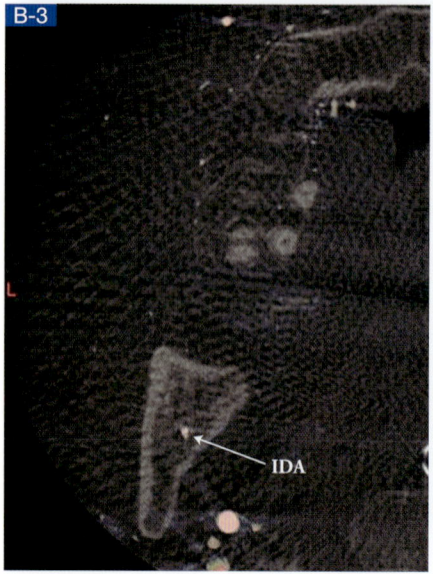

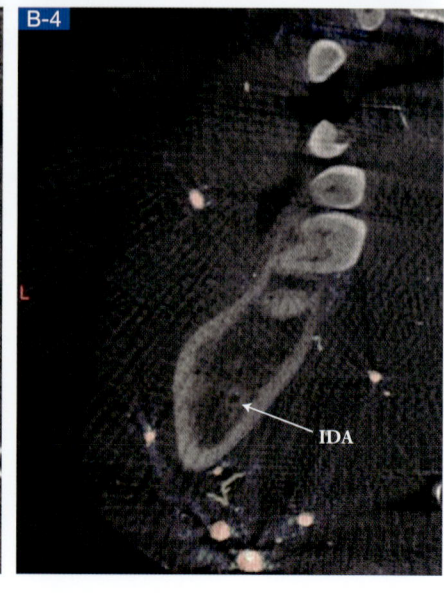

A：下歯槽動脈（IDA）は顎動脈 first segment より下方に向かって分岐する．

IDA：inferior dental artery（下歯槽動脈）

中皮下に出る．その過程で下顎歯，歯槽，下顎骨を栄養する（図4-25）．また facial artery（顔面動脈）からの submental artery（オトガイ下動脈）との吻合枝も分岐する．second segment の終末枝は incisor branch（切歯枝），mental branch（オトガイ枝）となり，後者は対側の同枝や顔面動脈の inferior labial artery（下唇枝）との吻合を有する．

下歯槽動脈は，下顎管が下顎臼歯と近接して走行している場合に，抜歯後の動脈性出血の責任血管となり，外科的止血が困難な例に対しては，塞栓術が非常に有用である[20]（図4-26）．

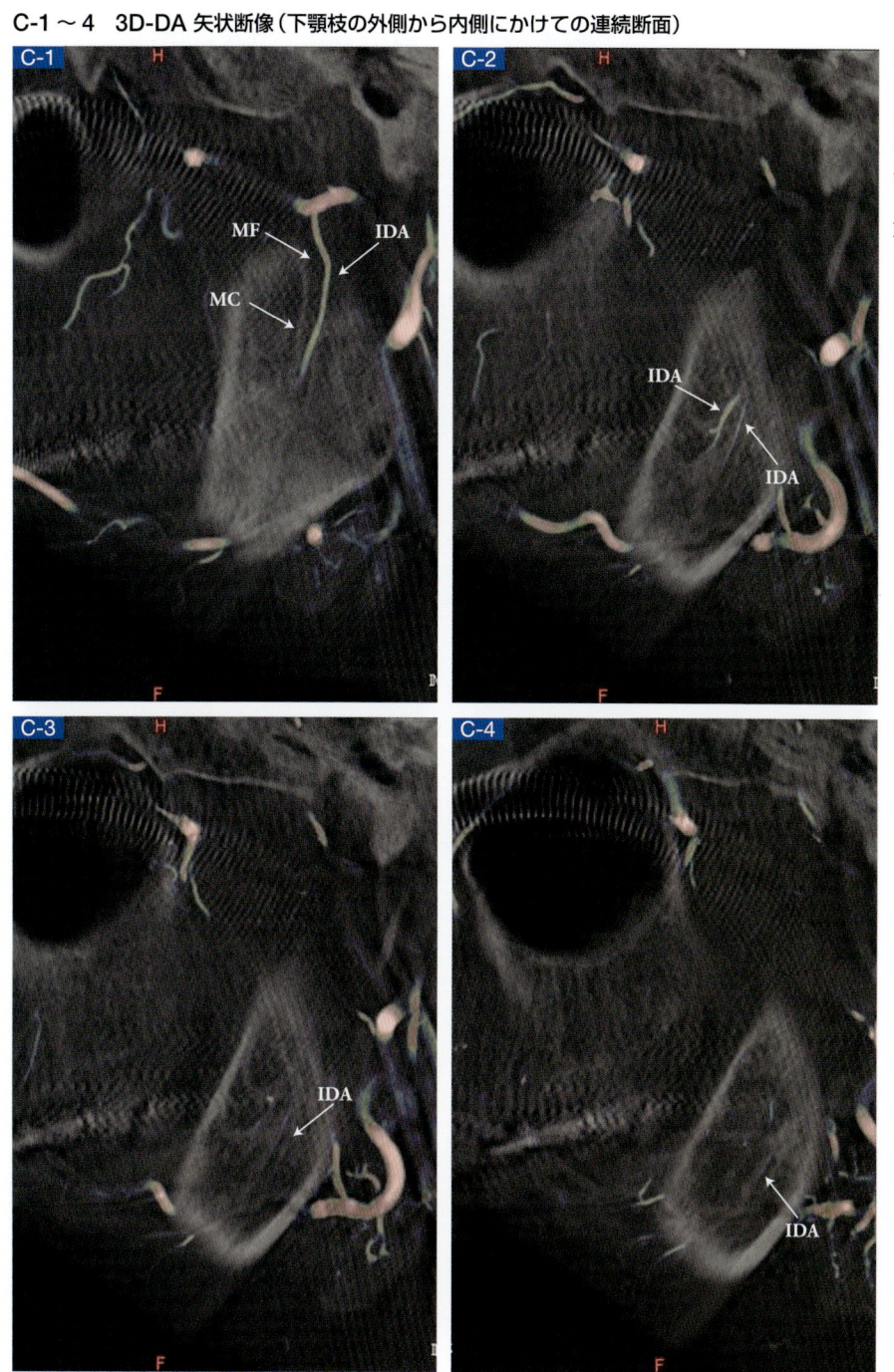

C-1〜4　3D-DA 矢状断像（下顎枝の外側から内側にかけての連続断面）

B, C：下歯槽動脈（IDA）は，顎動脈起始部より分岐後に下顎骨内側を下行する（first segment）．下顎孔（MF）より下顎管に入り（second segment），下顎管内を走行してオトガイ孔に至る．

IDA：inferior dental artery（下歯槽動脈）
MC：mandibular condyle（下顎頭）
MF：mandibular foramen（下顎孔）

## 4-1　下歯槽動脈のバリエーションと発生

　inferior dental artery（下歯槽動脈）の起始のパターンにはいくつかのバリエーションが存在し，external carotid artery（外頸動脈）からの起始や[21]，maxillary artery（顎動脈）の近位側（中硬膜動脈起始部より近位）から遠位側（単独分岐する副硬膜動脈起始部より遠位）までの起始部位のバリエーション，middle deep temporal artery（中深側頭動脈）との共通幹，middle meningeal artery（中硬膜動脈）や accessory meningeal artery（副硬膜動脈）との共通幹，起始部の duplication などが報告されている[22]．下歯槽動脈は，前項の「3-1 前鼓室動脈のバリエーションと発生」において，stapedial artery（アブミ骨動脈）と ventral pharyngeal artery との吻合により成人型の外頸動脈が形成される過程で，maxillo-mandibular division のうち mandibular branch が mandibular nerve とともに発達・分化して発生する[1]．鼓室動脈や中・副硬膜動脈と同様に，吻合の部位と発達過程の違いにより，前述（段落冒頭）の起始部のバリエーションが生じると考えられる．

### 図4-26　左下顎埋伏歯抜歯後の難治性出血症例

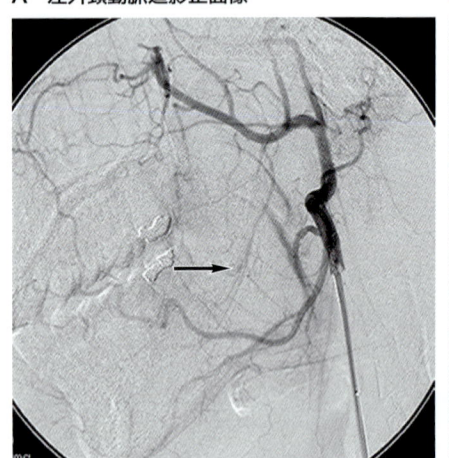

A　左外頸動脈造影正面像
B　左外頸動脈造影側面像
C　左下歯槽動脈の選択的造影正面像
D　左下歯槽動脈の選択的造影側面像
E　左下歯槽動脈の選択的造影 DA 側面像
F　25％ NBCA-lipiodol 注入時 PSA 側面像

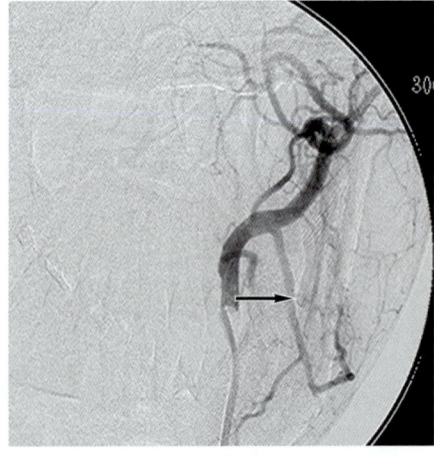

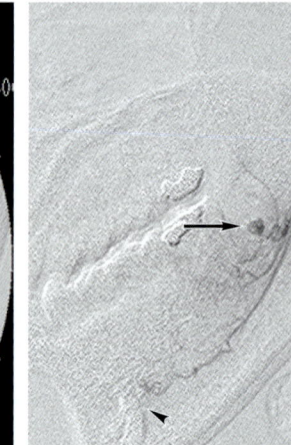

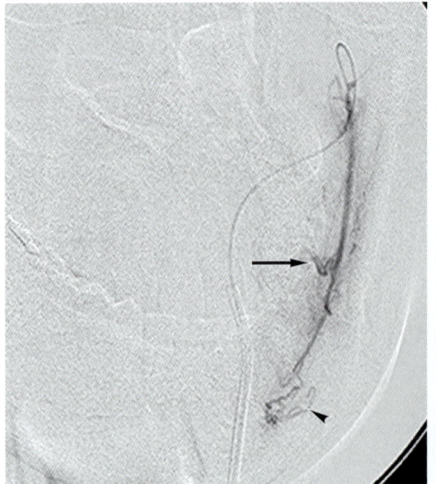

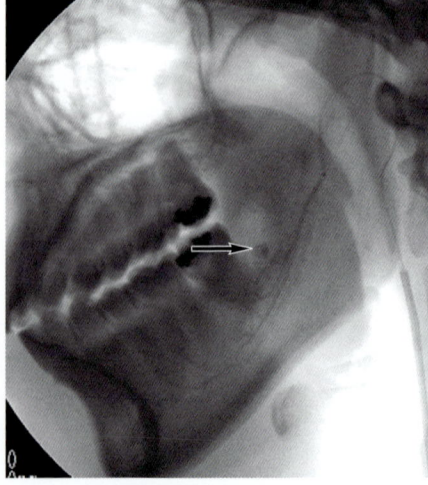

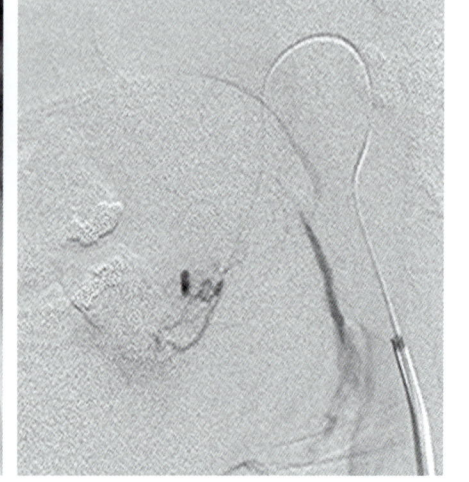

A, B：下歯槽動脈近傍に造影剤の pooling があり，仮性動脈瘤が疑われる（→）．
C〜E：大臼歯周槽への分枝より仮性動脈瘤が描出され（→），出血源と思われる．選択的造影では，末梢のオトガイ孔部分より顔面動脈との吻合枝が描出される（▶）．DA 像（E）では，仮性動脈瘤は臼歯抜歯後の歯槽底部に一致していた（→）．
F：仮性動脈瘤への分枝部より，25％ NBCA-lipiodol 混合液にて塞栓術を行った．術直後より止血効果が得られた．

# 5. 中深側頭動脈　middle deep temporal artery：MDTA
【参照図：図2（p.19），図4-27（p.107）】

　middle deep temporal artery（中深側頭動脈）は，maxillary artery（顎動脈）の second segment から起始し，側頭骨の外側を上行する動脈である．起始後に上行し，蝶形骨大翼の infratemporal crest（側頭下稜）を超えて，後方に凸の曲線を描きながら前上方に向かって走行し，側頭筋の内側面から側頭筋への栄養枝を送る（図4-27）．末梢では後述の anterior deep temporal artery（前深側頭動脈）との吻合も有する．

　本動脈は起始部の形態にバリエーションが存在し，顎動脈と lateral pterygoid muscle（外側翼突筋）との関係で顎動脈が superficial course を形成する場合は顎動脈 second segment から直接起始し，deep course を形成する場合は first segment の前面から前下方に向かって分岐する inferior dental artery（下歯槽動脈）との temporo-dental common trunk（共通管）を形成し，その近位側より前上方に向かって起始する（「中硬膜動脈」p.74，75 も参照）[2)6)]．

### 図4-27　中深側頭動脈と前深側頭動脈の画像解剖（蝶形骨縁髄膜腫症例）

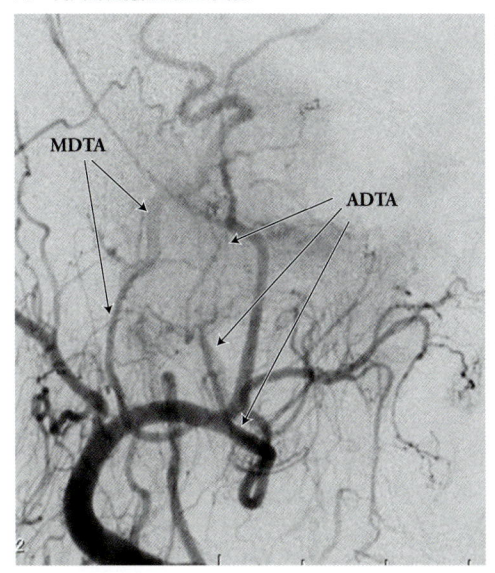

A　右外頸動脈造影正面像
B　右外頸動脈造影側面像
C　側面像の拡大像

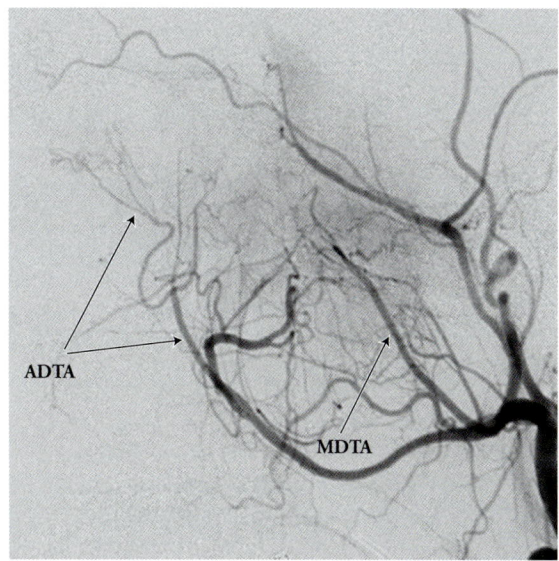

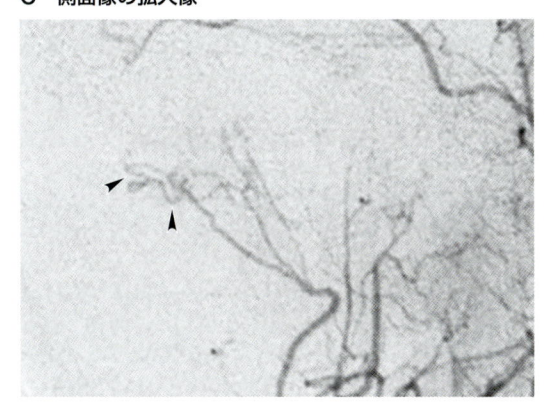

A, B：顎動脈 second segment より上方に分岐する中深側頭動脈（MDTA）その末梢寄りから上方に分岐する前深側頭動脈（ADTA）が描出されている．
C：前深側頭動脈末梢より lacrimal artery（涙腺動脈）との吻合が同定できる（▶）．

ADTA：anterior deep temporal artery（前深側頭動脈）
MDTA：middle deep temporal artery（中深側頭動脈）

（Dは次ページ）

## 図 4-27（続き）　中深側頭動脈と前深側頭動脈の画像解剖（蝶形骨縁髄膜腫症例）

**D-1〜8**　外頸動脈の 3D-DA 横断像（上顎洞下縁から眼窩にかけての連続断面，尾側から頭側の順）

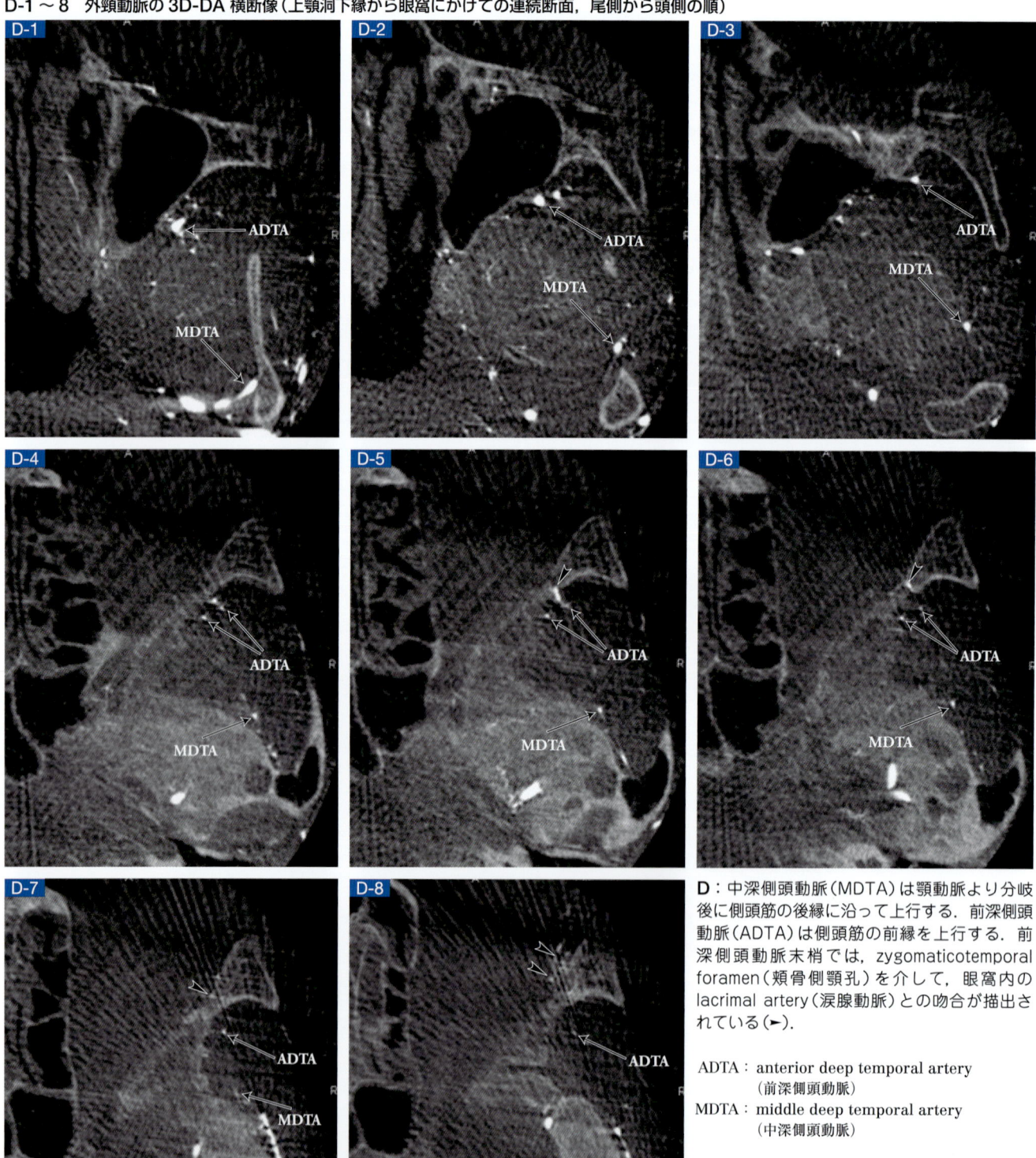

**D**：中深側頭動脈（MDTA）は顎動脈より分岐後に側頭筋の後縁に沿って上行する．前深側頭動脈（ADTA）は側頭筋の前縁を上行する．前深側頭動脈末梢では，zygomaticotemporal foramen（頬骨側顎乳）を介して，眼窩内の lacrimal artery（涙腺動脈）との吻合が描出されている（▶）．

ADTA：anterior deep temporal artery（前深側頭動脈）
MDTA：middle deep temporal artery（中深側頭動脈）

# 6. 前深側頭動脈 *anterior deep temporal artery : ADTA*
【参照図：図2(p.19)，図4-27(p.107)】

前深側頭動脈は，maxillary artery（顎動脈）の second segment の遠位側で側頭下窩の lateral pterygoid plate（外側翼突板）近傍から起始する．起始部は buccal artery（頬動脈）の起始と近接して存在し，頬動脈と共通幹を形成することもある[1]．上方に分岐後に前上方に向かって，側頭筋の前縁に沿って走行し，側頭筋の内側面に栄養枝を送る．末梢では middle deep temporal artery（中深側頭動脈）や superficial temporal artery（浅側頭動脈）との吻合も有する．

本動脈は opthalmic artery（眼動脈）の分枝への吻合枝を有する点が非常に重要である．その吻合枝には，zygomatico-temporal foramen（頬骨側顎孔）を介して眼窩内に入り，眼動脈の lacrimal artery（涙腺動脈）と吻合するルートと（図4-27），眼窩外側縁から眼裂部皮下に到達し，浅側頭動脈や眼動脈から分岐する lateral palpebral artery（外側眼瞼動脈）と吻合するルートがある[6)23)]．

## 7. 頬動脈　buccal artery：BA
【参照図：図2（p.19），4-28（p.110）】

　頬動脈は，外側翼突板の近傍レベルでmaxillary artery（顎動脈）のsecond segmentの末梢側より分岐し，deep temporal artery（深側頭動脈）や眼窩下動脈と共通幹を形成することもある[6]．maxillary tuberosity（上顎結節）の背側を下行し，頬粘膜や頬筋，Stenon管を栄養する．頬動脈は，顎動脈結紮の際に，facial artery（顔面動脈）と顎動脈との側副路として機能する分枝であり，顔面動脈のascending branch（上行枝）や横行顔面動脈のsuperior masseteric branchとの吻合を有する[2]（図4-28）．

### 図4-28　頬動脈の画像解剖（頬粘膜癌症例）

A-1～6　動注療法前の3D CTA（A-1～5：横断像，A-6：partial MIP像）

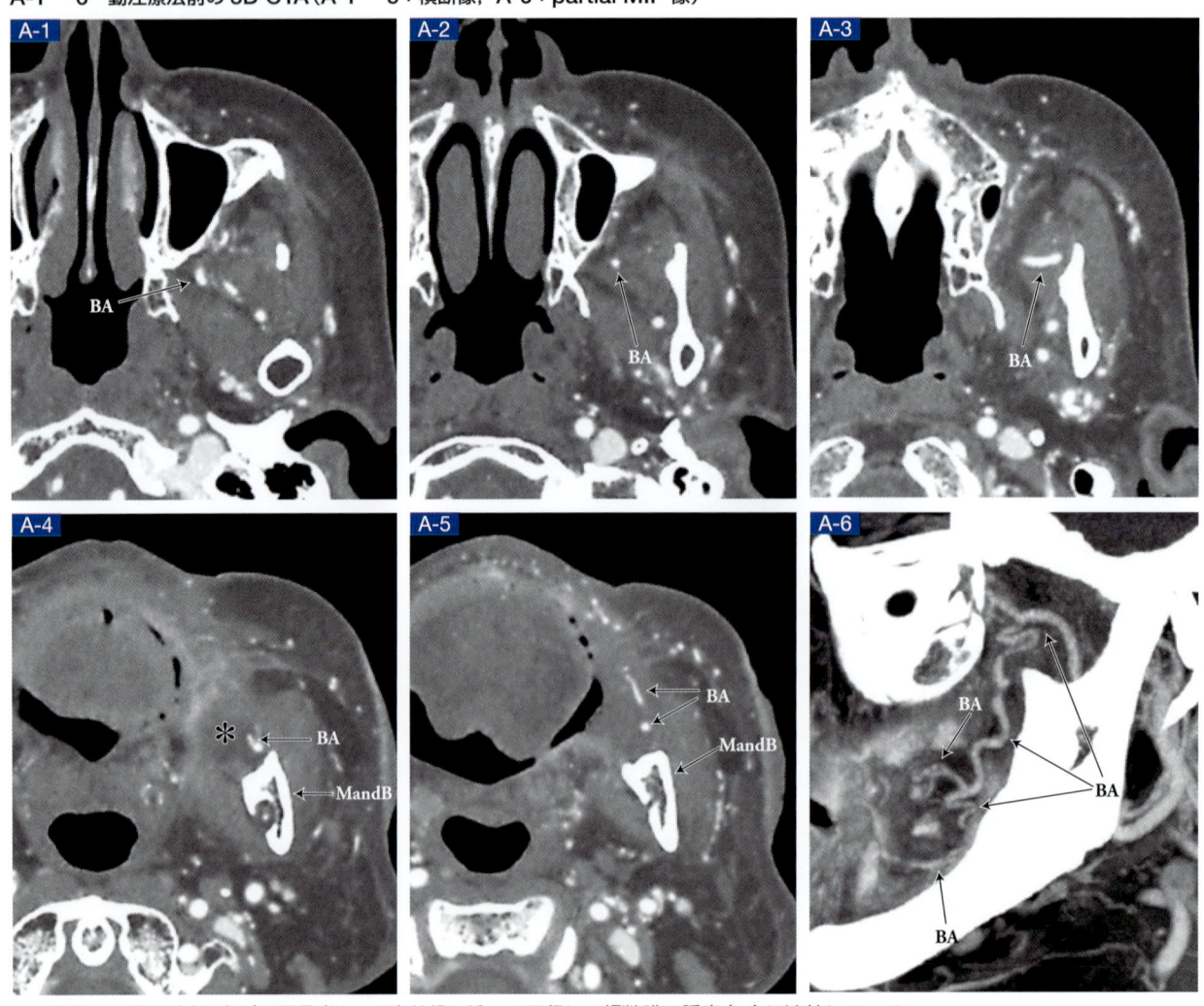

A：拡張した頬動脈（BA）が下顎骨（MandB）前縁に沿って下行し，頬粘膜の腫瘤（＊）に連続している．

BA：buccal artery（頬動脈）
MandB：mandibular bone（下顎骨）

**B** 左外頸動脈造影正面像　　　　**C** 左外頸動脈造影側面像

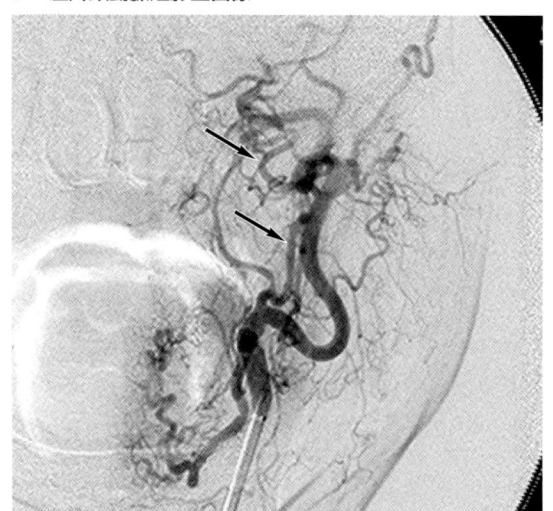

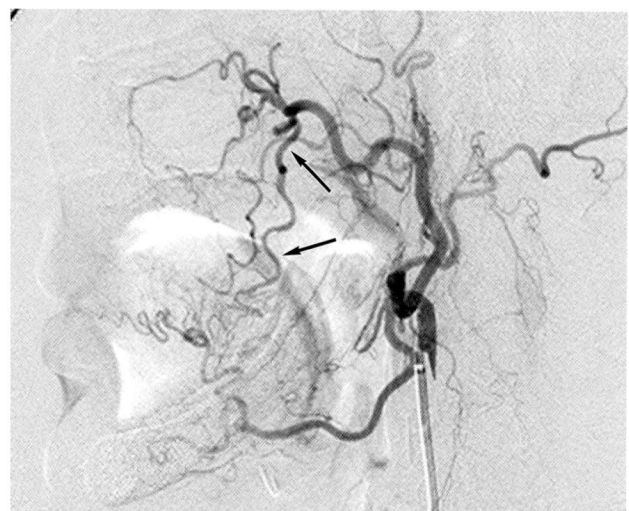

**D** 頬動脈の選択的造影正面像 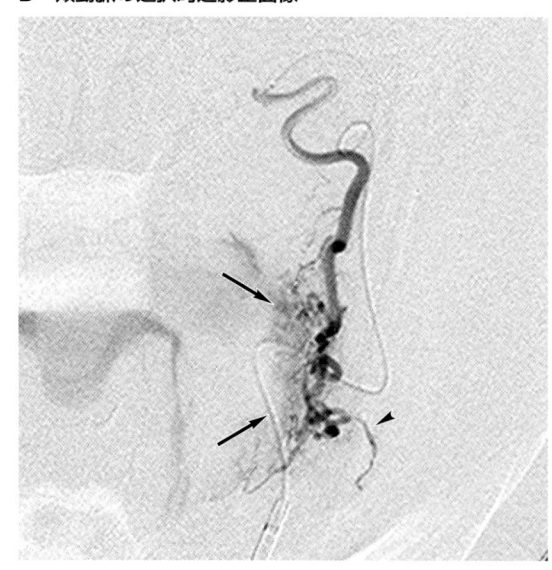　　　**E** 頬動脈の選択的造影側面像

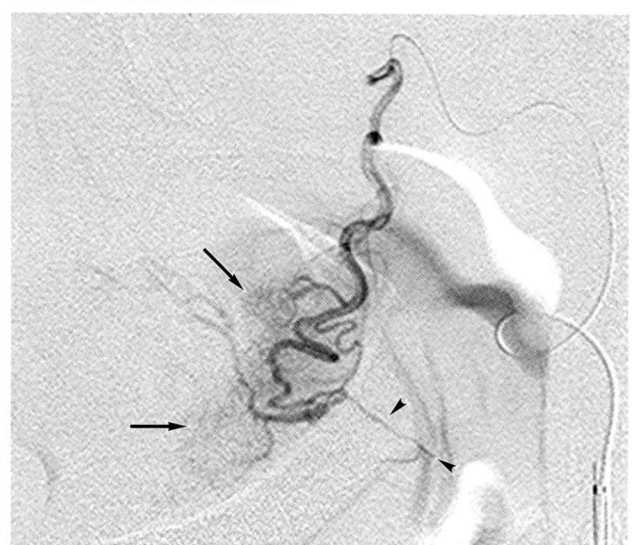

**B, C**：顎動脈 second segment から尾側に分岐する頬動脈に著明な拡張蛇行が見られる（→）．
**D, E**：拡張した頬動脈の末梢に微細な腫瘍血管の増生が描出される（→）．選択的造影では頬動脈末梢から顔面動脈の上行枝との吻合枝が描出される（▶）．

## 8. 咬筋動脈　*masseteric artery：MA*
【参照図：図2（p.19），図4-29（p.112）】

　咬筋動脈はmaxillary artery（顎動脈）のsecond segmentの近位より分岐し，外側に走行して下顎骨のmandibular notch（下顎切痕）を通過し，咬筋の表面や内部で終枝する．咬筋の内側面に栄養枝を送り，また顔面動脈のdeep masseteric branch（深咬筋枝）との吻合も有する．

### 図4-29　咬筋動脈の画像解剖（Sturge-Weber症候群に伴う上顎歯肉血管腫症例，図4-30と同症例）

A　左顎動脈造影側面像

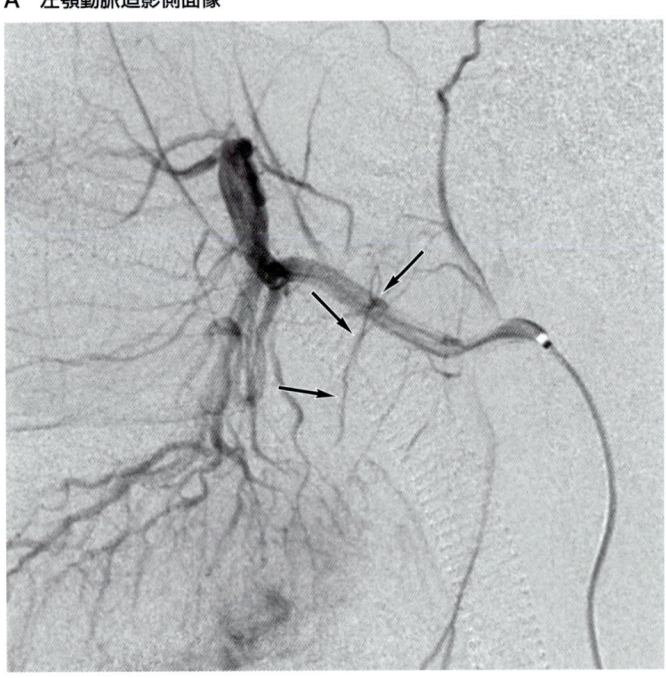

A：咬筋動脈が顎動脈second segmentより分岐し，下行する（→）．

8. 咬筋動脈　113

**B-1～4　左顎動脈からの3D-DA横断像（下顎枝の頭側レベルの頭側から尾側にかけての連続断面）**

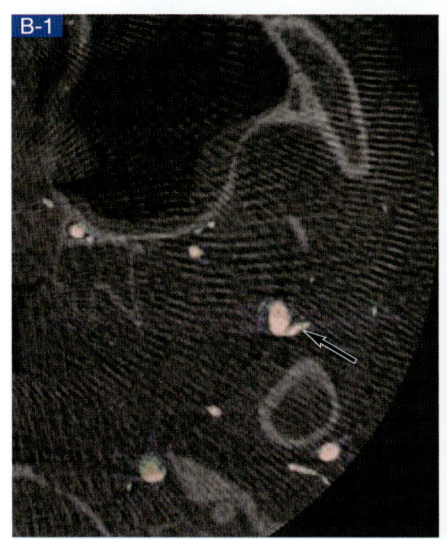

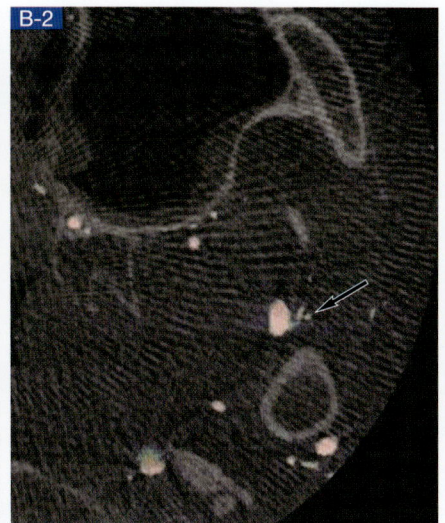

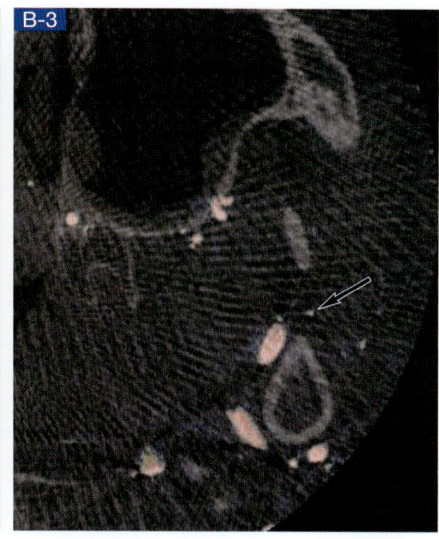

**B，C**：咬筋動脈（→）は顎動脈second segmentより外側上方に向かって分岐し，下顎骨の下顎切痕（MN）を通過し，下方に走行して咬筋（Mm）内に終枝している．

Mm：masseter muscle（咬筋）
MN：mandibular notch（下顎切痕）

**C-1，2　左顎動脈からの3D-DA partial MIP矢状断像（下顎枝レベルの内側および外側の断面）**

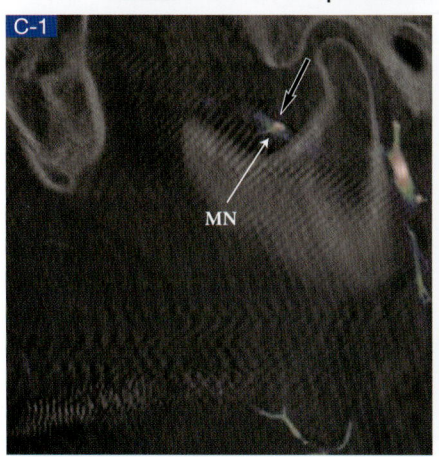

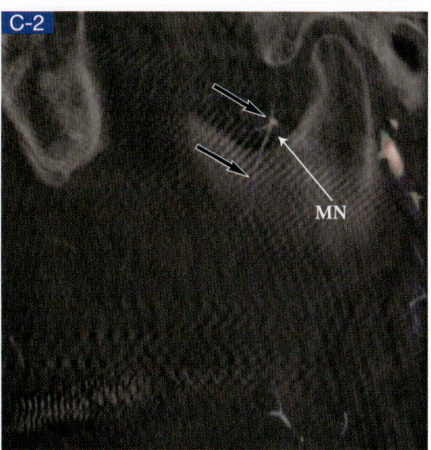

## 9. 後上歯槽動脈　posterior superior dental artery：PSDA
【参照図：図2（p.19），図4-30（p.114），4-31（p.116）】

　後上歯槽動脈は，下顎における inferior dental artery（下歯槽動脈）に対応した上顎の主となる栄養枝である．maxillary artery（顎動脈）third segment の最も近位より分岐し，上顎洞および歯・歯槽，歯肉，頬粘膜を栄養する（図4-30）．顎動脈から分岐後に前下方に走行し，まず上顎洞外側下行枝を栄養する antral branch（洞枝）や頬粘膜，

### 図4-30　後上歯槽動脈の画像解剖（Sturge-Weber 症候群に伴う上顎歯肉血管腫［capillary malformation］症例，図4-29 と同症例）

A　CTA partial MIP 像 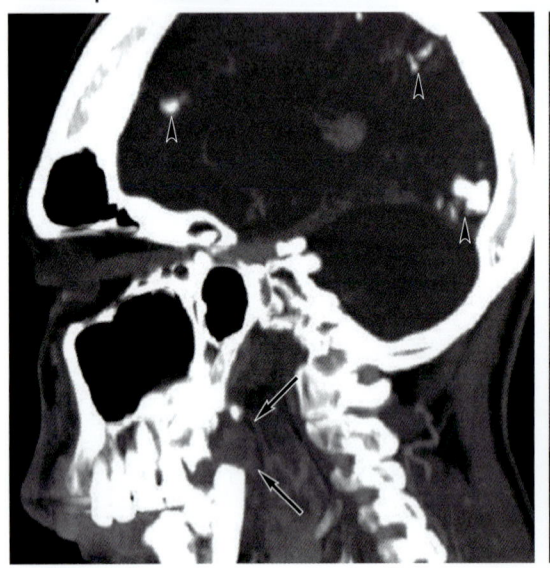
B　脂肪抑制 T2 強調冠状断像
C　左顎動脈造影正面像
D　左顎動脈造影側面像

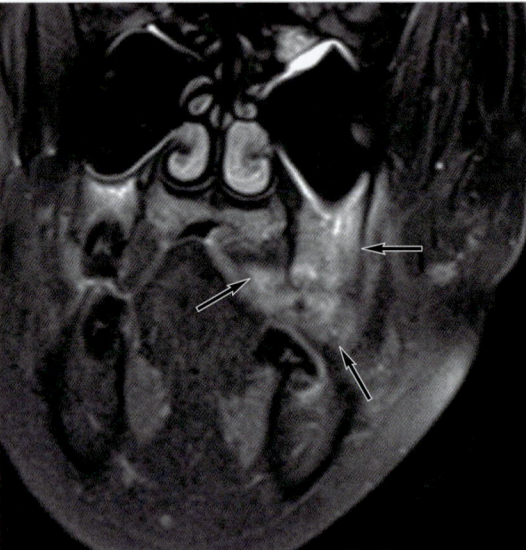

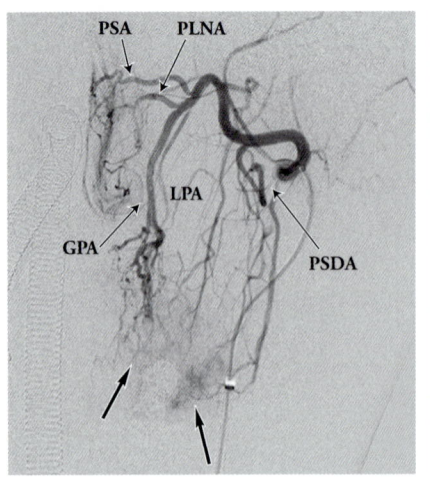

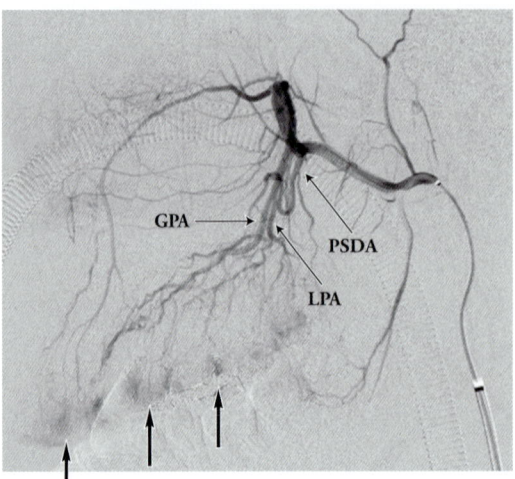

A：齲歯を伴った左上顎大臼歯の周囲に軟部組織濃度の腫瘤を認める（→）．頭蓋内には原疾患に伴う leptomeningeal angiomatosis により，脳回に沿った石灰化を認める（▶）．
B：上顎の腫瘤部は上顎骨内から歯肉に連続する T2 強調像で高信号を呈し（→），血管腫と考えられる．
C, D：顎動脈 third segment から尾側に分岐する後上歯槽動脈（PSDA），外側後鼻動脈（PLNA），大口蓋動脈（GPA），小口蓋動脈（LPA）に拡張が見られ，歯肉や口蓋部の血管腫に一致した濃染を認める（→）．

GPA：greater palatine artery（大口蓋動脈）
LPA：lesser palatine artery（小口蓋動脈）
PLNA：posterior lateral nasal artery（外側後鼻動脈）
PSA：posterior septal artery（中隔後鼻動脈）
PSDA：posterior superior dental arery（後上歯槽動脈）

9. 後上歯槽動脈 | 115

**E** 選択的後上歯槽動脈造影正面像   **F** 選択的後上歯槽動脈造影側面像

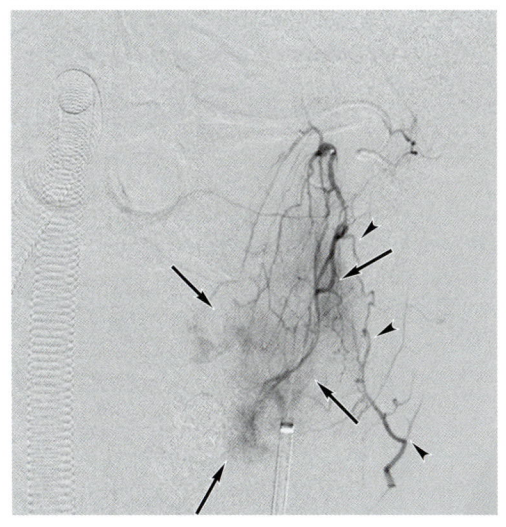

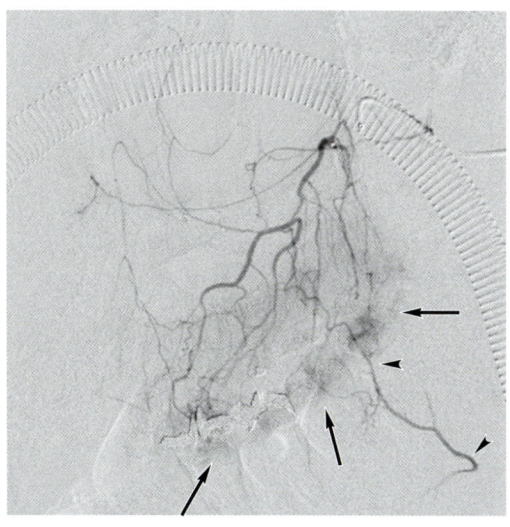

E, F：腫瘍濃染が描出される（→）．また，頰粘膜下で顔面動脈との吻合も描出されている（▶）．

**G-1〜3** 左外頸動脈からの 3D-DA partial MIP 像（外側から内側に配列した矢状断像）

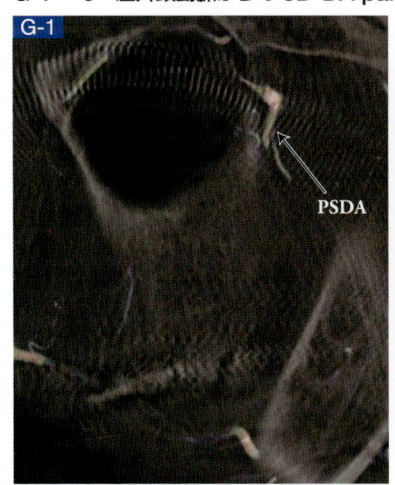

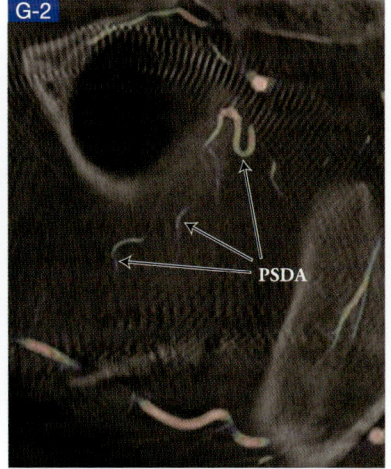

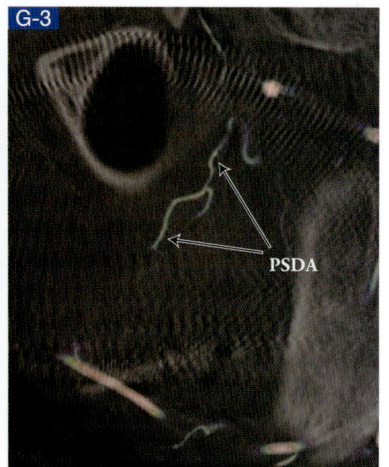

G：後上歯槽動脈（PSDA）が顎動脈の third segment の近位部より下方に向かって分岐し，上顎骨外側面に沿って下行する（→）．

**H** 外頸動脈からの 3D-DSA bone image，vessel image の fusion 画像

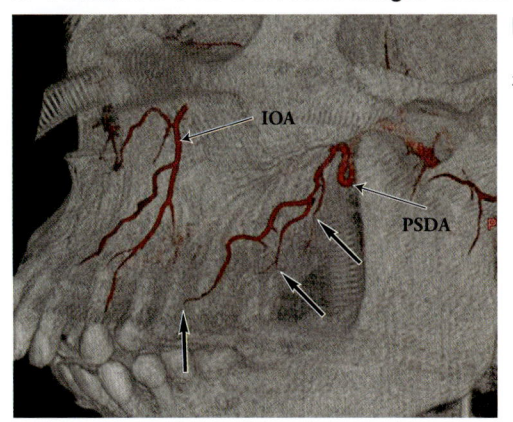

H：後上歯槽動脈（PSDA）は上顎骨外側面に沿って下行し，alveolar canal（歯槽管）より上顎骨に入り（→），歯肉・歯槽などを栄養する．眼窩下孔から出て顔面皮下に分布する眼窩下動脈（IOA）も描出されている．

IOA：infraorbital artery（眼窩下動脈）
PSDA：posterior superior dental artery（後上歯槽動脈）

頬筋を栄養する lateral descending branch を分岐する．その後，alveolar canal（歯槽管）より上顎骨内に入り，骨，各歯槽，上顎洞への branch を分岐しつつ，蛇行しながら前下方に向かって走行し，descending palatine artery（下行口蓋動脈）の末梢枝と吻合する．

血管造影の側面像では下行口蓋動脈と重なって描出されるが，zygoma（頬骨弓）を迂回する下向きの曲線と末梢の屈曲蛇行が区別する目印となる（図4-31）．

本動脈は，inferior dental artery（下歯槽動脈）と同様に上顎抜歯後出血の原因血管となり，圧迫などの処置で止血困難な場合は，塞栓術が有用である[20)24)]．

### 図4-31 上顎埋伏臼歯抜歯後の動脈性出血症例

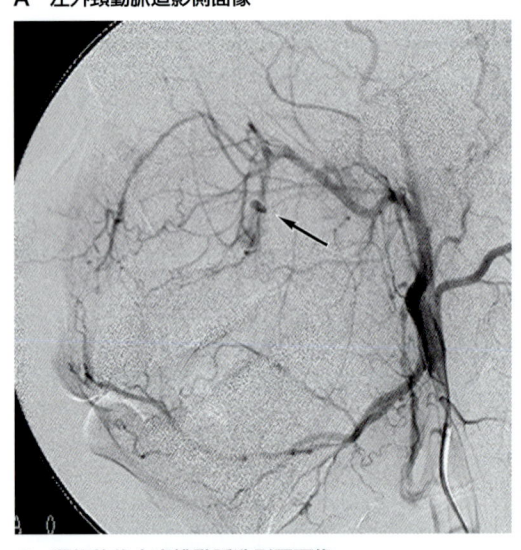

A 左外頸動脈造影側面像
B 選択的後上歯槽動脈造影側面像
C 選択的後上歯槽動脈造影正面像
D 33% NBCA-lipiodol 注入時 DSA 側面像

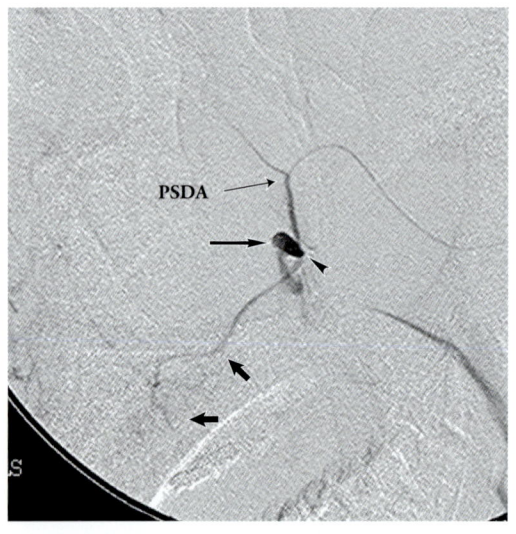

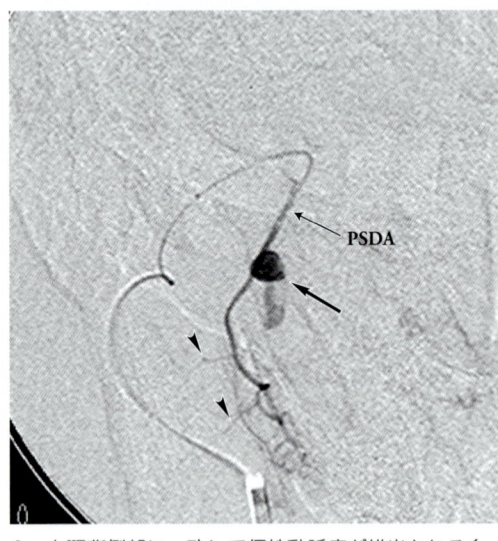

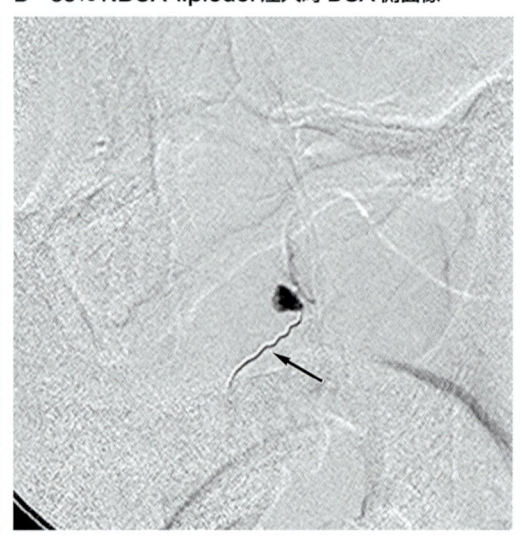

A：上顎背側部に一致して仮性動脈瘤が描出される（→）．
B, C：後上歯槽動脈（PSDA）近位側本幹に仮性動脈瘤が見られ（→），口腔内への造影剤血管外漏出も描出される．側面像（B）では，後上歯槽動脈（PSDA）は頬骨弓を迂回する下向きの曲線（▶）と末梢の屈曲蛇行（➤）が目印となる．なお，正面像では歯肉・頬粘膜への分枝（C：▶）も同定される．
D：仮性動脈瘤の末梢側にマイクロコイル（→）を留置し，近位側から33% NBCA-lipiodol 混合液にて塞栓を行った．術直後より止血効果が確認された．

PSDA：posterior superior dental artery（後上歯槽動脈）

# 10. 反回動脈　recurrent arteries：RA
【参照図：図2（p.19），図4-21（p.96），4-22（p.98），4-32〜4-36（p.117〜122）】

　反回動脈は，maxillary artery（顎動脈）の third segment より背側に向かって分岐する分枝であり，顎動脈近位部とは逆方向に反転して走行するため"反回"と称される．artery of foramen rotundum（正円孔動脈），artery of pterygoid canal［Vidian artery］（翼突管動脈），pharyngeal artery（咽頭動脈）が含まれる．

## 10-1　正円孔動脈　artery of foramen rotundum

　正円孔動脈は，血管造影の側面像で他の2枝に比べてやや後上方に向かって分岐する枝である．maxillary nerve（上顎神経）と併走して foramen rotundum（正円孔）に入り，internal carotid artery（内頸動脈）の cavernous segment より分岐する inferolateral trunk の anterolateral branch（前外側枝）と吻合する[2]．その吻合形態により，本分枝は内頸動脈閉塞症例において重要な側副路の1つとして機能するとともに（図4-32-A），海綿静脈洞部硬膜動静脈瘻症例では高頻度に feeding artery となる（図4-33）．inferolateral trunk は artery of foramen rotundum（正円孔動脈）以外にも ophthalmic artery（眼動脈），middle meningeal artery（中硬膜動脈），accessory meningeal artery（副硬膜動脈），ascending pharyngeal artery（上行咽頭動脈）との吻合路を有し（図4-21，22），また artery of foramen rotundum は上顎神経に vasa nervosa を分岐しており，本動脈への塞栓術は内頸動脈や眼動脈への塞栓物質の迷入，脳神経麻痺の危険性を有し，厳重な注意を要する．

### 図4-32　内頸動脈閉塞症例における反回動脈を介した側副血行路

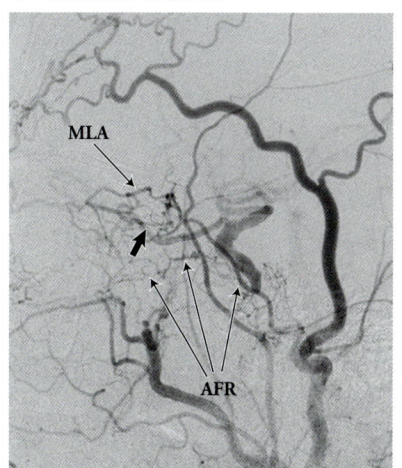

**A**　総頸動脈造影側面像　　**B**　総頸動脈造影側面像（動脈相早期，Aと別症例）　　**C**　総頸動脈造影側面像（動脈相後期，Aと別症例）

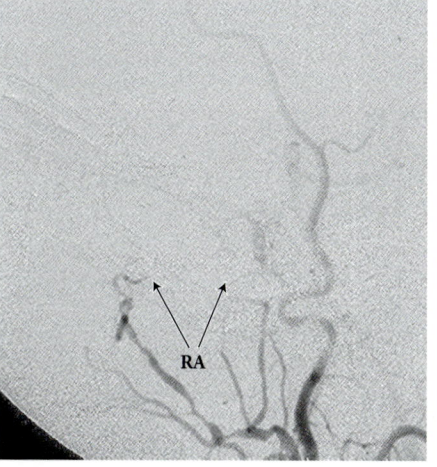

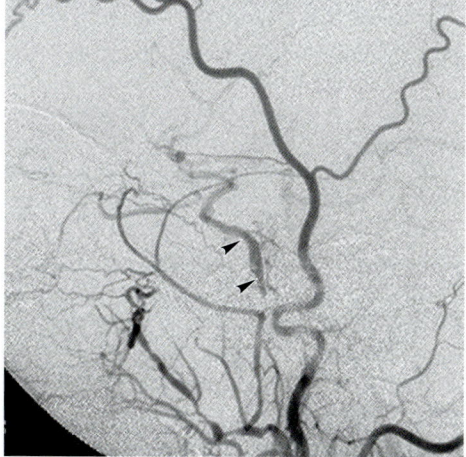

A：正円孔動脈（AFR）と inferolateral trunk の前外側枝との吻合により，内頸動脈海綿静脈洞部より末梢が描出される．
また，中硬膜動脈からの meningolacrimal artery（MLA）や，副硬膜動脈と反回髄膜枝との吻合（→）から眼動脈への側副路も描出されている．

B, C：動脈相早期にて顎動脈 third segment より淡く反回動脈（RA）が描出されている（B）．正円孔動脈（AFR）と比べて水平方向に描出され，動脈相後期では内頸動脈の錐体部から末梢が描出される（C；▶）．翼突管動脈を介した側副路と考えられる．

AFR：artery of foramen rotundum（正円孔動脈）
MLA：meningolacrimal artery
　RA：recurrent arteries（反回動脈）

## 10-2 翼突管動脈　artery of pterygoid canal（Vidian artery）

翼突管動脈は，maxillary artery（顎動脈）third segment の蝶口蓋孔に近い内側末梢部分より後方に分岐後，sphenopalatine ganglion（蝶口蓋神経節）を迂回しつつ軽い上方凸の屈曲を描きながら背側に走行し，軽度外側下方に方向を変えて pterygoid canal（翼突管）に入る（図4-21，4-32-B，4-32-C）．血管造影の側面像では，前述の artery of foramen rotundum（正円孔動脈）と比べてより下方に向かう点で区別できる．pteryoid canal（Vidian canal）（翼突管）より鼻咽腔に出た後は破裂孔や耳管咽頭孔周囲に分布し，internal carotid artery（内頸動脈）からの同名の分枝と吻合する．その過程で，pterygopalatine ganglion（翼口蓋神経節）や耳管，鼻咽腔粘膜外側部への栄養枝を分岐する．この動脈は，内頸動脈閉塞の際に顎動脈からの側副血行路の1つとして機能し，また若年性血管線維腫などの鼻咽腔の hypervascular tumor の栄養動脈となることが知られている（図4-34）．

### 図4-33　反回動脈の画像解剖（海綿静脈洞部硬膜動静脈瘻症例）

A　右外頸動脈造影正面像 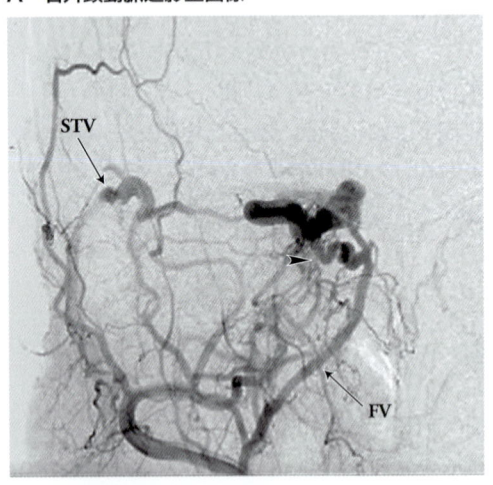
B　右外頸動脈造影側面像

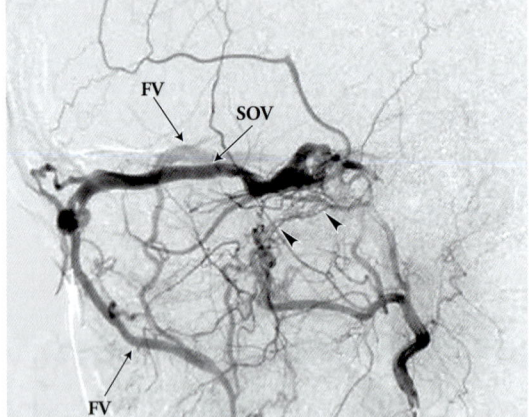

A, B：顎動脈からの反回動脈および副硬膜動脈が拡張し，流入動脈となっている（►）．後方への流出路は閉塞し，上眼静脈（SOV）への逆流を介し，眼角静脈から顔面静脈（FV）および浅側頭静脈（STV）に還流している．

C　外頸動脈の3D-DA partial MIP 像（翼口蓋窩内側寄りの断面） 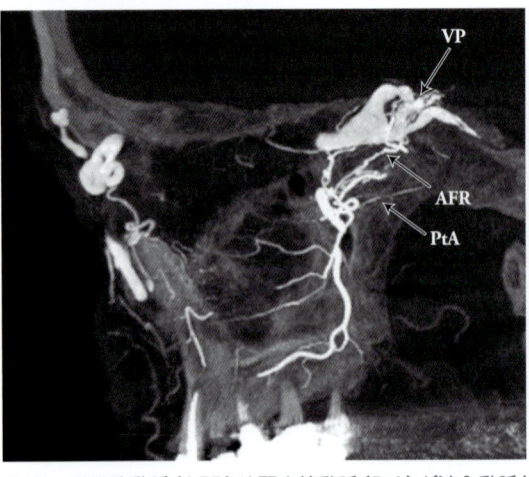
D　外頸動脈の3D-DA partial MIP 像（翼口蓋窩外側寄りの断面）

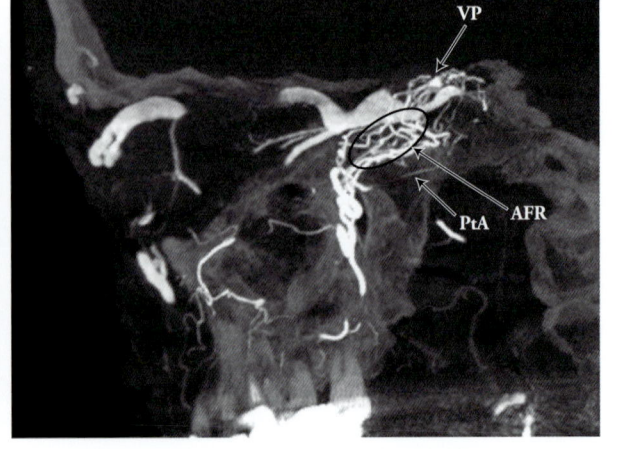

C, D：正円孔動脈（AFR）や翼突管動脈（PtA）が流入動脈となり，海綿静脈洞背側の venous pouch（VP）に流入している．

AFR：artery of foramen rotundum（正円孔動脈）
FV：facial vein（顔面静脈）
PtA：artery of pterygoid canal（Vidian artery）（翼突管動脈）
SOV：superior ophthalmic vein（上眼静脈）
STV：superficial temporal vein（浅側頭静脈）
VP：venous pouch

### E　右外頸動脈 3D-DA 横断像

**E-1　正円孔レベル**　　　**E-2　翼突管レベル**　　　**E-3　口蓋骨鞘突管レベル**

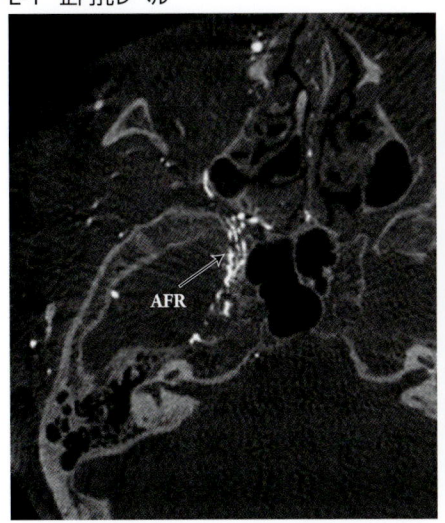

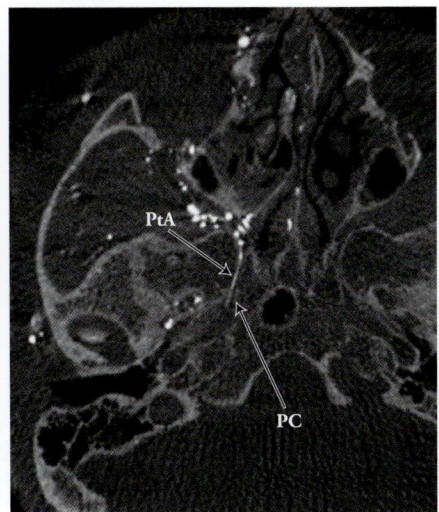

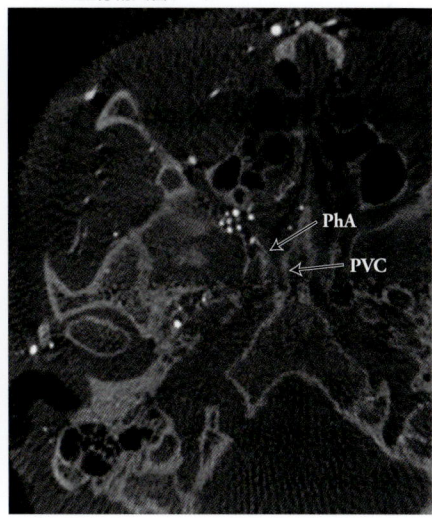

**E**：翼口蓋窩から拡張した正円孔動脈（AFR）が正円孔を介して中頭蓋窩に連続する．
**F**：翼突管動脈（PtA）は，正円孔動脈より尾側レベルで翼口蓋窩から破裂孔に向かって走行する．
**G**：翼突管（PC）より内側に口蓋骨鞘突管（PVC）が存在し，咽頭動脈（PhA）が貫通して上咽頭に向かう．

AFR：artery of foramen rotundum（正円孔動脈）
　PC：pterygoid canal (Vidian canal)（翼突管）
PhA：pharyngeal artery（咽頭動脈）
PtA：artery of pterygoid canal (Vidian artery)（翼突管動脈）
PVC：palatovaginal canal（口蓋骨鞘突管）

### 図4-34　翼突管動脈が栄養動脈となる鼻咽腔腫瘍（若年性血管線維腫症例）

**A　T2強調冠状断像**　　　**B　T2強調横断像**

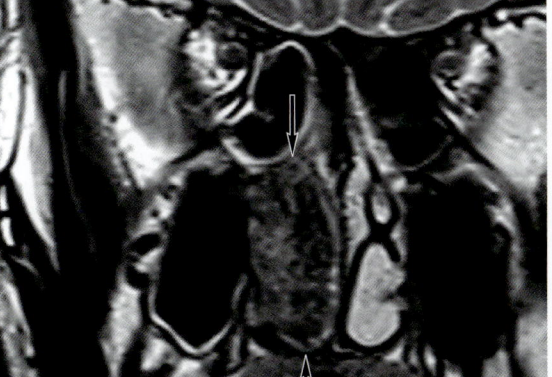

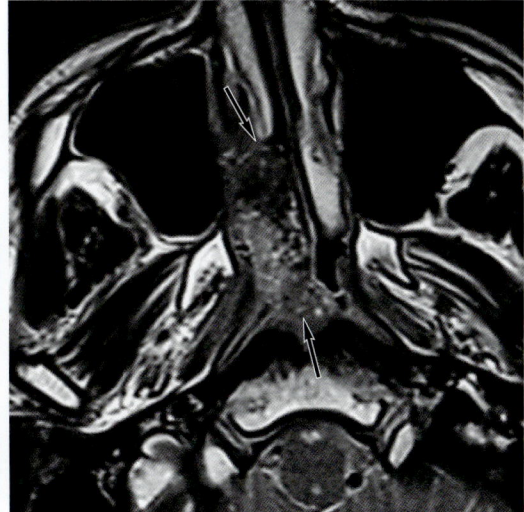

**A, B**：右鼻腔内に境界明瞭な腫瘤が見られる（→）．内部は不均一な高信号を呈し，flow void を伴う．

（C～H は次ページ）

## 図 4-34（続き） 翼突管動脈が栄養動脈となる鼻咽腔腫瘍（若年性血管線維腫症例）

**C** 右外頸動脈造影正面像

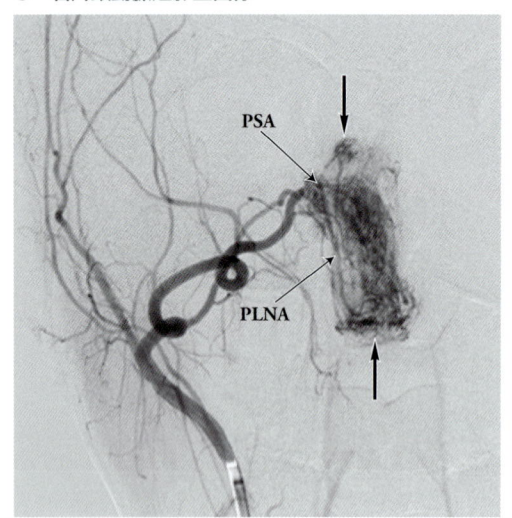

**D** 右外頸動脈造影側面像

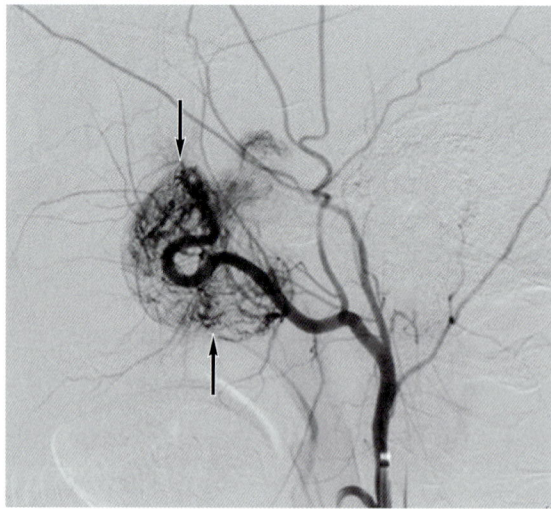

**C, D**：腫瘤に一致して腫瘍濃染が描出される（→）．前半の大部分を栄養する主な feeder は，蝶口蓋動脈からの外側後鼻動脈（PLNA）と中隔後鼻動脈（PSA）である．側面像ではそれらの分離はできない．

**E** 内頸動脈造影正面像

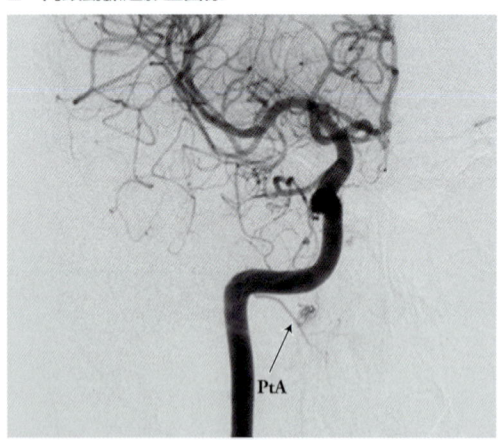

**F** 内頸動脈造影側面像

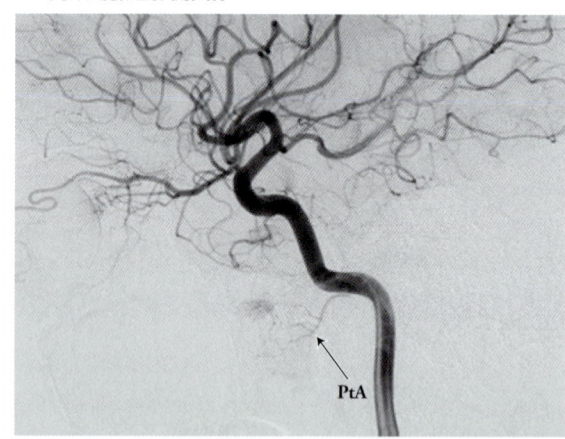

**E, F**：腫瘍の後上部は翼突管動脈（PtA）より供血されている．

**G** CTA での MPR 矢状断像

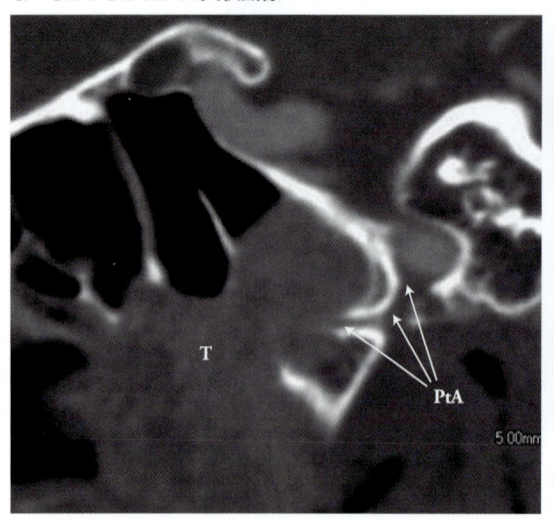

**H** CTA での横断像

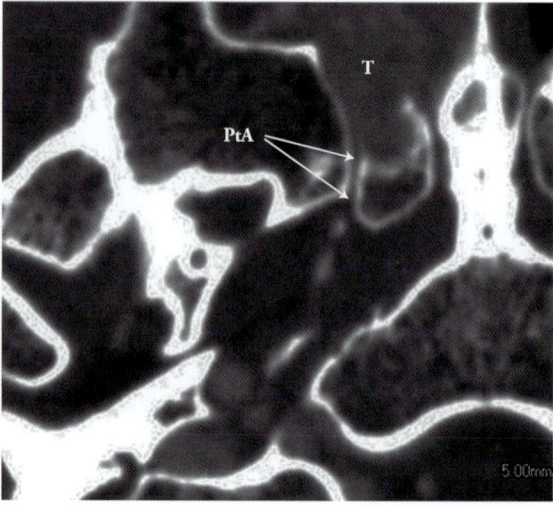

**G, H**：内頸動脈の錐体部から分岐する翼突管動脈は，翼突管を通過して鼻咽喉の背側に至り（PtA），腫瘍（T）の後上部を栄養する．

PLNA：posterior lateral nasal artery（外側後鼻動脈）
PSA：posterior septal artery（中隔後鼻動脈）
PtA：artery of pterygoid canal（Vidian artery）（翼突管動脈）
T：tumor（腫瘍）

### 1) 翼突管動脈の発生

artery of pterygoid canal（Vidian artery）（翼突管動脈）は，そのdominancyや吻合路の発達の程度には個人差はあるものの，起始や走行には発生に関連したバリエーションは見られない．ただし，発生過程での起源は明確にされており，知識として重要である．artery of pterygoid canal（Vidian artery）は頭殿長4〜5mm stageまでの退縮するfirst primitive aortic arch（第1原始大動脈弓）の遺残から発達する．first primitive aortic archが退縮し，その一部および顔面・咽頭を栄養するarterial plexus（動脈叢）の一部がprimitive mandibular arteryを形成し，その後7〜20mm stageに退縮するprimitive mandibular arteryの近位側の一部がartery of pterygoid canal（Vidian artery）となる．同時期に退縮するsecond primitive aortic arch（第2原始大動脈弓）からはhyoid arteryが発生し，そこから発達するstapedial artery（アブミ骨動脈）とventral pharyngeal arteryとの吻合により，external carotid artery（外頸動脈）が形成される．stapedial arteryのmaxillo-mandibular divisionがmaxillary artery（顎動脈）を形成するが，artery of pterygoid canal（Vidian artery）とmaxillo-mandibular divisionとの吻合は20〜24mm stageに形成される．primitive mandibular arteryが起始部から完全に退縮すると，顎動脈から分岐するartery of pterygoid canal（Vidian artery）がdominantとなり，primitive mandibular arteryの起始部が遺残すると，internal carotid artery（内頸動脈）からのartery of pterygoid canal（Vidian artery）がdominantとなる[25]．

## 10-3　咽頭動脈　pharyngeal artery

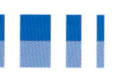

maxillary artery（顎動脈）third segmentの末梢側より分岐し，後下方に向かって走行し，翼口蓋神経節からのpharyngeal nerve（咽頭神経）とともに口蓋骨鞘突管（palatovaginal canalまたはpterygovaginal canal）を通過する（p.97 図4-21C-3，p.119 図4-33E-3）．したがって，paltovaginal arteryやpterygovaginal arteryとも

### 図4-35　反回動脈を介した顎動脈と内頸動脈分枝との吻合

顎動脈third segmentから分岐する正円孔動脈（AFR）は，inferolateral trunk（ILT）の前外側枝（ALB）と吻合し，内頸動脈と交通する．inferolateral trunk（ILT）は前内側枝（AMB）を介して眼動脈（OPhA）からの反回骨髄動脈（RMA）と，後枝（PostB）を介してmeningohypophyseal trunk（MHT）とも交通している．後枝は副硬膜動脈（AMA）の分枝や，中硬膜動脈（MMA）からの錐体枝（PB）とも吻合する．また翼突管動脈（PtA）は翼突管を通過後に同名の内頸動脈からの翼突管動脈と吻合する．翼突管動脈はAMAや上行咽頭動脈（APA）の上咽頭枝（SPhB）との吻合も有する．

なお，口蓋骨鞘突管を通過して上行咽頭動脈分枝などと吻合を有する咽頭動脈については表示されていない．

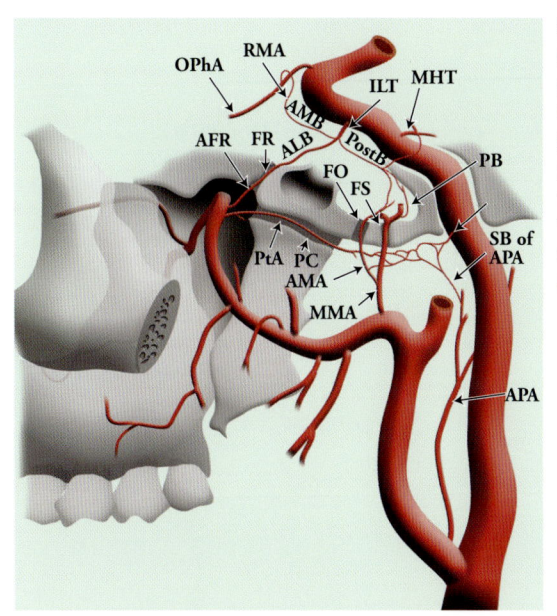

AFR：artery of foramen rotundum（正円孔動脈）
ALB：anterolateral branch（前外側枝）
AMA：accessory meningeal artery（副硬膜動脈）
AMB：anteromedial branch（前内側枝）
APA：ascending pharyngeal artery（上行咽頭動脈）
FO：foramen ovale（卵円孔）
FR：foramen rotundum（正円孔）
FS：foramen spinosum（棘孔）
ILT：inferolateral trunk
MMA：middle meningeal artery（中硬膜動脈）
MHT：meningohypophyseal trunk
OPhA：ophthalmic artery（眼動脈）
PC：pterygoid canal（Vidian canal）（翼突管）
PB：petrosal branch（錐体枝）
PostB：posterior branch（後枝）
PtA：artery of pterygoid canal（Vidian artery）（翼突管動脈）
RMA：recurrent meningeal artery（反回髄膜動脈）
SB：septal branches（鼻中隔枝）

称される．口蓋骨鞘突管は鼻咽腔の天蓋部に沿って存在し，翼口蓋窩とrhinopharynx（鼻咽腔）を交通する小孔である．画像でも恒常的に同定される前述の正円孔・翼突管とは異なり，過去のCT・MRIでの検討ではその同定率は約50%とされる[26]．pharyngeal artery（咽頭動脈）は口蓋骨鞘突管を通過する過程で，鼻咽腔天蓋や後尾孔，耳管咽頭孔への栄養枝を分岐し，accessory meningeal artery（副硬膜動脈）のinferomedial eustachian branch（下内側耳管枝）やascending pharyngeal artery（上行咽頭動脈）のeustachian branch（耳管枝）とも吻合を有する．

### 1）反回動脈と内頸動脈分枝との吻合枝のまとめ（図4-35，4-36）

前述のごとく，recurrent arteries（反回動脈）は内頸動脈本幹やophthalmic artery（眼動脈），さらにmiddle meningeal artery（中硬膜動脈）やaccessory meningeal artery（副硬膜動脈），ascending pharyngeal artery（上行咽頭動脈）などの外頸動脈分枝との複雑な吻合を有する．各動脈間の吻合は複数の動脈およびそれらが通過する交通路が関わり，かつ正常血行動態症例では恒常的には描出されない吻合路が多いため，3次元的にも全体像を把握することは難しい．しかしそれらは，内頸動脈・外頸動脈の主幹レベルの閉塞時に側副路として機能するのみでなく，海綿静脈洞部の硬膜動静脈瘻症例や蝶形骨周囲の髄膜腫などのhypervascular tumorの栄養血管となり，外科手術や血管内治療を検討する際に，吻合形態を主とした機能解剖を知ることは非常に重要である．

各動脈間の吻合形態の詳細を，以下にシェーマで示す（図4-35，4-36）．

**図4-36　頭蓋内から見た反回動脈や硬膜動脈と内頸動脈分枝との吻合（中頭蓋窩を外側上方から見た図）**

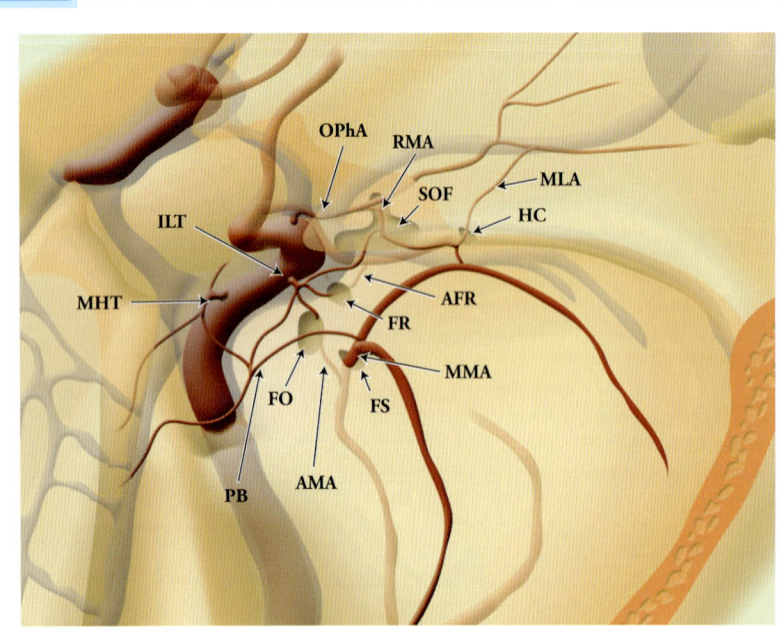

内頸動脈からのinferolateral trunk（ILT）からの前内側枝が上眼窩裂（SOF）を介して眼動脈（OPhA）からの反回骨髄動脈（RMA）と，前外側枝が後枝（FR）を介して正円孔動脈（AFR）と，後枝が卵円孔（FO）を介して副硬膜動脈（AMA）との吻合を有する．また後枝は中硬膜動脈（MMA）からの錐体枝（PB）や，meningohypophyseal trunk（MHT）とも交通している．

AFR : artery of foramen rotundum（正円孔動脈）
AMA : accessory meningeal artery（副硬膜動脈）
 FR : foramen rotundum（正円孔）
 FS : foramen spinosum（棘孔）
 FO : foramen ovale（卵円孔）
 HC : hypoglossal canal（舌下神経管）
ILT : inferolateral trunk
MHT : meningohypophyseal trunk
MLA : meningolacrimal artery
MMA : middle meningeal artery（中硬膜動脈）
OPhA : ophthalmic artery（眼動脈）
 PB : petrosal branch（錐体枝）
RMA : recurrent meningeal artery（反回髄膜動脈）
SOF : superior orbital fissure（上眼窩裂）

# 11. 蝶口蓋動脈　sphenopalatine artery：SPA
【参照図：図2（p.19），図4-37（p.123），4-38（p.125）】

　蝶口蓋動脈は，maxillary artery（顎動脈）third segment の終枝である．翼口蓋窩で顎動脈が他の分枝を分岐後に蝶口蓋動脈となり，内側に走行して sphenopalatine foramen（蝶口蓋孔）を通過し，鼻甲介の背側で鼻腔に入る．鼻腔に入った後に鼻腔外側壁で posterior lateral nasal artery（外側後鼻動脈）を分岐し，鼻中隔に至り，posterior septal artery（中隔後鼻動脈）となる（図4-37，4-38）．鼻腔粘膜は血流に富み，これらの分枝は血管造影上も動脈相の微細な多くの分枝と，毛細血管相での粘膜面動脈叢の濃染が描出される．

## 11-1　外側後鼻動脈　posterior lateral nasal artery

　鼻腔外側壁および鼻甲介，さらに上顎洞，篩骨洞，蝶形骨洞を栄養する．血管造影側面像では後方に緩やかな凸を描きながら下行し，中鼻甲介および下鼻甲介に沿って前方に artery of middle concha and meatus, artery of inferior concha and meatus の2本の分枝を出す[6]．そのうち，artery of middle concha and meatus はさらに medial / lateral / inferior turbinate branch を分岐し，それぞれ鼻甲介の自由縁に向かって分布し，終止する．また同枝からは superior artery of middle meatus も分岐し，前篩骨洞を栄養する．artery of inferior concha and meatus からは下鼻甲介の自由縁に向かう分枝と，下鼻道に沿って分布する分枝が観察される．また，鼻腔底部へも分枝を出し，それらは descending palatine artery（下行口蓋動脈）の greater palatine artery（大口蓋動脈）との吻合を有する（図4-38）．

### 図4-37　眼動脈と蝶口蓋動脈との吻合（右鼻腔・後篩骨洞の血管腫症例）

**A** 造影CT MPR 冠状断像　　**B** 造影CT MPR 矢状断像

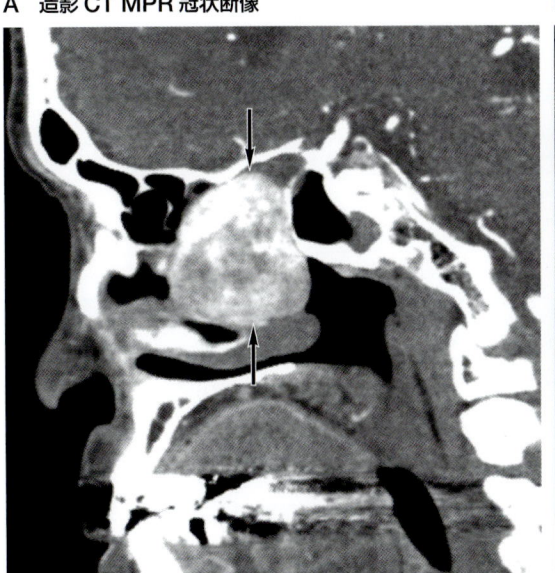

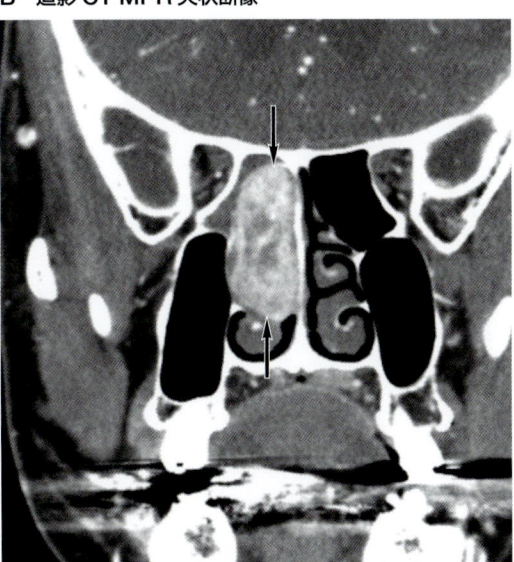

A, B：右鼻腔から後篩骨洞にかけて，富血性の境界明瞭な腫瘤を認める（→）．

（C～Fは次ページ）

図4-37（続き）　眼動脈と蝶口蓋動脈との吻合（右鼻腔・後篩骨洞の血管腫症例）

C　選択的右蝶口蓋動脈造影正面像 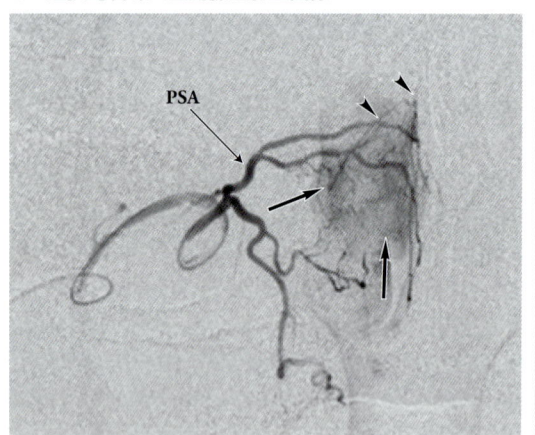
D　選択的右蝶口蓋動脈造影側面像

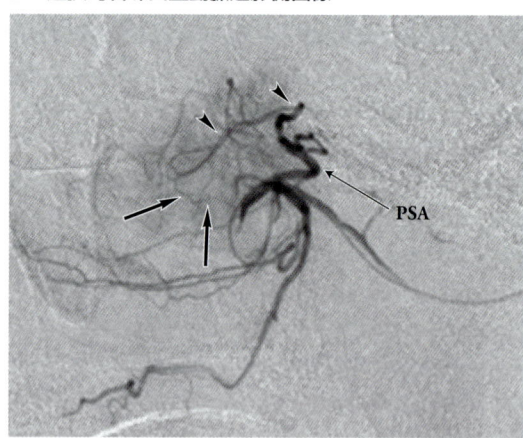

C, D：蝶口蓋動脈からの中隔後鼻動脈（PSA）から，腫瘍濃染が描出される（→）. 栄養動脈となっている中隔枝に拡張が見られる（▶）.

E　右内頸動脈造影正面像 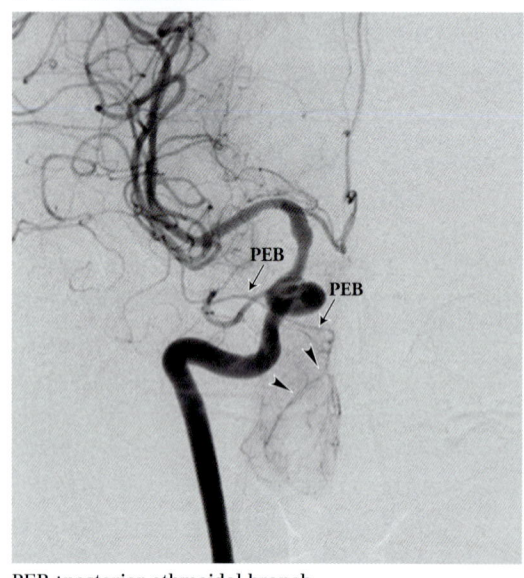
F　右内頸動脈造影側面像

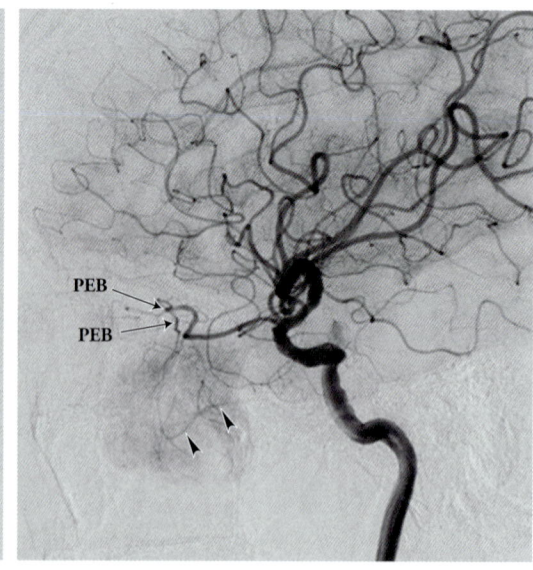

E, F：眼動脈からの後篩骨枝（PEB）より腫瘍の頭側部分が描出されている. 吻合を介して，中隔後鼻動脈の中隔枝が逆行性に描出されている（▶）.

PEB：posterior ethmoidal branch
PSA：posterior septal artery（中隔後鼻動脈）

## 11-2　中隔後鼻動脈　posterior septal artery

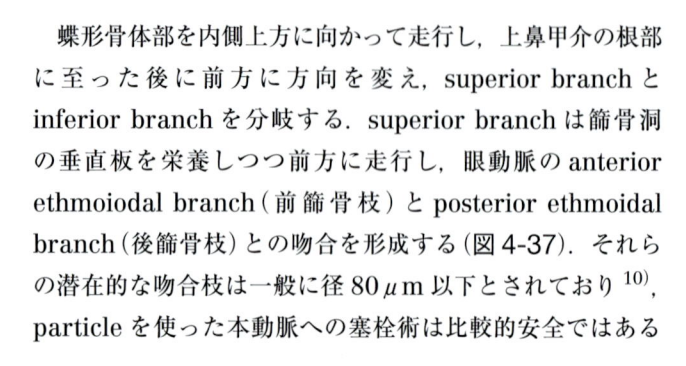

　蝶形骨体部を内側上方に向かって走行し，上鼻甲介の根部に至った後に前方に方向を変え，superior branch と inferior branch を分岐する. superior branch は篩骨洞の垂直板を栄養しつつ前方に走行し，眼動脈の anterior ethmoidal branch（前篩骨枝）と posterior ethmoidal branch（後篩骨枝）との吻合を形成する（図4-37）. それらの潜在的な吻合枝は一般に径 80μm 以下とされており[10]，particle を使った本動脈への塞栓術は比較的安全ではあるが，無理な圧入や液体塞栓物質の使用は，塞栓物質の眼動脈への迷入の危険性を有する. inferior branch は鼻中隔に沿って前下方に走行し，anterior palatine foramen（前口蓋孔，または incisive canal［切歯管］）を介して descending palatine artery（下行口蓋動脈）の分枝である greater palatine artery（大口蓋動脈）との吻合を形成する（図4-38）.

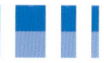

## 12. 下行口蓋動脈　descending palatine artery：DpalatA
【参照図：図2（p.19），1-5（p.34），4-38（p.125）】

　下行口蓋動脈は，maxillary artery（顎動脈）third segment からの分枝では最も太い動脈である．pterygopalatine fossa（翼口蓋窩）深部の sphenopalatine foramen（蝶口蓋孔）近傍で下方に向かって起始し，上顎洞の背側を垂直あるいは内側前方向きに下行し，greater palatine artery（大口蓋動脈）となって greater palatine foramen（大口蓋孔）を通過する．その途中で lesser palatine artery（小口蓋動脈）を分岐し，それは lesser palatine foramen（小口蓋孔）を通過して口蓋に出る．両者とも口蓋部で前方に向かって水平方向に走行し，greater palatime artery は sphenopalatine artery（蝶口蓋動脈）からの posterior septal artery（中隔後鼻動脈）inferior branch と前口蓋孔部で吻合する．血管造影上は，側面像にてこの垂直に下行し，屈曲して前方に水平に走行する形態が特徴的である（図4-38）．

　下行口蓋動脈は軟口蓋・硬口蓋の栄養枝として重要であり，また末梢では歯肉や歯槽へも栄養枝を送る．

### 図4-38　蝶口蓋動脈と下行口蓋動脈の画像解剖，および鼻腔との立体関係

**A**　選択的右顎動脈 third segment 造影正面像

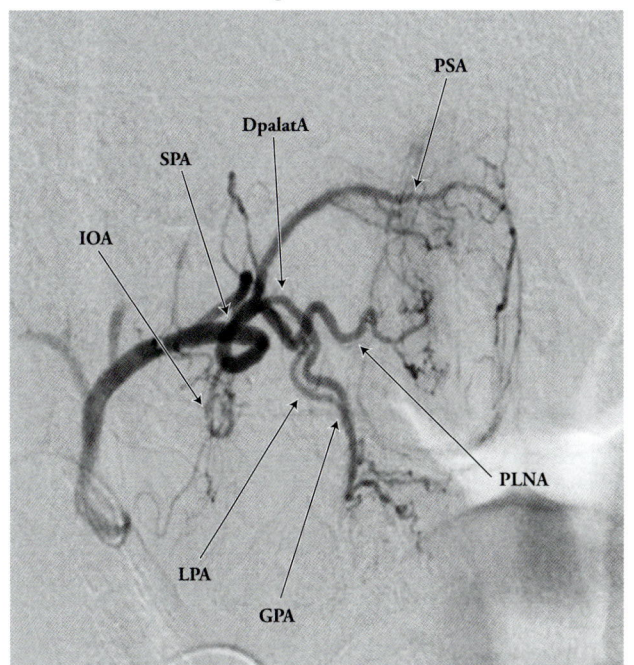

**B**　選択的右顎動脈 third segment 造影側面像

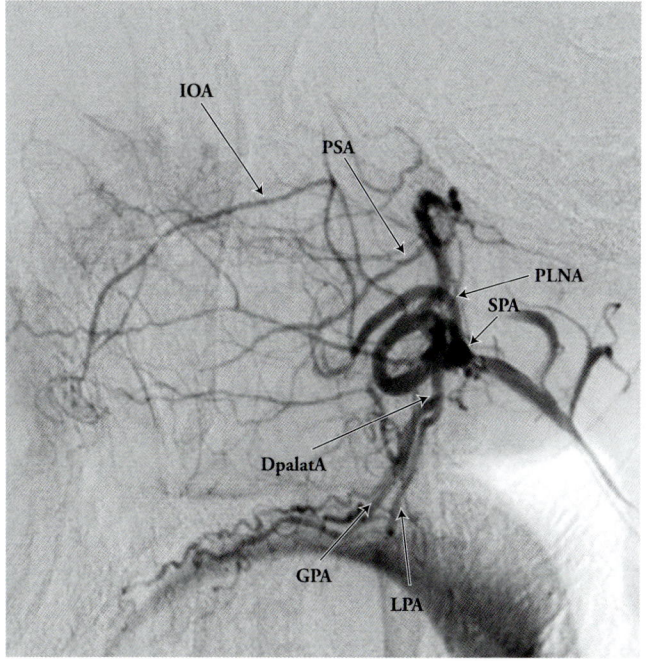

A, B：蝶口蓋動脈（SPA）および下行口蓋動脈（DpalatA）と，その分枝が描出される．分岐部は正面像で，末梢側は側面像で観察しやすい．下行口蓋動脈は外側を下行して大口蓋動脈（GPA）と小口蓋動脈（LPA）に分岐する．蝶口蓋動脈は外側後鼻動脈（PLNA）と中隔後鼻動脈（PSA）に分岐し，外側後鼻動脈は鼻腔外側壁から鼻甲介に，中隔後鼻動脈は鼻中隔に栄養枝を送る．

DpalatA：descending palatine artery（下行口蓋動脈）
　　GPA：greater palatine artery（大口蓋動脈）
　　IOA：infraorbital artery（眼窩下動脈）
　　LPA：lesser palatine artery（小口蓋動脈）
　PLNA：posterior lateral nasal artery（外側後鼻動脈）
　　PSA：posterior septal artery（中隔後鼻動脈）
　　SPA：sphenopalatine artery（蝶口蓋動脈）

（C～E は次ページ以降）

## 図 4-38（続き） 蝶口蓋動脈と下行口蓋動脈の画像解剖，および鼻腔との立体関係

C 右外頸動脈造影 3D-DSA vessel image（volume rendering）と bone image の fusion 正面像（A，B とは別症例）

D 右外頸動脈造影 3D-DSA vessel image（volume rendering）と bone image の fusion 中隔側からの側面像（A，B とは別症例）

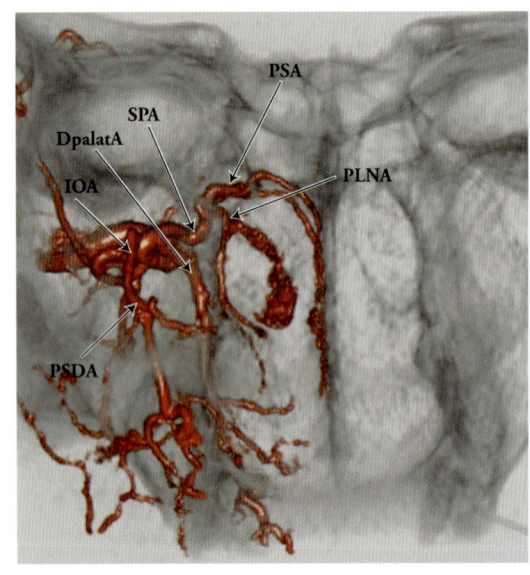

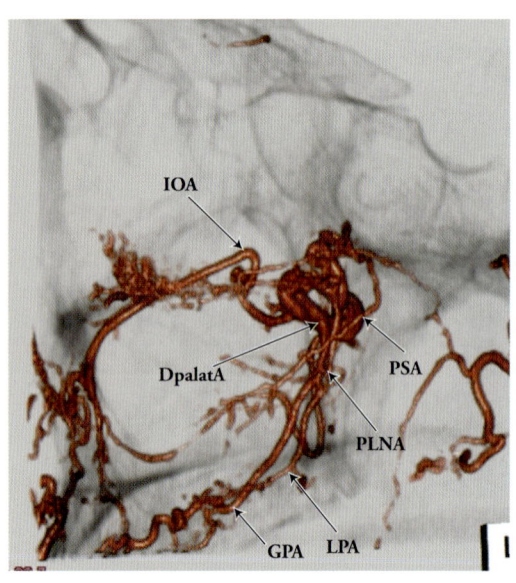

**C, D**：蝶口蓋動脈（SPA）から分岐した外側後鼻動脈（PLNA）は，鼻腔外側に沿って前方に走行し，中・下鼻甲介への分枝を出す．中隔後鼻動脈（PSA）は鼻中隔に沿って走行する．下行口蓋動脈（DpalatA）からの大口蓋動脈（GPA），小口蓋動脈（LPA）は翼口蓋管から出た後に，前方に向かって口蓋に沿って走行する．

DpalatA：descending palatine artery（下行口蓋動脈）
GPA：greater palatine artery（大口蓋動脈）
IOA：infraorbital artery（眼窩下動脈）
LPA：lesser palatine artery（小口蓋動脈）
PLNA：posterior lateral nasal artery（外側後鼻動脈）
PSA：posterior septal artery（中隔後鼻動脈）
PSDA：posterior superior dental artery（後上歯槽動脈）
SPA：sphenopalatine artery（蝶口蓋動脈）

（E は次ページに掲載）

12. 下行口蓋動脈　127

E-1〜8　C, D症例の右外頸動脈造影 3D-DSA（蝶口蓋孔レベルから硬口蓋レベルまでの横断像）

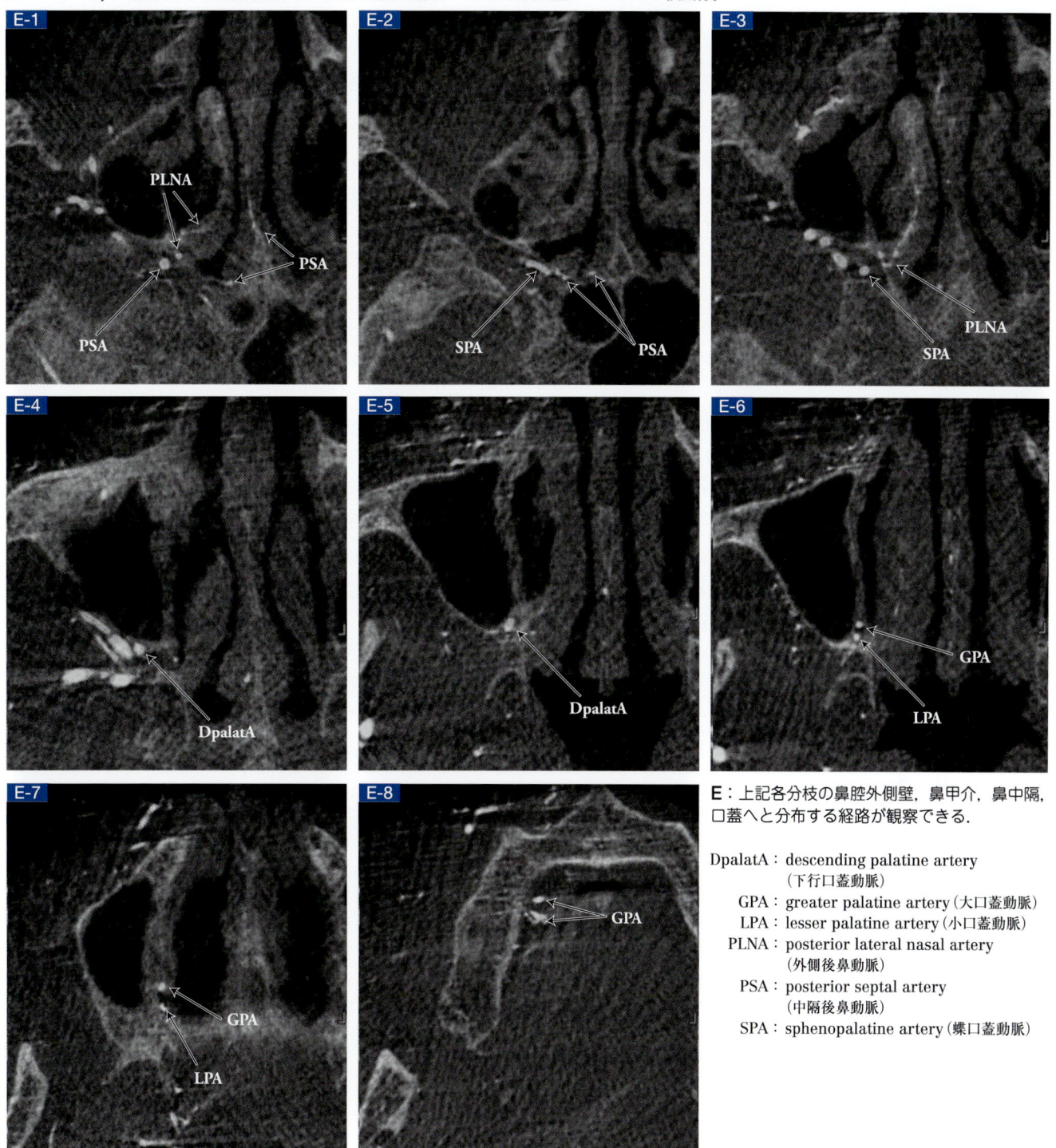

E：上記各分枝の鼻腔外側壁，鼻甲介，鼻中隔，口蓋へと分布する経路が観察できる．

DpalatA： descending palatine artery（下行口蓋動脈）
GPA： greater palatine artery（大口蓋動脈）
LPA： lesser palatine artery（小口蓋動脈）
PLNA： posterior lateral nasal artery（外側後鼻動脈）
PSA： posterior septal artery（中隔後鼻動脈）
SPA： sphenopalatine artery（蝶口蓋動脈）

4 顎動脈

## 13. 眼窩下動脈 infraorbital artery：IOA
【参照図：図2（p.19），4-19（p.92），4-39（p.128），4-40（p.130）】

　眼窩下動脈は，maxillary artery（顎動脈）third segmentの近位側でposterior superior dental artery（後上歯槽動脈）分岐部近傍から起始する．またposterior superior dental arteryと共通幹を形成する場合もある[6]．起始後は上行するが，すぐに上顎洞後壁付近で前方に向かい，inferior orbital fissure（下眼窩裂）より眼窩内に入る．眼窩内では眼窩底部を水平方向に前方に向かい，infraorbital groove（眼窩下溝）に入る．infraorbital grooveはinfraorbital foramen（眼窩下孔）に連続し，infraorbital artery（眼窩下動脈）は同孔を通って眼窩下縁の顔面皮下に出る．顎動脈のthird segmentからのanterior branch（前枝）の中では比較的太い動脈であり，その眼窩底，上顎洞上壁に沿った特徴的な走行も併せて，血管造影の側面像で容易に同定可能である（図4-19，4-38，4-39）．

　本動脈にはmaxillary nerve（上顎神経）由来のinfraorbital nerve（眼窩下神経）が併走する．走行する過程では，下眼窩裂通過部近傍で上顎骨・上顎洞後上部への栄養枝を，眼窩内では眼窩壁や外眼筋，脂肪組織を栄養するposterior branchと，外眼筋や涙腺に栄養枝を送るanterior branchを分岐する．anterior branchは，ophthalmic artery（眼動脈）からのlacrimal artery（涙腺動脈）とも吻合を有する（図4-40）．

　顔面皮下に到達した後に，終枝としてascending palpebral branch，descending muscular branch，superficial branchを分岐し，それぞれsuperficial temporal artery（浅側頭動脈）やopthalmic artery（眼動脈），facial artery（顔面動脈），transverse facial artery（横行顔面動脈）との吻合を有する．

　これらの潜在的な吻合は，本動脈の塞栓術の際に眼動脈への塞栓物質迷入の原因となり得る構造であり，注意を要する．

### 図4-39　眼窩下動脈の画像解剖（篩骨部硬膜動静脈瘻症例）

A　左外頸動脈造影正面像 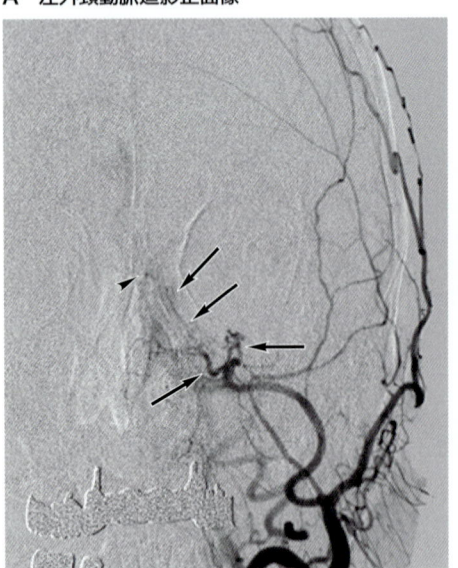
B　左外頸動脈造影側面像

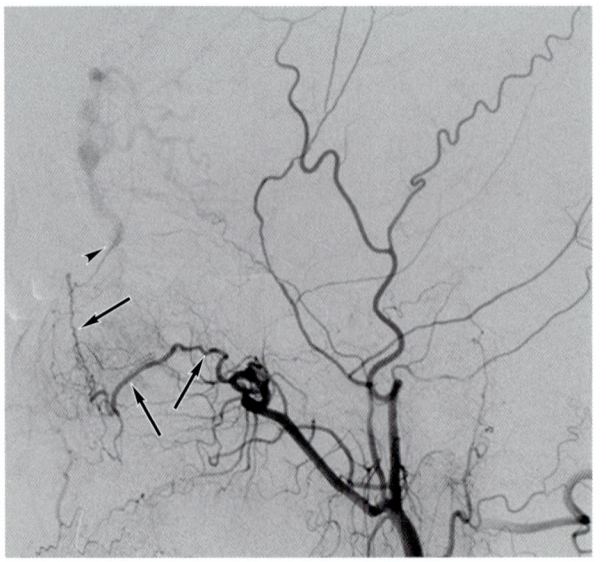

A, B：顎動脈third segmentからの眼窩下動脈に拡張蛇行が見られ（→），末梢で顔面鼻根部皮下を走行した後に，眼動脈からの前篩骨動脈のethmoid nasal branchとの吻合を介して，鶏冠突起部に動静脈瘻を形成している（▶）．

13. 眼窩下動脈　129

C-1〜4　左外頸動脈からの3D-DA partial MIP像（外側から内側に配列した矢状断像）

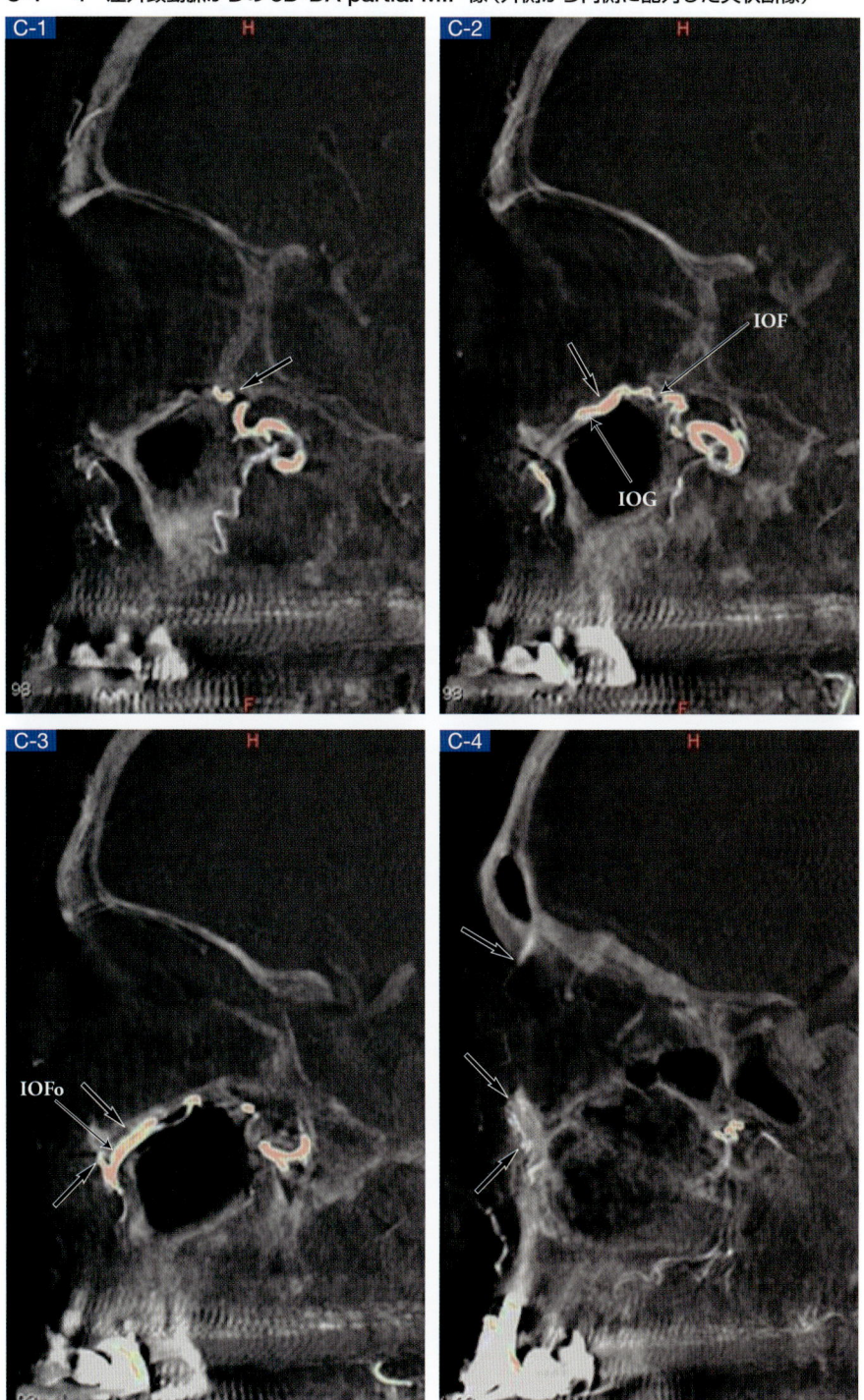

C：眼窩下動脈は，顎動脈 third segment から分岐後に一旦上行し，下眼窩裂（IOF）を介して眼窩内に入る（**C-2**；→）．眼窩内では眼窩底部に沿って前方に向かい，眼窩下溝（IOG）を介して眼窩下孔（IOFo）より眼窩下縁の顔面皮下に出る（**C-1**；→）．本症例では，眼窩内側に沿ってさらに上行し（**C-3**，**C-4**；→），鶏冠突起根部での動静脈瘻の流入動脈となっている．

　IOF：inferior orbital fissure（下眼窩裂）
IOFo：infraorbital foramen（眼窩下孔）
　IOG：infraorbital groove（眼窩下溝）

### 図4-40 顎動脈の second-third segment 分枝と眼動脈系の吻合を示すシェーマ（眼窩を前外側上方から見た図）

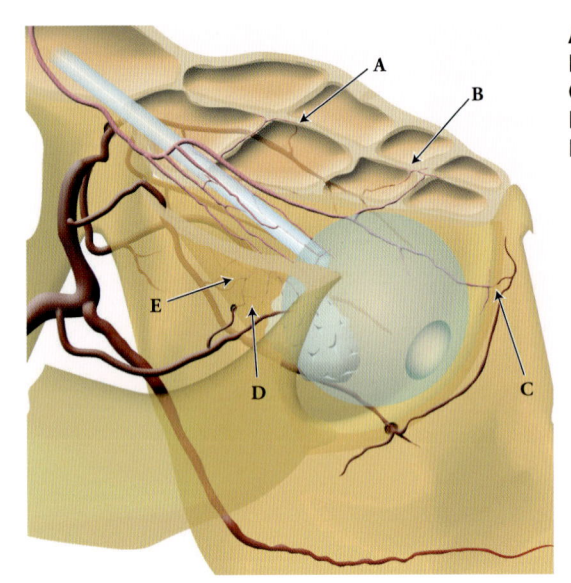

A：眼動脈―後篩骨動脈―中隔後鼻動脈―蝶口蓋動脈
B：眼動脈―前篩骨動脈―中隔後鼻動脈―蝶口蓋動脈
C：眼動脈―鼻背動脈―眼窩下動脈
D：眼動脈―涙腺動脈―前深側頭動脈
E：眼動脈―涙腺動脈―眼窩下動脈

## 本書の参考文献

1) Padget DH: The development of the cranial arteries in the human embryo. Contrib Embryol 32: 205-261, 1948.
2) Lasjaunias P, Berenstein A. Ter Brugge KG: Surgical neuroangiography, 2nd ed, vol 1. Clinical vascular anatomy and variations. Springer-Verlag, Berlin, p.15-87, 2001.
3) Hiruma T, Nakajima Y, Nakamura H: Development of pharyngeal arch arteries in early mouse embryo. J Anat 201: 15-29, 2002.
4) Anitha T, Dombe D, Asha K, Kalbande S: Clinically relevant variations of the superior thyroid artery: an anatomic guide for neck surgeries. Int J Pharm Biomed Sci 2: 51-54, 2011.
5) Imanishi N, Kondoh T, Kishi K, Aiso S: Angiographic study of the superior laryngeal artery. Okajimas Folia Anat, Jpn 86: 61-65, 2009.
6) Djindjian D, Merland JJ: Super-selective arteriography of the external carotid artery. Springer-Verlag, Berlin, p.22-36, 1978.
7) Loukas M, Kinsella CR Jr, Kapos T, et al: Anatomical variation in arterial supply of the mandible with special regard to implant placement. Int J Oral Maxillofac Surg 37: 367-371, 2008.
8) Sanjeev IK, Anita H, Ashwini M, et al: Branching pattern of external carotid artery in human cadavers. J Clin Diagn Res 4: 3128-3133, 2010.
9) Lasjaunias P, Théron J, Moret J: The occipital artery. Anatomy–normal arteriographic aspects—embryological significance. Neuroradiology 15: 31-37, 1978.
10) Geibprasert S, Pongpech S, Armstrong D, Krings T: Dangerous extracranial-intracranial anastomoses and supply to the cranial nerves: vessels the neurointerventionalist needs to know. AJNR 30: 1459-1468, 2009.
11) Daniels DL, Mark LP, Ulmer JL, et al: Osseous anatomy of the pterygopalatine fossa. AJNR 19: 1423-1432, 1998.
12) Rusu MC, Didilescu AC, Jianu AM, Păduraru D: 3D CBCT anatomy of the pterygopalatine fossa. Surg Radiol Anat 35: 143-159, 2013.
13) Silbergleit R, Quint DJ, Mehta BA, et al: The persistent stapedial artery. AJNR 21: 572-577, 2000.
14) Kawai K, Yoshinaga K, Koizumi M, et al: A middle meningeal artery which arises from the internal carotid artery in which the first branchial artery participates. Ann Anat 188: 33-38, 2006.
15) Waga S, Morikawa A, Kojima T: Dural-cortical anastomosis in pial arteriovenous malformation. Case report. J Neurosurg 50: 522-524, 1979.
16) Lasjaunias P, Théron J: Radiographic anatomy of the accessory meningeal artery. Radiology 121: 99-104, 1976.
17) Komiyama M, Kitano S, Sakamoto H, Shiomi M: An additional variant of the persistent primitive trigeminal artery: accessory meningeal artery--antero-superior cerebellar artery anastomosis associated with moyamoya disease. Acta Neurochir（Wien）140: 1037-1042, 1998.
18) Wasicky R, Pretterklieber ML: The human anterior tympanic artery. A nutrient artery of the middle ear with highly variable origin. Cells Tissues Organs 166: 388-394, 2000.
19) Kumar V, Meher R, Trehan V, et al: Delayed postmastoidectomy bleed from anterior tympanic artery and its management using endovascular microcoils. Am J Otolaryngol 33: 156-158, 2012.
20) Sagara Y, Kiyosue H, Tanoue S, et al: Selective transarterial embolization with n-butyl-2-cyanoacrylate for the treatment of arterial hemorrhage after third molar extraction. Neuroradiology 55: 725-731, 2013.
21) Jergenson MA, Norton NS, Opack JM, Barritt LC: Unique origin of the inferior alveolar artery. Clin Anat 18: 597-601, 2005.
22) Maeda S, Aizawa Y, Kumaki K, Kageyama I: Variations in the course of the maxillary artery in Japanese adults. Anat Sci Int 87: 187-194, 2012.
23) Quisling RG, Seeger JF: Orbital anastomoses of the anterior deep temporal artery. Neuroradiology 8: 259-262, 1975.
24) Pham N, Sivapatham T, Hussain MS, et al: Particle embolization of the bilateral superior and inferior alveolar arteries for life threatening dental socket hemorrhage. J Neurointerv Surg 4: e20, 2012.
25) Osborn AG: The vidian artery: normal and pathologic anatomy. Radiology 136: 373-378, 1980.
26) Rumboldt Z, Castillo M, Smith JK: The palatovaginal canal: can it be identified on routine CT and MR imaging? AJR 179: 267-272, 2002.

# 略語索引

本書に掲載した略語を挙げた．（本書内での略語であり，一般的な略語とは異なる場合がある）

### 記号

Vth N［Vth nerve（trigeminel nerve）］ ........................................................ 79

### A

AA（angular artery） ................ 66
AAA（anterior auricular artery） ...... 21, 23, 34, 58, 59, 60
AB（ascending branch） ............ 28, 31
a.b. Dm［digastric muscle（anterior and posterior belly）］ .................... 12
ACB（anterior convexity branch） ..... 89
ADTA（anterior deep temporal artery） ........................ 21, 23, 70, 71, 107, 108
AFC（artery of falx celebelli） ............ 47
AFR（artery of foramen rotundum） ..... 18, 47, 70, 71, 72, 76, 83, 84, 96, 98, 117, 118, 119, 121, 122
AIC（artery of inferior concha） ... 21, 23
AICA（anterior inferior cerebellar artery） ............................. 86, 95
ALA A（alar artery） .................... 37
ALB（anterolateral branch） ............ 121
AMA（accessory meningeal artery） ..... 12, 17, 18, 21, 23, 34, 41, 44, 45, 47, 59, 70, 71, 74, 76, 83, 86, 93, 94, 96, 98, 99, 121, 122
AMA-MHT（anastomosis between AMA and MHT） ................... 93
AMA-RMA-ILT（anastomosis between AMA, RMA and ILT） .......... 93
AMA V（AMA branch through the Vesalius canal） ..................... 96
AMB（anteromedial branch） ........ 121
AMC（artery of middle concha） ...... 23
AntB（anterior branch） ........ 26, 28, 29, 76, 78, 84, 96
AntCSB（anterior cavernous sinus branch） ........................... 76, 83
APA（ascending pharyngeal artery） ..... 12, 15, 17, 19, 21, 23, 36, 41, 49, 53, 76, 93, 96, 121
ApalatA（ascending palatine artery） ........................ 12, 15, 19, 21, 23, 31, 34, 36
ATA（anterior tympanic artery） ...... 70, 99, 100, 101, 103
AV（angular vein） ............ 65, 83, 84

### B

BA（buccal artery） ... 19, 21, 23, 70, 71, 110
Bs of AAA to pinna（branches of anterior auricular artery） ......... 60
Bs of PAA to pinna（branches of posterior auricular artery to pinaa） ...... 60

### C

CA（external carotid artery） ............ 27
CB（carotid branch） ...... 23, 27, 48, 50, 53, 54, 96
CB APA（carotid branch of the ascending pharyngeal artery） ......... 96
Cbif（carotid bifurcation） .............. 12
CC（carotid canal） ............ 17, 47, 50
CCA（common carotid artery） .... 12, 24
Clival b（clival branch） ............... 98
CS（cavernous sinus） .............. 84, 95
CTA（caroticotympanic artery） ...... 79, 103
CThyA（cricothyroid artery） .......... 28
CThyB（cricothyroid branch） .... 12, 26, 28, 30

### D

DAA（deep auricular artery） ......... 100
DB（descending branch） ......... 28, 29, 31, 64, 65
DLA（deep lingual artery） ... 12, 15, 19, 21, 23, 24, 31, 32, 35
DNA（dorsal nasal artery） ........ 37, 66
DorsLA（dorsal lingual artery） ... 21, 31
DpalatA（descending palatine artery） ........................ 21, 23, 34, 36, 70, 71, 72, 125, 126, 127
Dural B of OA（dural branch of occiptal artery） .......................... 59, 60
DV（drainage vein） ..................... 65

### E

EA（ethmoidal artery） ............. 88, 90
ECA（external carotid artery） ... 12, 15, 17, 21, 23, 24, 35, 36, 59, 62, 63, 65, 79
epiglottis ............................... 12

### F

F（fistula） ........................... 64, 65
FA（facial artery） ..... 12, 15, 19, 21, 23, 24, 34, 35, 36, 66, 103
Facial N（facial nerve） ................ 86
FB（frontal branch） ........... 66, 67, 93
FL（foramen lacerum） ............ 18, 50
FLT（facial-lingual trunk） ............. 15
FNC（facial nerve canal） .............. 86
FO（foramen ovale） ...... 18, 47, 76, 79, 81, 84, 93, 94, 96, 121, 122
FOB（foramen ovale branch） ........ 76
FR（foramen rotundum） ... 18, 47, 121, 122
FS（foramen spinosum） ...... 17, 18, 43, 44, 47, 75, 76, 78, 79, 81, 84, 86, 93, 94, 96, 121, 122
FV（facial vein） ............ 65, 83, 84, 118
FVes（foramen Vesalius） ............. 96

### G

GGm（genioglossus muscle） ......... 15
GPA（greater palatine artery） ...... 114, 125, 126, 127

### H

HB（horizontal branch） ........... 64, 65
HC（hypoglossal canal） ...... 17, 47, 122
HGB（hypoglossal branch） .. 21, 43, 45, 48, 50, 53, 54, 55, 56, 76
HGB-MCA（medial clival artery from hypoglossal branch） ............. 53
hy（hyoid bone） ................... 12, 24

### I

IAC（internal auditory canal） .......... 86

ICA(internal carotid artery) ⋯⋯ 12, 15, 17, 21, 23, 24, 27, 36, 59, 65, 79, 81, 86, 88, 93, 94, 98
ICA(s)[internal carotid artery(atherosclerotic stenosis)]
⋯⋯⋯⋯⋯⋯⋯⋯⋯⋯⋯⋯⋯⋯ 12, 15
IDA(inferior dental artery) ⋯⋯⋯ 12, 17, 21, 23, 36, 59, 60, 63, 70, 71, 78, 104, 105
IJV(internal jugular vein) ⋯ 12, 43, 44, 45
ILabA(inferior labial artery) ⋯⋯ 19, 21, 31, 34
ILT(inferolateral trunk) ⋯⋯⋯ 47, 79, 93, 94, 98, 121, 122
IOA(infraorbital artery) ⋯⋯ 12, 21, 23, 34, 70, 71, 72, 76, 93, 96, 115, 125, 126
IOF(inferior orbital fissure) ⋯⋯⋯⋯ 129
IOFo(infraorbital foramen) ⋯⋯ 84, 129
IOG(infraorbital groove) ⋯⋯⋯⋯⋯ 129
IOV(inferior ophthalmic vein) ⋯ 83, 84
IPhB(inferior pharyngeal branch) ⋯ 53
IPS(inferior petrosal sinus) ⋯⋯⋯ 17, 18
ITA(inferior tympanic artery) ⋯⋯⋯ 56

### J
JB(jugular branch) ⋯⋯⋯ 43, 44, 45, 48, 50, 53, 54, 55, 56
JB-LCA(lateral clival artery from jugular branch) ⋯⋯⋯⋯⋯⋯⋯⋯ 48
JB of OA(jugular branch of occipital artery) ⋯⋯⋯⋯⋯⋯⋯⋯⋯⋯⋯⋯ 47
JF(jugular foramen) ⋯⋯⋯⋯⋯⋯ 17, 47

### L
LA(lingual artery) ⋯ 12, 15, 21, 23, 24, 27, 34, 35
LatB(lateral branch) ⋯⋯⋯⋯ 43, 45, 46
LCA(lateral clival artery) ⋯⋯ 47, 48, 54
LCm(longus capitis muscle) ⋯⋯⋯⋯ 15
LNA(lateral nasal artery) ⋯ 19, 34, 36, 66
LPA(lesser palatine artery) ⋯ 114, 125, 126, 127
LPm(lateral pterygoid muscle)
⋯⋯⋯⋯⋯⋯⋯⋯⋯⋯⋯⋯⋯⋯⋯ 17, 74

### M
M(mass) ⋯⋯⋯⋯⋯⋯⋯⋯⋯ 27, 28, 29

MA(masseteric artery) ⋯⋯⋯⋯⋯⋯ 70
MandA[mandibular artery(inferior dental artery)] ⋯⋯⋯⋯⋯⋯⋯⋯ 79
MandB(mandibular bone) ⋯⋯⋯⋯ 110
MastF(mastoid foramen) ⋯⋯⋯⋯⋯ 47
MaxA(maxillary artery) ⋯⋯ 12, 17, 21, 23, 34, 36, 41, 45, 48, 59, 60, 62, 63, 64, 65, 76, 78, 79, 83, 93, 94, 96, 103
MB(mastoid branch) ⋯⋯ 43, 44, 46, 58, 59, 60, 61, 62, 63
MBFA(masseter branch of facial artery) ⋯⋯⋯⋯⋯⋯⋯⋯⋯⋯ 21, 31
MB of OA(mastoid branch of occipital artery) ⋯⋯⋯⋯⋯⋯⋯⋯⋯⋯⋯⋯ 47
MC(mandibular condyle) ⋯⋯⋯ 17, 105
MCA(medial clival artery) ⋯⋯⋯ 47, 48, 53, 54
MCB(muscular branch) ⋯⋯⋯⋯⋯⋯ 63
MDTA(middle deep temporal artery)
⋯⋯⋯ 23, 70, 71, 78, 89, 99, 107, 108
MecC(Meckel's cave) ⋯⋯⋯⋯⋯⋯⋯ 18
MedB(medial branch) ⋯⋯⋯ 43, 45, 46
MF(mandibular foramen) ⋯⋯⋯ 17, 105
MHm(mylohyoid muscle) ⋯⋯⋯⋯⋯ 12
MHT(meningohypophyseal trunk)
⋯⋯⋯⋯⋯⋯⋯ 47, 93, 94, 98, 121, 122
MLA(meningolacrimal artery) ⋯⋯ 117, 122
MLB(meningolacrimal branch)
⋯⋯⋯⋯⋯⋯⋯⋯⋯⋯⋯⋯ 76, 90, 98
Mm(masseter muscle) ⋯⋯⋯⋯ 15, 113
MMA(middle meningeal artery) ⋯⋯ 12, 17, 18, 21, 23, 34, 41, 43, 44, 45, 47, 59, 60, 61, 62, 63, 67, 70, 71, 74, 76, 79, 83, 84, 86, 87, 88, 93, 94, 96, 98, 99, 103, 121, 122
MMA(c)(middle meningeal artery coronal segment) ⋯⋯⋯⋯⋯ 76, 78
MMA(ex)(middle memingeal artery extracranial segment) ⋯⋯⋯ 76, 78
MMA(h)(middle meningeal artery horizontal segment) ⋯⋯⋯ 76, 78, 84
MMA(p)(middle meningeal artery pterional segment) ⋯⋯⋯⋯ 76, 78
MMA(t)(middle meningeal artery temporal segment) ⋯⋯⋯ 76, 78, 84
MN(mandibular notch) ⋯⋯⋯⋯⋯ 113
MPhB(middle pharyngeal branch)
⋯⋯⋯⋯⋯⋯⋯⋯⋯⋯⋯⋯⋯⋯⋯⋯ 53

MPm(medial pterygoid muscle)
⋯⋯⋯⋯⋯⋯⋯⋯⋯⋯⋯⋯⋯⋯⋯ 15, 17
MSPA(medial sphenopalatine artery)
⋯⋯⋯⋯⋯⋯⋯⋯⋯⋯⋯⋯⋯⋯⋯⋯ 76
M&S PhBs(middle and superior pharyngeal branch) ⋯⋯⋯⋯⋯⋯ 53
mylohyoid m(mylohyoid muscle) ⋯⋯ 15

### N
NMB(neuromeningeal branch)
⋯⋯ 17, 21, 23, 41, 43, 44, 45, 48, 49, 53, 96

### O
OA(occipital artery) ⋯⋯⋯⋯ 12, 15, 17, 19, 21, 23, 24, 34, 41, 44, 45, 46, 47, 49, 58, 59, 60, 86, 96
OAJB(jugular branch) ⋯⋯⋯⋯ 43, 44, 45, 46, 53
OdA(odontoid arch) ⋯⋯⋯⋯⋯ 47, 55
ON(optic nerve) ⋯⋯⋯⋯⋯⋯⋯⋯⋯ 88
OPhA(ophthalmic artery) ⋯ 59, 66, 90, 93, 98, 121, 122

### P
PA(pterygoid artery) ⋯⋯⋯⋯⋯ 18, 70
PAA(posterior auricular artery) ⋯⋯ 12, 15, 17, 19, 21, 23, 34, 41, 47, 58, 59, 60, 61, 62, 63, 67, 85, 86, 93
ParietB(parietal branch) ⋯⋯⋯⋯⋯ 67
ParoB(parotid branch) ⋯⋯⋯⋯ 23, 24, 59, 61, 62, 63
PB(petrosal branch) ⋯⋯⋯ 61, 62, 76, 78, 79, 85, 86, 87, 98, 121, 122
PBDM(posterior digastric muscle)
⋯⋯⋯⋯⋯⋯⋯⋯⋯⋯⋯⋯⋯⋯⋯ 15, 17
PC[pterygoid canal(Vidian canal)]
⋯⋯⋯⋯⋯⋯⋯⋯⋯ 18, 47, 72, 119, 121
PCB(posterior convexity branch) ⋯ 75, 76, 78, 85, 87, 89
PEB(posterior ethmoidal branch)
⋯⋯⋯⋯⋯⋯⋯⋯⋯⋯⋯⋯⋯⋯⋯⋯ 124
PG(parotid gland) ⋯⋯⋯⋯⋯⋯ 15, 17
PhA(pharyngeal artery) ⋯⋯ 47, 53, 96, 119
PhA-SPhB(pharyngeal artery-superior pharyngeal branch anastomosis)
⋯⋯⋯⋯⋯⋯⋯⋯⋯⋯⋯⋯⋯⋯⋯⋯ 53
PhB(pharyngeal branch) ⋯⋯ 17, 21, 23, 41, 43, 44, 45, 48, 49, 53

PiB (branch to pinna) ......... 59, 62, 63
PLNA (posterior lateral nasal artery)
  ............ 114, 120, 125, 126, 127
PMA of VA (posterior meningeal artery
  of vertebral artery) .................. 47
PostB (posterior branch) ..... 28, 29, 61,
  96, 121
PostCSB (posterior cavernous sinus
  branch) ..................... 76, 83, 84
PSA (posterior septal artery) .. 23, 114,
  120, 124, 125, 126, 127
PSB (petrosquamous branch) ... 61, 62,
  63, 76, 78, 85, 87, 93
PSDA (posterior superior dental artery)
  .. 23, 70, 71, 72, 114, 115, 116, 126
PtA [artery of pterygoid canal (Vidian
  artery)] ... 47, 48, 53, 70, 72, 76, 79,
  83, 84, 96, 103, 118, 119, 120, 121
PTF (petrotympanic fissure) ......... 101
PVC (palatovaginal canal) ........... 119

## R

RA (recurrent arteries) .................. 117
RecMB (recurrent meningeal branch)
  ............................................. 76, 98
RMA (recurrent meningeal artery)
  .............. 88, 90, 91, 93, 121, 122

## S

S (stapes) ........................................ 79
SAA (subarcuate artery) .................. 86
SB (septal branches) ......... 21, 23, 121

SCMB (sternocleidomastoid branch)
  ............................. 12, 26, 27, 28
SCMm (sternocleidomastoid muscle)
  .................................................. 12
SHB (superior hyoidal branch)
  ............................ 19, 21, 24, 31, 35
SLA (superior laryngeal artery)
  ............... 12, 15, 19, 26, 27, 28, 29
SLabA (superior labial artery) ... 34, 35
SMA (stylomastoid artery) .. 12, 43, 85, 86
SMB (stylomastoid branch)
  ............ 31, 55, 56, 59, 60, 61, 62, 63
SMC (stylomastoid canal) ................ 17
SMF (stylomastoid foramen) ........... 17
SMG (submandibular gland) ...... 12, 15
SMGB (submandibular gland branch)
  ............................. 21, 24, 31, 34, 35
SMGb FA (submandibular gland
  branch of facial artery) ......... 12, 15
SOA (supraorbital artery) .... 66, 88, 93
SOF (superior orbital fissure) ... 84, 88, 122
SOV (superior ophthalmic vein) ...... 84, 118
SPA (sphenopalatine artery) ..... 21, 23,
  70, 71, 72, 125, 126, 127
SPhB (superior pharyngeal branch)
  ............................. 48, 50, 53, 96
SS (sigmoid sinus) ............ 17, 18, 43
STA (superficial temporal artery) ... 12,
  17, 21, 23, 34, 36, 41, 58, 59, 60,
  62, 63, 64, 65, 66, 89, 93, 99, 100

SThyA (superior thyroid artery) ..... 12,
  15, 19, 21, 24, 27
SThyA (AntB) [superior thyroid
  artery (anterior branch)] ........... 27
STV (superficial temporal vein) ..... 118
Sty (styloid process) ................. 17, 62
SubLA (sublingual artery) .. 12, 15, 19,
  21, 23, 24, 31
SubLB (sublingual branch from facial
  artery) ..................................... 31
SubMA (submental artery) ........ 12, 15,
  17, 19, 21, 23, 24, 30, 34, 35

## T

T (tumor) .......................... 89, 90, 120
TFA (transverse facial artery) ... 12, 17,
  21, 23, 36, 59, 60, 64, 65
TFV (transverse facial vein) ........... 65
Thy (thyroid gland) ......................... 27
ThyC (thyroid cartilage) ................. 12

## V

V (varix) ................................... 64, 65
VA (vertebral artery) ...................... 12
VP (venous pouch) ......... 61, 62, 63, 95, 118

## Z

ZOA (zygomatico-orbital artery)
  ........................................... 59, 60

# 索引

ページ数の"**太字**"は，詳述ページを示した．
ページ数の後の"f"は，図タイトルまたは図中略語を示した．
ページ数のみの表示は，"本文中の説明"となる．

## 欧文索引

### A

accessory meningeal artery (AMA)
  12f, 17f, 18f, 21f, 23f, 34f, 35, 41f, 44f, 45f, 47f, 48, 59f, 70f, 71, 71f, 72, 73, 74f, 75, 76f, 82, 83f, 86f, 93f, 94f, 96f, 98f, 99f, 106, 117, 121f, 122, 122f
alar artery (ALA A) 37f
alveolar canal 114
AMA branch through the Vesalius canal (AMA V) 96f
AMA-MHT 間の吻合 (anastomosis between AMA and MHT：AMA-MHT) 93f
AMA-RMA-ILT 間の吻合 (anastomosis between AMA, RMA and ILT：AMA-RMA-ILT) 93f
angular artery (AA) **37**
angular vein (AV) 65f, 83f, 84f
anterior auricular artery (AAA) 21f, 23f, 34f, 58f, 59f, 60f, **66**
anterior branch (AntB) 26f, 28f, 29f, **73**, 76f, 78f, **82**, 84f, 96f
anterior branch/posterior branch (AntB・PostB) **29**
anterior cavernous sinus branch (AntCSB) 76f, **82**, 83f
anterior convexity branch (ACB) 89f
anterior deep temporal artery (ADTA) 21f, 23f, 66, 70f, 71, 71f, 73, 82, 107, 107f, 108f, **109**
anterior ethmoiodal branch 124
anterior inferior cerebellar artery (AICA) 86f, 95f
anterior palatine foramen 124
anterior tympanic artery (ATA) 61, **66**, 70f, 71, 73, 99f, 100f, 101f, 102, 103f
anterolateral branch (ALB) 121f
anteromedial branch (AMB) 121f
artery of falx celebelli (AFC) 40, 47f

artery of foramen rotundum (AFR)
  18f, 47f, 70f, 71f, 72, 72f, 76f, 82, 83f, 92, 96f, 98f, 117, 117f, 118, 118f, 119f, 121f, 122f
artery of inferior concha (AIC) 21f, 23f
artery of middle concha (AMC) 23f
artery of pterygoid canal (Vidian artery, PtA) 47f, 48, 48f, 53f, 70f, 71, 72, 72f, 73, 76f, 79f, 83f, 96f, 103f, 117, 118, 118f, 119f, 120f, 121, 121f
ascending branch (AB) 28f, 31f, 110f
ascending cranial and intracranial branches **73**
ascending extracranial muscular branches **73**
ascending palatine artery (ApalatA) 12f, 15, 19f, 21f, 23f, 31f, 33, **35**, 34f, 36f
ascending pharyngeal artery (APA) 12, 14, 15f, 17f, 19f, 21f, 23f, 28, 33, 35, 36f, 40, 41, 41f, 42, **47**, 49f, 53f, 72, 76f, 82, 92, 93f, 96f, 117, 121f, 122
ateral clival artery (LCA) 47f
ateral nasal artery (LNA) 19f
auricular branch 61

### B

branches of anterior auricular artery (Bs of AAA to pinna) 60f
branches of posterior auricular artery to pinaa (Bs of PAA to pinna) 60f
branch to pinna (PiB) 59f, 62f, 63f
buccal artery (BA) 19f, 21f, 23f, 37, 70f, 71, 71f, 73, 109, **110**, 110f

### C

caroticotympanic artery (CTA) 51, 79, 79f, 82, 103f
carotid bifurcation (Cbif) 12f
carotid branch (CB) 23f, 27f, 48, 48f, 50f, 53f, 54f, 96f

carotid branch of the ascending pharyngeal artery (CB APA) 96f
carotid canal (CC) 17f, 47f, 50f, 51
cavernous sinus (CS) 84f, 95f
cavernous sinus branch 75
cilial / retinal artery 88f
clival branch (Clival b) 98f
common carotid artery (CCA) 12, 12f, 24f, 26
cricothyroid artery (CThyA) 28f
cricothyroid branch (CThyB) 12f, 26f, 27, 28f, **29**, 30f
CT・血管造影による上甲状腺動脈解剖 26f

### D

deep auricular artery (DAA) 100f
deep cervical artery 40
deep lingual artery (DLA) 12f, 15f, 19f, 21f, 23f, 24f, 31f, 32, 32f, **33**, 35f
deep masseteric branch 112
deep temporal artery 110
descending branch (DB) 28f, 29f, 31f, 64f, 65f, **73**
descending palatine artery (DpalatA) 21f, 23f, 34f, 35, 36f, 70f, 71, 71f, 72, 72f, 73, 116, 123, 124, 125f, 126f, 127f
digastric muscle (anterior and posterior belly, a.b. Dm) 12f
dorsal lingual artery (DorsLA) 21f, 31f
dorsal lingual branch **33**
dorsal nasal artery (DNA) 37, 37f
drainage vein (DV) 65f
dural branch of occipital artery (Dural B of OA) 59f, 60f

### E

epiglottis 12f, 27
ethmoidal artery (EA) 82, 88f, 90f
eustachian branch 122

external carotid artery (ECA) ......... 12, 12f, 15f, 17f, 21f, 23f, 24f, 27, 27f, 31, 34, 35, 35f, 36f, 40, 58, 59f, 62f, 63f, 64, 65f, 70, 79f, 102, 121

## F

facial artery (FA) ......... 12, 12f, 14, 15f, 19f, 21f, 23f, 24f, 26, 31, 33, **34**, 34f, 35, 35f, 36, 37, 36f, 103f, 105, 128
facial-lingual trunk (FLT) ............... 15f
facial nerve (Facial N) ..................... 86f
facial nerve canal (FNC) ................... 86f
facial vein (FV) ......... 65f, 83f, 84f, 118f
first segment (mandibular segment) ............................................. **71**
fistula (F) ................................. 64f, 65f
foramen lacerum (FL) ............................................. 18f, 48, 50f, 72
foramen ovale (FO) ......... 18f, 47f, 76f, 79f, 81f, 84f, 92, 93f, 94f, 96f, 121f, 122f
foramen ovale branch (FOB) ......... 76f
foramen rotundum (FR) ..... 18, 47, 72, 72f, 117, 121, 122
foramen spinosum (FS) ...... 17f, 18f, 43f, 44f, 47f, 75, 75f, 76f, 78f, 79f, 81f, 82, 84f, 86f, 93f, 94f, 96f, 121f, 122f
foramen Vesalius (FVes) ......... 92, 96f
frontal artery ....................................... 88f
frontal branch (FB) ........................... 93f

## G

genioglossus muscle (GGm) ...... 15f, 33
greater palatine artery (GPA) ...... 114f, 123, 124, 125, 125f, 126f, 127f
greater palatine canal ........................ 72
greater palatine foramen ................. 125
greater petrosal nerve ........................ 72
greater superficial petrosal nerve ............................................. 72f
great wing of sphenoid bone ........... 75

## H

horizontal branch (HB) ........... 64f, 65f
horizontal segment ........................... **82**
hyoid arch .............................................. 14
hyoid artery ...................... 15, 102, 121
hyoid bone (hy) ......... 12f, 24f, 27, 33
hypoglossal branch (HGB) ...... 14, 21f, 42, 43f, 45f, 48, 48f, 53f, 54f, 55f, 56f, 76f
hypoglossal canal (HC) ...... 17f, 47f, 48, 122f

## I

incisor branch ................................... 105
inferior dental artery (IDA) ..... 12f, 17f, 21f, 23f, 33, 36, 36f, 37, 59f, 60f, 63f, 70f, 71, 71f, 73, 78f, 104f, 105f, 106, 107, 114
inferior labial artery (ILabA) ............................................. 19f, 21f, 31f, 34f, **37**, 105
inferior ophthalmic vein (IOV) ............................................. 83f, 84f
inferior orbital fissure (IOF) ..... 72, 72f, 128, 129f
inferior petrosal sinus (IPS) ..... 17f, 18f
inferior pharyngeal branch (IPhB) ............................................. 53f
inferior thyroidal artery ............... 26, 29
inferior tympanic artery (ITA) ............................................. 41, 48, 51, 56f, 82
inferolateral trunk (ILT) ......... 47f, 79f, 93f, 94f, 98f, 117, 121f, 122f
inferomedial eustachian branch ... 122
infrahyoid branch .............................. **27**
infraorbital artery (IOA) ............................................. 12f, 21f, 23f, 34f, 37, 64, 70f, 71, 71f, 72, 72f, 73, 76f, 93f, 96f, 115f, 125f, 126f, 128
infraorbital foramen (IOFo) ..... 37, 84f, 128, 129f
infraorbital groove (IOG) ...... 128, 129f
infraorbital nerve ............................. 128
infratemporal crest .......................... 107
infratemporal fossa ..................... 71, 72
internal auditory canal (IAC) .......... 86f
internal carotid artery (ICA) .... 12, 12f, 14, 15f, 17f, 21f, 23f, 24f, 27f, 36f, 40, 41, 48, 51, 59f, 65f, 72, 79f, 81f, 86f, 88f, 92, 93f, 94f, 98f, 117, 118, 121
internal carotid artery (atherosclerotic stenosis)［ICA(s)］........ 12f, 15f
internal jugular vein (IJV) ..... 12f, 43f, 44f, 45f

## J

Jacobson's canal ................................. 51
Jacobson's nerve ................................. 51
jugular branch (JB, OAJB) ........ 42, 43f, 44f, 45f, 48, 48f, 50f, 53f, 54f, 55f, 56f
jugular branch of occipital artery (JB of OA) ........................................... 47f
jugular foramen (JF) ... 17f, 41, 47f, 51

## L

lacrimal artery ...... 66, 82, 88f, 109, 128
lacrimal gland .................................... 88f
lateral branch (LatB) ......... 43f, 45f, 46f
lateral branch of jugular branch of ascending pharyngeal artery ...... 47f
lateral clival artery (LCA) ............................................. 48f, 51, 54f
lateral clival artery from jugular branch (JB-LCA) ..................................... 48f
lateral nasal artery (LNA) ............................................. 34f, 36f, **37**
lateral palpebral artery ................... 109
lateral pterygoid muscle (LPm) ..... 17f, 70, 71, 74f, 75, 107
lateral pterygoid plate ..................... 109
lesser palatine artery (LPA) ......... 114f, 125, 125f, 126f, 127f
lesser palatine foramen ................... 125
lingual artery (LA) ............. 12, 12f, 14, 15f, 21f, 23f, 24f, 26, 27, 27f, **31**, 33, 34, 34f, 35f, 36, 48
longus capitis muscle (LCm) .......... 15f

## M

mandibular artery (inferior dental artery, MandA) ............................ 79f
mandibular bone (MandB) ........... 110f
mandibular branch .................. 33, 106
mandibular canal ............................ 104
mandibular condyle (MC) ..... 17f, 105f
mandibular foramen (MF) ... 17f, 104, 105f
mandibular nerve ........................... 106
mandibular notch (MN) ........ 112, 113f
mass (M) ............................... 27, 28, 29
masseter branches ........................... **36**
masseter branch of facial artery (MBFA) ................................ 21f, 31f
masseteric artery (MA) ..... 70f, 71, 73, **112**
masseteric branch ............................. 64

masseter muscle（Mm）⋯⋯ 15f, 34, 36, 64, 113f
mastoid branch（MB）⋯⋯⋯ 40, 41, 43f, 44f, 46f, 51, 58f, 59f, 60f, 61, 61f, 62f, 63f
mastoid branch of occipital artery （MB of OA）⋯⋯⋯⋯⋯⋯⋯⋯⋯ 47f
mastoid foramen（MastF）⋯⋯⋯⋯ 47f
maxillary artery（MaxA）⋯⋯⋯ 12, 12f, 15, 17f, 21f, 23f, 34f, 35, 36, 36f, 37, 41f, 45f, 48, 48f, 59f, 60f, 61, 62f, 63f, 64, 65f, 66, 76f, 78f, 79f, 83f, 93f, 94f, 96f, 103f
maxillary nerve ⋯⋯⋯ 72, 72f, 117, 128
maxillary tuberosity ⋯⋯⋯⋯⋯⋯ 110
maxillary vein ⋯⋯⋯⋯⋯⋯⋯⋯ 71, 72
maxillo-mandibular division ⋯⋯⋯ 79, 102, 106, 121
Meckel 腔（Meckel's cave：MecC）⋯ 18f
medial branch（MedB）⋯⋯ 43f, 45f, 46f
medial clival artery（MCA）⋯⋯ 47f, 48f, 51, 53f, 54f
medial clival artery from hypoglossal branch（HGB-MCA）⋯⋯⋯⋯⋯ 53f
medial pterygoid muscle（MPm）⋯ 15f, 17f
medial sphenopalatine artery（MSPA） ⋯⋯⋯⋯⋯⋯⋯⋯⋯⋯⋯⋯⋯⋯ 76
meningohypophyseal trunk（MHT） ⋯ 40, 47f, 51, 92, 93f, 94f, 98f, 121f, 122f
meningolacrimal artery（MLA）⋯⋯ 82, 117f, 122f
meningolacrimal branch（MLB）⋯ 76f, 90f, 98f
mental branch ⋯⋯⋯⋯⋯⋯⋯ 36, 105
middle and superior pharyngeal branch（M&S PhBs）⋯⋯⋯⋯⋯ 53f
middle deep temporal artery（MDTA） ⋯⋯ 23f, 66, 70f, 71, 71f, 73, 78f, 89f, 99f, 106, **107**, 107f, 108f, 109
middle meningeal artery（MMA） ⋯⋯⋯⋯⋯⋯⋯⋯⋯⋯⋯⋯⋯⋯ 12f, 15, 17f, 18f, 21f, 23f, 34f, 35, 41, 41f, 42, 43f, 44f, 45f, 47f, 51, 59f, 60f, 61, 61f, 62f, 63f, 70f, 71, 71f, 73, **74**, 74f, 76f, 79f, 83f, 84f, 86f, 87f, 88f, 92, 93f, 94f, 96f, 98f, 99f, 102, 103f, 106, 117, 121f, 122, 122f

middle meningeal artery coronal segment［MMA（c）］⋯⋯⋯⋯⋯⋯ 76f, 78f
middle meningeal artery extracranial segment［MMA（ex）］⋯⋯⋯⋯ 76f, 78f
middle meningeal artery horizontal segment［MMA（h）］⋯⋯ 76f, 78f, 84f
middle meningeal artery pterional segment［MMA（p）］⋯⋯⋯⋯ 76f, 78f
middle meningeal artery temporal segment［MMA（t）］⋯⋯ 76f, 78f, 84f
middle pharyngeal branch（MPhB） ⋯⋯⋯⋯⋯⋯⋯⋯⋯⋯⋯⋯⋯⋯ 53f
muscular branch（MCB）⋯⋯ 40, 41, 61, 63f
musculospinal branch ⋯⋯⋯⋯⋯⋯ 51
mylohyoid muscle（MHm）⋯⋯ 12f, 15f, 33, 36, 104

## N
neuromeningeal branch（NMB） ⋯ 17f, 21f, 23f, 41f, 43f, 44f, 45f, 48, 48f, 49f, 53f, 96f

## O
occipital artery（OA） ⋯⋯⋯⋯⋯⋯⋯ 12, 12f, 14, 15f, 17f, 19f, 21f, 23f, 24f, 34f, **40**, 41f, 44f, 45f, 46f, 47f, 48, 49f, 58, 58f, 59f, 60f, 61, 66, 82, 86f, 96f
odontoid arch（OdA）⋯⋯ 47f, 51, 55f
ophthalmic artery（OPhA） ⋯⋯⋯⋯⋯⋯ 37, 48, 59f, 66, 80, 82, 90f, 93f, 98f, 109, 117, 121f, 122, 122f, 128
optic nerve（ON）⋯⋯⋯⋯⋯⋯⋯ 88f

## P
palatovaginal canal（PVC）⋯⋯⋯ 119
palpebral artery ⋯⋯⋯⋯⋯⋯⋯⋯ 66
paltovaginal artery ⋯⋯⋯⋯⋯⋯ 121
parotid branch（ParoB）⋯ 23f, 24f, 59f, 61, 61f, 62f, 63, **66**
parotid gland（PG） ⋯⋯⋯⋯⋯⋯⋯⋯ 12, 15f, 17f, 58, 70
petrosal branch（PB） ⋯ 61, 61f, 62f, 63f, 75, 76f, 78f, 79f, **82**, 85f, 86f, 87f, 98f, 121f, 122f
petrosquamous branch（PSB） ⋯ 42, 51, 61f, 62f, 63f, 76f, 78f, **82**, 85f, 87f, 93f
petrosquamous suture ⋯⋯⋯⋯⋯ 75

petrotympanic fissure（PTF）⋯⋯⋯ 101
pharyngeal artery（PhA）⋯ 47f, 48, 53f, 71, 73, 92, 96f, 117, 119f, **121**, 122
pharyngeal artery-superior pharyngeal branch anastomosis（PhA-SPhB） ⋯⋯⋯⋯⋯⋯⋯⋯⋯⋯⋯⋯⋯⋯ 53f
pharyngeal branch（PhB） ⋯ 17f, 21f, 23f, **33**, 41f, 43f, 44f, 45f, 48, 48f, 49f, 53f
pharyngeal canal ⋯⋯⋯⋯⋯⋯⋯⋯ 72
pharyngeal nerve ⋯⋯⋯⋯⋯⋯⋯ 121
posterior auricular artery（PAA） ⋯⋯⋯⋯ 12, 12f, 15f, 17f, 19f, 21f, 23f, 34f, 40, 41, 41f, 47f, 58f, 59f, 60f, 61, 61f, 62f, 63f, 82, 85f, 86f, 93f
posterior branch（PostB） ⋯⋯⋯⋯⋯⋯ 28f, 29f, 61f, 96f, 121f
posterior cavernous sinus branch （PostCSB）⋯⋯⋯⋯⋯ 76f, **82**, 83f, 84f
posterior communicating artery ⋯⋯ 14
posterior convexity branch（PCB） ⋯⋯⋯⋯ 75f, 76f, 78f, **82**, 85f, 87f, 89f
posterior deep temporal artery ⋯⋯ **66**
posterior digastric muscle（PBDM） ⋯⋯⋯⋯⋯⋯⋯⋯⋯⋯⋯⋯⋯⋯ 15f
posterior ethmoidal branch ⋯⋯⋯ 124
posterior lateral nasal artery（PLNA） ⋯⋯ 114f, 120f, 123, 125f, 126f, 127f
posterior meningeal artery of vertebral artery（PMA of VA）⋯⋯⋯ 47f
posterior septal artery（PSA） ⋯⋯⋯⋯ 23f, 114f, 120f, 123, **124**, 125, 125f, 126f, 127f
posterior superior dental artery （PSDA）⋯⋯ 23f, 71, 71f, 72f, 73, 114f, 115f, 116f, 126f, 128
primitive hypoglossal artery ⋯⋯ 14, 40, 47
primitive mandibular artery ⋯⋯ 79, 121
primitive trigeminal artery ⋯⋯⋯ 14, 40
proatlantal artery ⋯⋯⋯⋯⋯ 14, 40, 41
pterional segment-coronal segment ⋯⋯⋯⋯⋯⋯⋯⋯⋯⋯⋯⋯⋯⋯⋯ **82**
pterygoid artery（PA）⋯⋯⋯⋯ 18f, 70f, 71, 73
pterygoid canal（Vidian canal, PC） ⋯⋯ 18f, 47f, 72, 72f, 118, 119f, 121f
pterygomaxillary fissure ⋯⋯⋯⋯⋯ 72
pterygopalatine artery ⋯⋯⋯⋯⋯ 35
pterygopalatine fossa ⋯ 70, 71, 72, 125

pterygopalatine ganglion ············· 118
pterygovaginal artery ············ 92, 121

## R

ramus mandibulae ················ 70, 104
recurrent arteries (RA) ········· 92, **117**, 117f
recurrent branches ························· **73**
recurrent meningeal artery (RMA)
　··· 80, 82, 88f, 90f, 91f, 92, 93f, 121f, 122f
recurrent meningeal branch (RecMB)
　······································· 76f, 98f

## S

second primitive aortic arch ········· 121
second segment (zygomatic [pterygoid] segment) ························· **71**
segmental artery ···························· 47
septal branches (SB) ······ 21f, 23f, 121f
sigmoid sinus (SS) ····· 17f, 18f, 42, 43f, 82
sphenopalatine artery (SPA)
　····· 21f, 23f, 70f, 71, 71f, 72, 72f, 73, **123**, 125, 125f, 126f, 127
sphenopalatine foramen
　······················· 72, 72f, 123, 125
sphenopalatine ganglion
　······························· 72, 72f, 118
stapedial artery ········ 15, 79, 102, 103f, 106, 121
stapes (S) ································ 79, 79f
sternocleidomastoid branch (SCMB)
　··················· 12f, 26f, **27**, 27f, 28f
sternocleidomastoid muscle (SCMm)
　······································ 12f, 27, 61
Sturge-Weber 症候群 ············ 34f, 36f
　──に伴う上顎歯肉血管腫 ··· 112f, 114f
styloid process (Sty) ········ 17f, 62f, 63f
stylomastoid artery (SMA) ······ 12f, 40, 43f, 51, 82, 85f, 86
stylomastoid branch (SMB) ···· 31f, 55f, 56f, 59f, 60f, 61, 61f, 62f, 63f
stylomastoid canal (SMC) ········ 17f, 82
stylomastoid foramen (SMF) ···· 17f, 41, 61
subarcuate artery (SAA) ··········· 82, 86f
sublingual artery (SubLA) ······ 12f, 15f, 19f, 21f, 23f, 24f, 31f, 32, **33**

sublingual branch from facial artery (SubLB) ································ 31f
sublingual gland ·························· 26
submandibular branch ················· 33
submandibular gland (SMG)
　··········· 12f, 15f, 26, 33, 34, 36
submandibular gland branch (SMGB)
　··········· 21f, 24f, 31f, 34f, 35f, **36**
submandibular gland branch of facial artery (SMGb FA) ············· 12f, 15f
submental artery (SubMA)
　········ 12f, 15f, 17f, 19f, 21f, 23f, 24f, 30f, 33, 34f, 35f, **36**, 105
superficial petrosal artery ·············· 79
superficial temporal artery (STA) ··· 12, 12f, 17f, 21f, 23f, 34f, 36, 36f, 37, 41f, 58, 58f, 59f, 60f, 62f, 63f, 64f, 65f, 66, 79, 82, 89f, 93f, 99f, 100f, 102, 128
superficial temporal vein (STV) ··· 118f
superior hyoidal branch (SHB) ······ 19f, 21f, 24f, 31f, **33**, 35f
superior labial artery (SLabA) ······ 34f, 35f, **37**
superior laryngeal artery (SLA) ··· 12f, 15f, 19f, 26f, **27**, 27f, 28f, 29f
superior ophthalmic vein (SOV) ··· 84f, 118f
superior orbital fissure (SOF)
　····························· 84f, 88f, 122f
superior pharyngeal branch (SPhB)
　··················· 48, 48f, 50f, 53f, 96f
superior thyroid artery (SThyA)
　··· 12, 12f, 15f, 19f, 21f, 24f, 27, 27f, 29, 31, 33
superior thyroid artery (anterior branch) [SThyA (AntB)] ············· 27f
superior tympanic artery ·········· 41, 79
supraorbital artery (SOA)
　···························· 66, 88f, 93f
supraorbital division ············· 79, 102
S 状静脈洞 (sigmoid sinus：SS) ······ 17f, 18f, 42, 43f, 82
S 状静脈洞硬膜動静脈瘻 ······· 41f, 42, 44f, 46f

## T

temporal segment ························· 82
tenth nerve (trigeminel nerve, Vth N)
　········································· 79f

terminal branches ·················· **66**, 73
third segment (pterygopalatine segment) ····································· **71**
thyroid cartilage (ThyC) ················· 12
thyroid gland (Thy) ·········· 26, 27f, 29
transmastoid branch ······················ 51
transverse facial artery (TFA)
　···· 12f, 17f, 21f, 23f, 36, 36f, 37, 59f, 60f, 64, 64f, 65f, 66, 128
transverse facial vein (TFV) ·········· 65f
tumor (T) ························· 89f, 90f, 120f

## V

varix (V) ·································· 64f, 65f
vasa nervorum ······························· 40
vasa nervosa ································ 117
venous pouch (VP) ··· 61f, 62f, 63f, 95f, 118f
ventral pharyngeal artery
　·························· 14, 79, 102, 106
vertebral artery (VA) ··· 12f, 40, 41, 42, 51
Vesalius 管を通る AMA 枝 (AMA branch through the Vesalius canal：AMA V)
　············································ 96f

## Z

zygoma ····································· 116
zygomatico-orbital artery (ZOA)
　······························· 59f, 60f, **66**
zygomatico-temporal foramen ······· 109

## 和文索引

### あ

アブミ骨 (stapes：S) ·················· 79, 79f
アブミ骨動脈 (stapedial artery) ··· 15, 79, 102, 103f, 106, 121

### い

咽頭管 (pharyngeal canal) ················ 72
咽頭枝 (pharyngeal branch：PhB)
　··· 17f, 21f, 23f, **33**, 41f, 43f, 44f, 45f, 48, 48f, 49f, 53f
咽頭神経 (pharyngeal nerve) ·········· 121
咽頭動脈 (pharyngeal artery：PhA)
　····· 47f, 48, 53f, 71, 73, 92, 96f, 117, 119f, **121**, 122

咽頭動脈—上咽頭枝間吻合（pharyngeal artery-superior pharyngeal branch anastomosis：PhA-SPhB）………… 53f

## え

円蓋部髄膜腫 ………………………… 89f, 90f

## お

横行顔面動脈（transverse facial artery）
　……………………………………… 128
横S状静脈洞部硬膜動静脈瘻
　………… 55, 56f, 61, 62f, 85f, 86f, 87f
横静脈洞部硬膜動静脈瘻 …………… 88f
オトガイ下動脈（submental artery：SubMA）… 12f, 15f, 17f, 19f, 21f, 23f, 24f, 30f, 33, 34f, 35f, **36**, 105
オトガイ枝（mental branch）……… 36, 105
オトガイ舌筋（genioglossus muscle：GGm）……………………………… 15f, 33

## か

外頸動脈（external carotid artery：ECA）………… 12, 12f, 15f, 17f, 21f, 23f, 24f, 27, 27f, 31, 34, 35, 35f, 36f, 40, 58, 59f, 62f, 63f, 64, 65f, 70, 79f, 102, 106, 121
　——と顎動脈の発生のシェーマ ……… 103f
　——のCT横断解剖 … 12f, 14f, 16f, 18
外頸動脈造影のDSA像による顎動脈分枝
　………………………………………… 71f
外頸動脈塞栓術後 ……………… 30f, 37f
外頸動脈発生の模式図 ……………… 79f
外側眼瞼動脈（lateral palpebral artery）
　……………………………………… 109
外側後鼻動脈（posterior lateral nasal artery：PLNA）……… 114f, 120f, **123**, 125f, 126f, 127f
外側枝（lateral branch：LatB）
　……………………………… 43f, 45f, 46f
外側斜台動脈（lateral clival artery：LCA）………… 47, 48f, 51, 54f
外側鼻動脈（lateral nasal artery：LNA）
　……………………… 19f, 34f, 36f, **37**
外側翼突筋（lateral pterygoid muscle：LPm）……… 17f, 70, 71, 74f, 75, 107
外側翼突板（lateral pterygoid plate）
　……………………………………… 109
回転血管撮影再構成像による外頸動脈解剖
　……………………… 19f, 20f, 22f, 24f

海綿静脈洞（cavernous sinus：CS）
　……………………………………… 84f, 95f
海綿静脈洞外側部における潜在的な吻合路の模式図 ……………………………… 98f
海綿静脈洞硬膜動静脈瘻 …… 49f, 50f
海綿静脈洞部硬膜動静脈瘻 …… 48f, 52f, 76f, 78f, 83f, 84f, 92, 96f, 117, 118f
海綿静脈洞枝（cavernous sinus branch）
　……………………………………… 75
　——の後枝（posterior cavernous sinus branch：PostCSB）……… 76f, 83f, 84f
　——の前枝（anterior cavernous sinus branch：AntCSB）………… 76f, 83f
下咽頭枝（inferior pharyngeal branch）
　……………………………………… 47
下顎管（mandibular canal）………… 104
下顎孔（mandibular foramen：MF）
　……………………………… 17f, 104, 105f
下顎骨（mandibular bone：MandB）
　……………………………………… 110f
下顎骨動脈［下歯槽動脈］［mandibular artery（inferior dental artery）：MandA］…………………………… 79f
下顎枝（mandibular branch, ramus mandibulae）……………………… 33, 70
下顎切痕（mandibular notch：MN）
　……………………………… 112, 113f
下顎頭（mandibular condyle：MC）
　……………………………………… 17, 105
下顎埋伏歯抜歯後の難治性出血 ……… 106f
下眼窩裂（inferior orbital fissure：IOF）
　………………………… 72, 72f, 128, 129f
下眼静脈（inferior ophthalmic vein：IOV）………………………… 83f, 84f
顎下枝（submandibular branch）…… 33
顎下腺（submandibular gland：SMG）
　…………………… 12f, 15f, 26, 33, 34, 36
顎下腺枝（submandibular gland branch：SMGB）…… 21f, 24f, 31f, 34f, 35f, **36**
顎静脈（maxillary vein）…………… 71, 72
顎舌骨筋（mylohyoid muscle：MHm）
　……………………… 12f, 15f, 33, 36, 104
顎動脈（maxillary artery：MaxA）
　………… 12, 12f, 15, 17f, 21f, 23f, 34f, 35, 36, 36f, 37, 41f, 45f, 48, 48f, 59f, 60f, 61, 62f, 63f, 64, 64f, 65f, 66, 76f, 78f, 79f, 83f, 93f, 94f, 96f, 103f

　——のsecond-third segment分枝と眼動脈系の吻合を示すシェーマ ……… 130
　——の走行とsegmentへの分類, その分枝を示すシェーマ ………………… 70f
　——の走行と中硬膜動脈・副硬膜動脈の分枝パターン ……………………… 74f
顎動脈分枝 ……………………………… **73**
顎二腹筋（posterior digastric muscle：PBDM）……………………………… 15f
　——の前腹と後腹［digastric muscle（anterior and posterior belly）：a.b.Dm］…………………………… 12f
下行口蓋動脈（descending palatine artery：DpalatA）………… 21f, 23f, 34f, 35, 36f, 70f, 71, 71f, 72, 72f, 73, 116, 123, 124, 125f, 126f, 127f
下行枝（descending branch：DB）… 28f, 29f, 31f, 64f, 65f
下甲状腺動脈（inferior thyroidal artery）
　……………………………………… 26, 29
下鼓室動脈（inferior tympanic artery：ITA）………… 41, 47f, 48, 51, 56f, 82
下歯槽動脈（inferior dental artery：IDA）………… 12f, 17f, 21f, 23f, 33, 36, 36f, 37, 59f, 60f, 63f, 70f, 71, 71f, 73, 78f, 104f, 105f, 107, 114
　——のバリエーションと発生 ……… 106f
下唇枝（inferior labial artery）……… 105
下唇動脈（inferior labial artery：ILabA）
　……………………… 19f, 21f, 31f, 34f, **37**
下錐体静脈洞（inferior petrosal sinus：IPS）…………………………… 17f, 18f
下内側耳管枝（inferomedial eustachian branch）……………………………… 122
下鼻甲介動脈（artery of inferior concha：AIC）…………………………… 21f, 23f
眼窩下孔（infraorbital foramen：IOFo）
　………………………… 37, 84f, 128, 129f
眼窩下溝（infraorbital groove：IOG）
　……………………………… 128, 129f
眼窩下神経（infraorbital nerve）…… 128
眼窩下動脈（infraorbital artery：IOA）
　………… 12f, 21f, 23f, 34f, 37, 64, 70f, 71, 71f, 72, 72f, 73, 76f, 93f, 96f, 115f, 125f, 126f, 128
　——の画像解剖 ……………………… 128
眼角静脈（angular vein：AV）…… 37, 65f, 83f, 84f
眼角動脈（angular artery：AA）………… **37**

眼窩上動脈（supraorbital artery：SOA）
　　　　　　　　　　　　66, 88f, 93f
眼瞼動脈（palpebral artery）　　　66
眼動脈（ophthalmic artery：OPhA）
　　　37, 48, 59f, 66, 80, 82, 90f, 93f,
　　　98f, 109, 117, 121f, 122, 122f, 128
　　──から起始する中硬膜動脈分枝　　89f, 90f
　　──と中硬膜動脈の吻合路，眼窩に分布する眼動脈と涙腺動脈中硬膜動脈の模式図　　　　　　　　　　　　88f
　　──と蝶口蓋動脈との吻合　　123f, 124f
　　──より分枝する反回髄膜動脈より供血される中頭蓋底部硬膜腫　　　　91f
　　──より起始する中硬膜動脈　　　80f
顔面・頬・オトガイへの分枝　　　37
顔面横静脈（transverse facial vein：TFV）　　　　　　　　　　　65
顔面横動脈（transverse facial artery：TFA）　　12f, 17f, 21f, 23f, 36, 36f, 37, 59f, 60f, **64**, 64f, 65f, 66
　　──を feeder とする側　　　　　64f
顔面静脈（facial vein：FV）　　65f, 83f, 84f, 118f
顔面神経（facial nerve：Facial N）　　86f
顔面神経管（facial nerve canal：FNC）
　　　　　　　　　　　　　　　86f
顔面動脈（facial artery：FA）　　12, 12f, 14, 15f, 19f, 21f, 23f, 24f, 26, 31, 33, **34**, 34f, 35f, 36, 36f, 37, 103f, 105, 128
　　──からの舌下枝（sublingual branch from facial artery：SubLB）　　31f
　　──の分枝　　　　　　　　　　35
顔面動脈顎下腺枝（submandibular gland branch of facial artery：SMGbFA）　　　　　　　　　　12f, 15f
顔面動脈咬筋枝（masseter branch of facial artery：MBFA）　　21f, 31f
顔面動脈舌動脈共通幹（facial-lingual trunk：FLT）　　　　　　　15

### き

弓下窩動脈（subarcuate artery：SAA）
　　　　　　　　　　　　　82, 86f
頬骨眼窩動脈（zygomatico-orbital artery：ZOA）　　　59f, 60f, **66**
頬骨弓（zygoma）　　　　　　　116
頬骨側頭孔（zygomatico-temporal foramen）　　　　　　　　　　　109

胸骨甲状筋　　　　　　　　　　29
胸鎖乳突筋（sternocleidomastoid muscle：SCMm）　　　12f, 27, 61
胸鎖乳突筋枝（sternocleidomastoid branch：SCMB）　　12f, 26f, **27**, 27f, 28f
頬動脈（buccal artery：BA）　　19f, 21f, 23f, 37, 70f, 71, 71f, 73, 109, **110**, 110f
　　──の画像解剖　　　　　　　110f
頬粘膜癌症　　　　　　　　　110f
棘孔（foramen spinosum：FS）
　　　17f, 18f, 43f, 44f, 47f, 76f, 75, 75f, 78f, 79f, 81f, 82, 84f, 86f, 93f, 94f, 96f, 121f, 122f
筋枝（muscular branch：MCB）
　　　　　　　　　40, 41, 61, 63f

### け

茎状突起（styloid process：Sty）
　　　　　　　　　　17f, 62f, 63f
頸静脈孔（jugular foramen：JF）
　　　　　　　　17f, 41, 47f, 51
頸静脈枝（jugular branch：JB）
　　　42, 43f, 44f, 45f, 47f, 48, 48f, 50f, 54f, 55f, 56f
　　──，舌下神経管枝と内側斜台動脈，外側斜台動脈の吻合上行咽頭動脈造影
　　　　　　　　　　　　　　　54f
頸動脈管（carotid canal：CC）　　17f, 47f, 50f, 51
頸動脈鼓室動脈（caroticotympanic artery：CTA）　　　51, 79, 79f, 82, 103f
頸動脈枝（carotid branch：CB）　　23f, 27f, 47, 48, 48f, 50f, 53f, 54f, 96f
頸動脈分岐（carotid bifurcation：Cbif）
　　　　　　　　　　　　　　　12f
茎乳突管（stylomastoid canal：SMC）
　　　　　　　　　　　　17f, 82
茎乳突孔（stylomastoid foramen：SM）
　　　　　　　　　　17f, 41, 61
茎乳突孔動脈（stylomastoid artery：SMA）　　12f, 40, 43f, 51, 82, 85f, 86f
茎乳突枝（stylomastoid branch：SMB）
　　　31f, 55f, 56f, 59f, 60f, 61, 61f, 62f, 63f
頸部腫瘤（castleman 病）　　　　26
血管造影および回転撮影再構成像による顔面動脈画像解剖　　　　　34f, 36f
血管造影および血管造影下 CT による舌動脈

画像解剖　　　　　　　　　**31**, 32f
血管造影・血管造影下 CT による上甲状腺動脈解剖　　　　　　　　　　28f
原始三叉神経動脈（primitive trigeminal artery）　　　　　　　　　14, 40
原始舌下動脈（primitive hypoglossal artery）　　　　　　　　14, 40, 47
原始大動脈弓（primitive aortic arch）
　　　　　　　　　　　　　　　14

### こ

口蓋骨鞘突管（palatovaginal canal：PVC）　　　　　　　　　119f, 121
咬筋（masseter muscle：Mm）　　15f, 34, 36, 64, 113f
咬筋枝（masseteric branch）　　**36**, 64
咬筋動脈（masseteric artery：MA）
　　　　　　　70f, 71, 71f, 73, **112**
　　──の画像解剖　　　　　　　112f
後交通動脈（posterior communicating artery）　　　　　　　　　14, 40
後枝（posterior branch：PostB）　　28f, 29f, 61f, 96f, 121f
後耳介動脈（posterior auricular artery：PAA）　　　12, 12f, 15f, 17f, 19f, 21f, 23f, 34f, 40, 41, 41f, 47f, **58**, 58f, 59f, 60f, 61f, 62f, 63f, 82, 85f, 86f, 93f
　　──と前耳介動脈の画像解剖　　58f, 60f
　　──の画像解剖　　　　　61f, 62f
　　──の分枝　　　　　　　　　61f
後耳介動脈耳介枝（branches of posterior auricular artery to pinaa：Bs of PAA to pinna）　　　　　　　　60f
後篩骨枝（posterior ethmoidal branch）
　　　　　　　　　　　　　　　124
後上歯槽動脈（posterior superior dental artery：PSDA）　　23f, 70f, 71, 71f, 72f, 73, **114**, 114f, 115f, 116f, 126f, 128
　　──の画像解剖　　　　　　　114f
甲状腺（thyroid gland：Thy）　　26, 27f, 29
甲状軟骨（thyroid cartilage：ThyC）　　12
後深側頭動脈（posterior deep temporal artery）　　　　　　　　　　**66**
喉頭蓋（epiglottis）　　　　　12f, 27
喉頭血管腫　　　　　　　　　28f
後頭動脈（occipital artery：OA）
　　　　12, 12f, 14, 15f, 17f, 19f, 21f,

23f, 24f, 34f, **40**, 41f, 44f, 45f, 46f, 47f, 48, 49f, 51, 58, 58f, 59f, 60f, 61, 66, 82, 86f, 96f
───の頸静脈枝 (jugular branch of occipital artery: JB of OA) ……… 47f
───の乳突枝 (mastoid branch of occipital artery: MB of OA) ……… 47f
後頭動脈頸静脈枝 (jugular branch: OAJB) ……………… 43f, 44f, 45f, 46f
後頭動脈硬膜枝 (dural branch of occipital artery: Dural B of OA) …… 59f, 60f
後頭動脈造影 ……………………… 46f
───と上行咽頭動脈の硬膜枝 … 42f, 44f
硬膜動脈と浅側頭動脈の transosseous anastomsis ………………………… 67f
鼓室近傍での動脈の潜在的吻合 …… 86f

## さ

三叉神経 [Vth nerve (trigeminel nerve): Vth N] …………………… 79f

## し

耳介枝 (branch to pinna: PiB) …………………… 59f, 61, 62f, 63f
耳下腺 (parotid gland: PG) …… 12, 15f, 17f, 58, 70
耳下腺枝 (parotid branch: ParoB) …… 23f, 24, 59f, 61, 61f, 62f, 63f, **66**
耳管枝 (eustachian branch) ………… 122
篩骨動脈 (ethmoidal artery: EA) …… 82, 88f, 90f
篩骨部硬膜動静脈瘻 ……………… 128f
視神経 (optic nerve: ON) ………… 88f
歯槽管 (alveolar canal) …………… 114
歯突起弓 (odontoid arch: OdA) ……………………… 47f, 51, 55f
歯肉血管腫 ………………………… 104f
若年性血管線維腫 ………… 119f, 120f
斜台枝 (clival branch: Clival b) …… 98f
腫瘍 (tumor: T) ………… 89f, 90f, 120f
腫瘤 (mass: M) …………… 27f, 28f, 29f
上咽頭枝 (superior pharyngeal branch: SPhB) …… 47f, 48, 48f, 50f, 53f, 96f
上顎結節 (maxillary tuberosity) …… 110
上顎神経 (maxillary nerve) …… 72, 72f, 117, 128
上顎埋伏臼歯抜歯後の動脈性出血 … 116f
上眼窩裂 (superior orbital fissure: SOF) ……………… 84f, 88f, 122f
上眼静脈 (superior ophthalmic vein: SOV) ……………………… 84f, 118f
小口蓋孔 (lesser palatine foramen) ……………………………………… 125
小口蓋動脈 (lesser palatine artery: LPA) …… 114f, 125, 125f, 126f, 127f
上行咽頭動脈 (ascending pharyngeal artery: APA) ………… 12, 12f, 14, 15f, 17f, 19f, 21f, 23f, 28, 33, 35, 36f, 40, 41, 41f, 42, **47**, 49f, 53f, 72, 76f, 82, 92, 93f, 96f, 117, 121f, 122
───と後頭動脈の血管造影解剖 …… 41f
───と椎骨動脈の吻合 …………… 55f
───の下鼓室動脈と後頭動脈の茎乳突動脈 ……………………………… 55f, 56f
───の画像解剖 …………………… 52f
───の分枝 ………………………… **48**
───の分枝血管造影解剖 ………… 48f
上行咽頭動脈解剖図 ……………… 47f
上行咽頭動脈造影 ………… 49f, 50f
上行咽頭動脈内頸動脈 (carotid branch of the ascending pharyngeal artery: CB APA) ……………………… 96f
上行口蓋動脈 (ascending palatine artery: ApalatA) ………… 12f, 15f, 19f, 21f, 23f, 31f, 33, 34f, **35**, 36f
上行枝 (ascending branch: AB) …… 28f, 31f, 110f
上甲状腺動脈 (superior thyroid artery: SThyA) …… 12, 12f, 15f, 19f, 21f, 24f, **26,** 27f, 33, 27, 29, 31
───の分枝 ………………………… **27**
上甲状腺動脈─顔面動脈吻合 ……… 30f
上甲状腺動脈 [前枝] [superior thyroid artery (anterior branch): SThyA (AntB)] ……………………………… 27f
上口唇動脈間吻合を介する顔面動脈側副路 ……………………………… 37f
上喉頭動脈 (superior laryngeal artery: SLA) ……… 12f, 15f, 19f, 26f, **27,** 27f, 28f, 29f
上矢状静脈洞部硬膜 ……………… 67f
上矢状静脈洞部硬膜動静脈瘻症例 … 75f
上唇動脈 (superior labial artery: SLabA) ………………… 34f, 35f, **37**
上錐体静脈洞部硬膜動静脈瘻 …… 95f
上・中咽頭枝 (middle and superior pharyngeal branch: M&S PhBs) …… 53f
小脳鎌動脈 (artery of falx cerebelli) ……………………………………… 40
静脈瘤 (varix: V) ………………… 64f, 65f

神経髄膜枝 (neuromeningeal branch: NMB) …… 17f, 21f, 23f, 41f, 43f, 44f, 45f, 48, 48f, 49f, 53f, 96f
深頸動脈 (deep cervical artery) …… 40
深咬筋枝 (deep masseteric branch) ……………………………………… 112
深耳介動脈 (deep auricular artery: DAA) ………………………… 100f
深側頭動脈 (deep temporal artery) ……………………………………… 110

## す

錐体鼓室裂 (petrotympanic fissure: PTF) ……………………………… 101f
錐体枝 (petrosal branch: PB) … 61, 61f, 62f, 63f, 75, 76f, 78f, 79f, 85f, 86f, 87f, 98f, 121f, 122f
───と錐体鱗状部枝 (posterior convexity branch) ……………………… 87f
錐体鱗状部枝 (petrosquamous branch: PSB) …… 51, 61f, 62f, 63f, 76f, 78f, 85f, 87f, 93f
錐体鱗縫合 (petrosquamous suture) ……………………………………… 75
水平枝 (horizontal branch: HB) ……………………………… 64f, 65f
髄膜腫 ……………………………… 91f

## せ

正円孔 (foramen rotundum: FR) …… 18f, 47f, 72, 72f, 117, 121f, 122f
正円孔動脈 (artery of foramen rotundum: AFR) …………… 18f, 47f, 70f, 71, 71f, 72, 72f, 73, 76f, 82, 83f, 92, 96f, 98f, **117**, 117f, 118, 118f, 119f, 121f, 122f
正常下歯槽動脈の画像解剖 ……… 104f
舌下枝 (hypoglossal branch) ……… 42
舌下神経管 (hypoglossal canal: HC) ……………………… 17f, 47f, 48, 122f
舌下神経管枝 (hypoglossal branch: HGB) …… 14, 21f, 43f, 45f, 47f, 48, 48f, 50f, 53f, 54f, 55f, 56f, 76f
───から分枝する内側斜台動脈 (medial clival artery from hypoglossal branch: HGB-MCA) ……………… 53f
舌下腺 (sublingual gland) ………… 26
舌下動脈 (sublingual artery: SubLA) …… 12f, 15f, 19f, 21f, 23f, 24f, 31f, 32, **33**

舌癌 ································ **31**, 32f
舌骨 (hyoid bone：hy)
················· 12f, 24f, 27, 33
舌骨下枝 (infrahyoid branch) ············ **27**
舌骨上枝 (superior hyoidal branch：
SHB) ········ 19f, 21f, 24f, 31f, **33**, 35f
舌骨動脈 (hyoid artery) ················ 102
切歯枝 (incisor branch) ················ 105
舌深動脈 (deep lingual artery：DLA)
··· 12f, 15f, 19f, 21f, 23f, 24f, 31f, 32,
**33**, 35f
舌動脈 (lingual artery：LA) ······ 12, 12f,
15f, 21f, 23f, 24f, 26, 27, 27f, **31**, 33,
34, 34f, 35f, 36, 48
──の分枝 ························ **33**
舌背枝 (dorsal lingual branch) ·········· **33**
前外側枝 (anterolateral branch：ALB)
································ 121f
前下小脳動脈 (anterior deep temporal
artery) ·························· 82
前環椎動脈 (proatlantal artery)
·························· 14, 40, 41
前口蓋孔 (anterior palatine foramen)
································· 124
前鼓室動脈 (anterior tympanic artery：
ATA) ··· 61, **66**, 70f, 71, 73, 99f, 100f,
101f, 103f
──の画像解剖 ············ 99f, 100f
──のバリエーションと発生 ········· 102f
前枝 (anterior branch：AntB)
············ 26f, 28f, 29f, 76f, 78f, 84f, 96f
前耳介枝 (anterior auricular branch)
································· 58
前耳介動脈 (anterior auricular artery：
AAA) - 21f, 23f, 34f, 58f, 59f, 60f, **66**
前耳介動脈耳介枝 (branches of ante-
rior auricular artery：Bs of AAA to
pinna) ·························· 60f
前篩骨枝 (anterior ethmoiodal branch)
································· 124
前深側頭動脈 (anterior deep temporal
artery：ADTA) ·········· 21f, 23f, 66, 70f,
71, 71f, 73, 107, 107f, 108f, **109**
浅側頭静脈 (superficial temporal vein：
STV) ··························· 118
浅側頭動脈 (superficial temporal ar-
tery：STA) ··············· 12, 12f,
17, 21f, 23f, 34f, 36, 36f, 37, 41f,
58, 58f, 59f, 60f, 62f, 63f, 64f, 65f,
66, 89f, 93f, 99f, 100f, 102, 128

──, 顔面動脈と眼窩上動脈の吻合を介
する外頸動脈－眼動脈側副血行路 ····· 66f
──の分枝 ························ **64**
前大脳鎌動脈と中硬膜動脈終末枝の吻合
································· 91f
前頭枝 (frontal branch：FB) ·········· 93f
前頭動脈 (frontal artery) ··············· 88f
前内側枝 (anteromedial branch：AMB)
································ 121f

## そ

総頸動脈 (common carotid artery：
CCA) ················ 12, 12f, 24f, 26
総頸動脈造影側面像 ··················· 49
側頭下窩 (infratemporal fossa)
······························ 71, 72
側頭下稜 (infratemporal crest) ······· 107

## た

第 1 原始大動脈弓 ······················ 15
第 1 大動脈弓 (mandibular arch) ······· 14
大口蓋管 (greater palatine canal) ······ 72
大口蓋孔 (greater palatine foramen)
································· 125
大口蓋動脈 (greater palatine artery：
GPA) ········ 114f, 123, 124, 125, 125f,
126f, 127f
大錐体神経 (greater petrosal nerve)
································· 72
大浅錐体神経 (greater superficial petro-
sal nerve) ······················· 72f
第 2 原始大動脈弓 (second primitive
aortic arch) ···················· 121
第 2 原始大動脈弓背側部 ················ 15
第 2 大動脈弓 (hyoid arch) ············· 14

## ち

中咽頭枝 (middle pharyngeal branch：
MPhB) ····················· 47f, 53f
中隔後鼻動脈 (posterior septal artery：
PSA) ········ 23f, 114f, 123, 120f, **124**,
125, 125f, 126f, 127f
中硬膜動静脈路瘻 ··············· 99f, 100f
中硬膜動脈 (middle meningeal artery：
MMA) ···················· 12f, 15,
17f, 18f, 21f, 23f, 34f, 35, 41, 41f,
42, 43f, 44f, 45f, 47f, 51, 59f, 60f,
61, 61f, 62f, 63f, 70f, 71, 71f, 73, **74**,
74f, 76f, 79f, 83f, 84f, 86f, 87f, 88f,
92, 93f, 94f, 96f, 98f, 99f, 102, 103f,

106, 117, 121f, 122, 122f
──の走行と segments ··· 75f, 76f, 78f
──の発生と起始部の変異 ········· **79**
──の分枝 ························ **82**
──より起始する眼動脈 ············ 88f
中硬膜動脈海綿静脈洞への分枝 ·· 83f, 84f
中硬膜動脈錐体枝，錐体鱗状部枝と茎乳突
孔動脈 ························ 85, 86
中深側頭動脈 (middle deep temporal
artery：MDTA) ············ 23f, 66, 70f,
71, 71f, 73, 78f, 89f, 99f, 106, **107**,
107f, 108f, 109
──と前深側頭動脈の画像解剖
·························· 107f, 108f
中大脳動脈瘤合併 ···················· 80f
中鼻甲介動脈 (artery of middle concha：
AMC) ··························· 23f
蝶下顎靱帯 (sphenomandibular liga-
ment) ··························· 70
蝶形骨縁髄膜腫 ················ 107f, 108f
蝶形骨口蓋神経節 (sphenopalatine gan-
glion) ··························· 72f
蝶形骨大翼 (great wing of sphenoid
bone) ···························· 75
蝶口蓋孔 (sphenopalatine foramen)
····················· 72, 72f, 123, 125
蝶口蓋神経節 (sphenopalatine gangli-
on) ····························· 118
蝶口蓋動脈 (sphenopalatine artery：
SPA) ····· 21f, 23f, 71, 71f, 72, 72f, 73,
**123**, 125, 125f, 126f, 127f
──と下行口蓋動脈の画像解剖，および
鼻腔との立体関係 ··········· 125f, 126f

## つ

椎骨動脈 (vertebral artery：VA)
························ 12f, 40, 41, 42, 51
──の後硬膜動脈 (posterior menin-
geal artery of vertebral artery：PMA
of VA) ·························· 47f

## て

テント硬膜動静脈瘻経動脈的塞栓術 ····· 54f

## と

頭蓋内から見た反回動脈や硬膜動脈と内頸
動脈分枝との吻合 ················ 122f
頭長筋 (longus capitis muscle：LCm)
································· 15

## な

内頸静脈（internal jugular vein：IJV） ………………… 12f, 43f, 44f, 45f
内頸動脈（internal carotid artery：ICA） … 12, 12f, 15f, 17f, 21f, 23f, 24f, 27f, 36f, 40, 41, 48, 51, 59f, 65f, 72, 79f, 81f, 86f, 92, 93f, 94f, 98f, 117, 118, 121
内頸動脈起始部狭窄 ………………………… 66f
内頸動脈起始部閉塞 ……………………… 92f, 94f
内頸動脈狭窄 ……… 12f, 14f, 16, 18f, 19f, 20f, 22f, 24f, 58f, 60f
内頸動脈錐体部より起始する中硬膜動脈 ……………………………………… 80f
内頸動脈［動脈硬化性狭窄部］［internal carotid artery (atherosclerotic stenosis)：ICA（s）］ ………… 12f, 15f
内頸動脈閉塞症例における反回動脈を介した側副血行路 …………………… 117f
内側枝（medial branch：MedB） ……………………………… 43f, 45f, 46f
内側斜台動脈（medial clival artery：MCA） ………… 47f, 48f, 51, 53f, 54f
内側蝶口蓋動脈（medial sphenopalatine artery：MSPA） …………………… 76f
内側翼突筋（medial pterygoid muscle：MPm） ……………………… 15f, 17f

## に

乳突孔（mastoid foramen：MastF） ………………………………… 41, 47f
乳突枝（mastoid branch：MB） … 40, 43f, 44f, 46f, 51, 58f, 59f, 60f, 61, 61f, 62f, 63f

## は

背側舌動脈（dorsal lingual artery：DorsLA） ………………………… 21f, 31f
破裂孔（foramen lacerum：FL） ……………………… 18f, 48, 50f, 72
反回髄膜枝（recurrent meningeal branch：RecMB） ……… 76f, 92, 98f
反回髄膜動脈（recurrent meningeal artery：RMA） … 80, 82, 88f, 90f, 91, 93f, 121f, 122f
反回動脈（recurrent arteries：RA） ……………………………… **117,** 117f
　　──と内頸動脈分枝との吻合枝 ……… **122**
　　──の画像解剖 ………………………… 118f
　　──を介した顎動脈と内頸動脈分枝との吻合 ………………………………… 121f
反回動脈枝（recurrent arteries） ……… 92

## ひ

鼻腔・後篩骨洞の血管腫 ……… 123f, 124f
鼻中隔枝（septal branches：SB） ………………………… 21f, 23f, 121f
鼻背動脈（dorsal nasal artery：DNA） …………………………………… 37, 37f
鼻翼動脈（alar artery：ALA A） ……… 37f

## ふ

副硬膜動脈（accessory meningeal artery：AMA） …… 12f, 17f, 18f, 21f, 23f, 34f, 35, 41f, 44f, 45f, 47f, 48, 59f, 70f, 71, 71f, 72, 73, 74f, 75, 76f, 82, 83f, 86f, 93f, 94f, 96f, 98f, 99f, 106, 117, 121f, 122, 122f
　　──と inferolateral trunk，眼動脈を介する外頸内頸吻合の画像解剖 … 92f, 94f
　　──とその潜在的な吻合の画像解剖 … 96f
　　──の画像解剖 ………………………… 95f

## ほ

傍矢状部髄膜腫 ………………………… 91f

## も

毛様（体）動脈／網膜動脈（cilial／retinal artery） ……………………………… 88f

## よ

翼口蓋窩（pterygopalatine fossa） ……… 70, 71, 72, 125
　　──の解剖 …………………………… **72**
　　──を走行する顎動脈 third segment のシェーマ ……………………………… 72f
翼口蓋神経節（pterygopalatine ganglion） ………………………………… 72, 118
翼口蓋動脈（pterygopalatine artery） …………………………………………… 35
翼上顎裂（pterygomaxillary fissure） …………………………………………… 72
翼突管［pterygoid canal (Vidian canal)：PC］ … 18f, 47f, 72, 72f, 118, 119f, 121f
翼突管動脈［artery of pterygoid canal (Vidian artery)：PtA］ ………… 47f, 48, 48f, 53f, 71, 72, 72f, 73, 76f, 79f, 83f, 96f, 103f, 117, **118,** 118f, 119f, 120f, 121, 121f
　　──が栄養動脈となる鼻咽腔腫瘍 …………………………………… 119f, 120f
　　──の発生 …………………………… **121**
翼突動脈（pterygoid artery：PA） ……………………………… 18f, 70f, 71, 73

## ら

卵円孔（foramen ovale：FO） … 18f, 47f, 76f, 79f, 81f, 84f, 92, 93f, 94f, 96f, 121f, 122f
卵円孔枝（foramen ovale branch：FOB） …………………………………………… 76

## り

流出静脈（drainage vein：DV） ……… 65f
輪状甲状筋 ……………………………… 29
輪状甲状枝（cricothyroid branch：CThyB） ……… 12f, 26f, 27, 28f, **29,** 30f
輪状甲状動脈（cricothyroid artery：CThyA） …………………………… 28f

## る

涙腺（lacrimal gland） ………………… 88f
涙腺動脈（lacrimal artery） ‥ 66, 82, 88f, 109, 128

## ろ

瘻孔（fistula：F） ……………………… 64f, 65f

## 血管内治療のための血管解剖 外頸動脈

2013 年 9 月 15 日　第 1 版第 1 刷発行
2024 年 7 月 12 日　第 1 版第 4 刷発行

| 編　著 | 清末一路 （きよすえ ひろ） |
|---|---|
| 発行人 | 小袋朋子 |
| 編集人 | 木下和治 |
| 発行所 | 株式会社 Gakken |
| | 〒 141-8416 東京都品川区西五反田 2-11-8 |
| 印　刷 | TOPPAN クロレ 株式会社 |
| 製　本 | 加藤製本 株式会社 |

●この本に関する各種お問い合わせ先
本の内容については，下記サイトのお問い合わせフォームよりお願いします．
https://www.corp-gakken.co.jp/contact/
在庫については　Tel 03-6431-1234（営業）
不良品（落丁，乱丁）については　Tel 0570-000577
　学研業務センター　〒 354-0045 埼玉県入間郡三芳町上富 279-1
上記以外のお問い合わせは　Tel 0570-056-710（学研グループ総合案内）

©Hiro Kiyosue 2013 Printed in Japan.

本書の無断転載，複製，複写（コピー），翻訳を禁じます．
本書に掲載する著作物の複製権・翻訳権・上映権・譲渡権・公衆送信権（送信可能化権を含む）は株式会社 Gakken が管理します．
本書を代行業者等の第三者に依頼してスキャンやデジタル化することは，たとえ個人や家庭内の利用であっても，著作権法上，認められておりません．

本書に記載されている内容は，出版時の最新情報に基づくとともに，臨床例をもとに正確かつ普遍化すべく，著者，編者，監修者，編集委員ならびに出版社それぞれが最善の努力をしております．しかし，本書の記載内容によりトラブルや損害，不測の事故等が生じた場合，著者，編者，監修者，編集委員ならびに出版社は，その責を負いかねます．
また，本書に記載されている医薬品や機器等の使用にあたっては，常に最新の各々の添付文書（電子添文）や取り扱い説明書を参照のうえ，適応や使用方法等をご確認ください．
株式会社 Gakken

JCOPY 〈出版者著作権管理機構　委託出版物〉
本書の無断複写は著作権法上での例外を除き禁じられています．複写される場合は，そのつど事前に，出版者著作権管理機構（Tel 03-5244-5088，FAX 03-5244-5089，e-mail: info@jcopy.or.jp）の許諾を得てください．

※「秀潤社」は，株式会社 Gakken の医学書・雑誌のブランド名です．
学研グループの書籍・雑誌についての新刊情報・詳細情報は，下記をご覧ください．
　学研出版サイト　https://hon.gakken.jp/

| 表紙・本文デザイン | 柴田真弘，笠井宏樹［(有)アヴァンデザイン研究所］ |
|---|---|
| 編集協力/DTP | 都筑律子，大木田俊和，高下紀子，東 百合子 |
| 図版作成/DTP | (有) ブルーインク |